腹盆部疾病超声诊断图谱

第 2 版

下 卷

主 编 林礼务 薛恩生

科 学 出 版 社

北 京

内 容 简 介

本书共 16 章，介绍了腹部脏器与妇产科常见病的临床病理和超声表现要点，内容涵盖超声基础知识、二维超声、彩色多普勒超声、三维超声、超声造影、剪切波弹性成像及腔内超声、介入超声等，并附以典型的超声图像 2700 多幅，图文并茂，较第 1 版增加了超声基础知识与近年的新进展、新图片，有助于加深读者对各种疾病超声诊断的理解与学习。

本书适用于各级超声医师、影像专业师生与相关临床医师。

图书在版编目（CIP）数据

腹盆部疾病超声诊断图谱：全 2 卷 / 林礼务，薛恩生主编 . —2 版 . —北京：科学出版社，2019.1
　ISBN 978-7-03-060373-9

　Ⅰ . ①腹… Ⅱ . ①林… ②薛… Ⅲ . ①腹腔疾病 - 超声波诊断 - 图谱
Ⅳ . ① R572.04-64

中国版本图书馆 CIP 数据核字（2019）第 005218 号

责任编辑：丁慧颖　杨小玲 / 责任校对：王晓茜

责任印制：肖　兴 / 封面设计：陈　敬

科 学 出 版 社 出版
北京东黄城根北街 16 号
邮政编码：100717
http://www.sciencep.com

北京汇瑞嘉合文化发展有限公司　印刷
科学出版社发行　各地新华书店经销
*
2007 年 1 月第 一 版　开本：787×1092　1/16
2019 年 1 月第 二 版　总印张：50 1/2
2019 年 1 月第二次印刷　总字数：1 197 000
定价：398.00 元（全 2 卷）
（如有印装质量问题，我社负责调换）

主 编 简 介

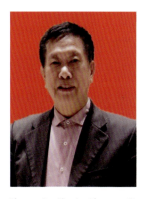

林礼务　福建医科大学附属协和医院超声科主任医师、教授、博士生导师，《中华医学超声杂志（电子版）》编辑委员会顾问，福建省医院协会理事、超声医学管理分会主任委员，福建省医师协会超声分会顾问。曾任福建省超声医学研究所所长、福建省超声医学质控中心主任。发表论文120余篇，编著、主编专著13部，参编专著4部，其中英文版超声专著 *Practical Clinical Ultrasonic Diagnosis* 由 World Scientific Publishing 出版。先后获国家和省部级科技进步奖21项（其中一等奖1项、二等奖4项），国家发明专利12项。1990年被评为"福建省突出贡献专家"，1991年被评为"国家级有突出贡献专家"，2002年荣获"福建省五一劳动奖章"，2010年被福建省委、省政府评为"福建省杰出科技人才"，2017年被中国医师协会超声分会授予"中国超声医师终身成就奖"。

历任中华医学会超声医学分会第五届常务委员、《中华超声影像学杂志》和《中华医学超声杂志》常务编委、福建医学会超声分会主任、福建省医学会第五届常务理事、中国医学影像技术研究会常务理事及超声分会副主任等。在国外从事介入性超声研究多年，1998年回国后将介入性超声作为研究方向。

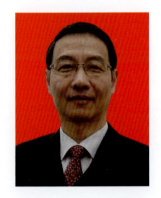

薛恩生 福建医科大学附属协和医院超声科主任，教授、主任医师，福建省超声医学研究所所长，福建省超声医学质控中心主任，福建省医师协会超声分会主任委员，福建医科大学影像系超声医学教研室主任。

主持和参与多项省部级研究课题。截至2017年，以第一作者发表 SCI、CDCS 论文 90 余篇，主编《阴囊及其内容物疾病超声诊断》等 5 部专著，以及全国高等医药院校卫生部规划教材《医学超声影像学》和《临床超声诊断学》第 1、2 版。获福建省医药卫生科研进步奖等省级奖 16 项，其中福建省科学技术奖一等奖 1 项、二等奖 2 项、三等奖 5 项。

担任中国医药教育协会超声医学分会副主任委员，中国医疗保健国际交流促进会超声医学分会副主任委员，中国超声医学工程学会浅表器官与外周血管专业委员会副主任委员，中国医师协会超声医学分会常委，福建医学会超声医学分会主任委员（2006～2016），海峡两岸医药卫生交流协会超声专业委员会常务委员，中国医学影像技术研究会常务理事。担任《中华超声影像学杂志》《中华医学超声杂志》等杂志编委。

《腹盆部疾病超声诊断图谱》（第2版）
编写人员

主　　编　林礼务　薛恩生

副主编　何以牧　叶　琴　高上达

主编助理　张秀娟　林文金　林振湖

编　　者　（按姓氏笔画排序）

王　艳　叶　琴　杨映红　杨嘉嘉

吴丽足　何以牧　张　宇　张秀娟

陈　舜　陈志奎　林文金　林礼务

林学英　林振湖　林晓东　林展辉

郑梅娟　俞丽云　钱清富　高上达

郭晶晶　黄　旋　梁荣喜　薛恩生

第 2 版前言

本图谱第 1 版已出版 10 余年，由于图谱内容简要明了、图文并茂，获得了读者的广泛欢迎。在这期间，超声领域发生了翻天覆地的变化，本科室与超声研究所同样取得了显著进展。应许多读者呼吁，本图谱扩增内容，分为上下两卷，尽量收集近年来超声领域的新进展与新知识，并增加了大量典型病例与图片，特别增加了超声基础内容，涵盖超声物理性质、超声多普勒效应及其临床应用、超声仪器的操作与调节、超声生物效应、超声伪像的基础与识别及新技术如弹性成像等，以方便读者查阅。

在编写构思中，力求系统、全面、简练、实用而又不乏新颖，全体编撰同志经过三年的不懈努力，并参考国内外有关文献，终于完成了本图谱的编著。其中囊括超声诊断基础、腹盆部脏器主要疾病的临床与病理、超声诊断要点及典型超声图像 2700 多幅。绝大多数典型图例已经得到手术或超声引导活检病理检查或临床随访结果证实，使图谱更具真实性与可靠性。本书图文并茂，易于理解与掌握，可供各级超声医师、影像学专业师生及相关的临床医师参考。

作为福建省超声医学研究所成立至今的工作成果，本书在编写过程中，得到医院领导、诸多临床相关科室与读者的大力支持，并获得许多宝贵意见，使之更趋完善，同时还得到科室研究生徐媛媛等的热情帮助，在此一并表示衷心感谢。

本书内容较多，由于水平和时间所限，不足之处在所难免，切望广大同道批评指正。

林礼务　薛恩生
福建医科大学附属协和医院
福建省超声医学研究所
2017 年秋　福州

第1版前言

超声医学发展迅速，近年来取得多项突破性进展，数字化超声、二次谐波、三维超声与超声造影等新技术相继在临床上推广，使超声医学的应用更趋广泛。

福建医科大学附属协和医院超声科成立于1980年，2000年经省政府批准又成立了福建省超声医学研究所，在超声诊断、腔内超声、术中超声及超声介入治疗肝癌等临床与实验研究方面做了大量的工作，积累了丰富的经验与资料，先后在国家核心期刊发表180多篇论文，为出版本图谱打下了坚实的基础。

本图谱在编写构思中，力求系统、全面、简练、实用而又不乏新颖，经过三四年全体编撰同志的不懈努力，并参考国内外有关文献，终于完成了本图谱的编著。书中囊括腹盆部脏器主要疾病的临床与病理、超声诊断要点及典型超声图像1700多幅。绝大多数典型图例有手术或超声引导活检病理检查或临床随访结果证实，使图谱更具真实性与可靠性。本书图文并茂，力求易于理解与掌握，以此供各级超声医师、影像学专业师生以及相关的临床医师参考，也作为福建省超声医学研究所成立5周年的工作小结。

本书在编写过程中，得到医院领导、诸多临床相关科室与广大超声工作者的大力支持，并提出许多宝贵意见，使之更趋完善，同时，还得到科室多位青年医师与研究生等的热情帮助，在此一并表示衷心感谢。

本书内容较多，由于水平和时间所限，不足之处在所难免，切望广大同道批评指正。

林礼务　薛恩生
写于福建医科大学附属协和医院
福建省超声医学研究所
2006年夏　福州

目 录

上 卷

下　卷

第七章 肾疾病

第一节 肾解剖

肾位于腹膜后脊柱和腰大肌两旁。左肾毗邻脾、胃体、结肠脾区、肾上腺和胰腺；右肾毗邻肝、胃窦、十二指肠、结肠肝区和肾上腺。

肾外侧缘为凸面，内侧缘为凹陷——肾门，其内自前而后有肾静脉、肾动脉和肾盂。肾脏由肾纤维膜、脂肪囊和筋膜包绕。

肾实质：①皮质，位于髓质周围，并深入髓质形成肾柱，主要由肾小球和肾小管组成；②髓质，含有 8～15 个肾锥体，其尖端突入肾小盏，称为肾乳头。髓质主要由集合管和肾小管组成。

肾盂肾盏：2～4 个小盏汇入一个大盏，2～3 个大盏汇入肾盂。

肾窦：包含肾盂、肾盏及其周围的血管、神经和脂肪等。

肾血管：①动脉，分为段间动脉、大叶间动脉、弓状动脉和小叶间动脉；②静脉，与同名动脉伴行。

肾的解剖如图 7-1、图 7-2 所示。

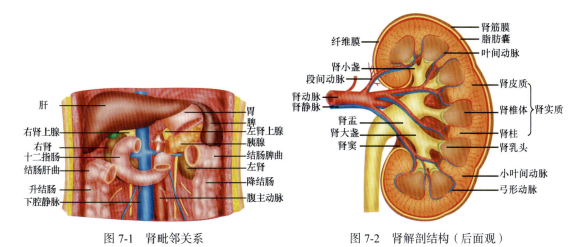

图 7-1 肾毗邻关系　　　　　　图 7-2 肾解剖结构（后面观）

第二节 正常肾声像图

正常肾声像图如图 7-3 ～图 7-15 所示。

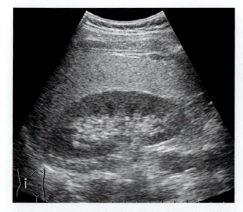

图 7-3　右肾冠状切面，肾呈卵圆形，前方为右肝；肾筋膜和纤维膜合并成一高回声带，肥胖者两层肾包膜之间脂肪堆积，回声近似肝；肾实质回声均匀，低于或接近肝和脾；肾窦位于肾实质中央，呈高回声

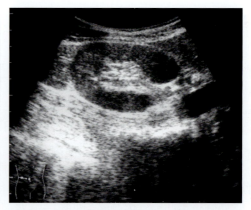

图 7-4　右肾横切面，肾实质∶肾窦 =2∶1，肾门朝内

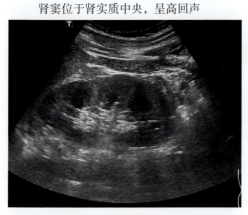

图 7-5　肾锥体，大多数肾锥体形似三角形，尖端朝向肾窦，也可呈椭圆形或其他形状；多数锥体的回声低于肾皮质，部分也可近似于肾皮质

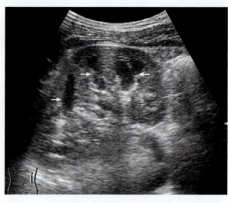

图 7-6　肾锥体（箭头所示）呈柱状及 "Y" 形

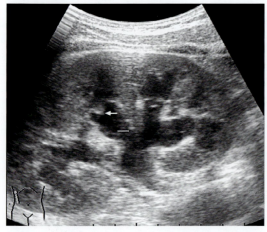

图 7-7　肾乳头，正常肾声像图肾乳头不易分辨，在肾盏轻度积水时，显示较完整；肾乳头（箭头所示）呈顶部圆钝，突入肾小盏内

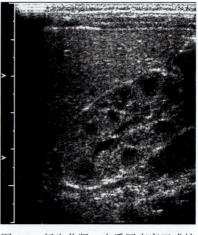

图 7-8　新生儿肾，皮质回声高于或接近肝回声，锥体相对较大，边缘清晰

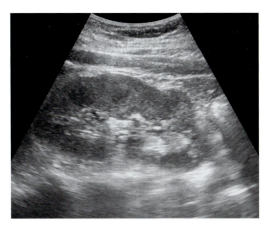

图 7-9　左肾冠状切面，肾外侧缘局部隆起，形成"驼峰"征，其内回声均匀，与周围肾实质回声一致

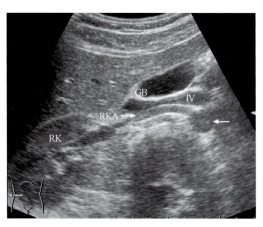

图 7-10　肾动脉，经腹肾横切，右肾动脉（RKA）从腹主动脉（箭头所示）发出，走行于下腔静脉后方（IVC），经肾门进入右肾（RK）

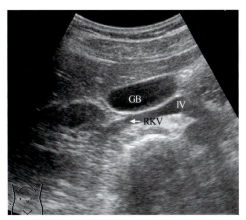

图 7-11　肾静脉，经腹肾横切，右肾静脉（RKV）从肾门发出汇入下腔静脉（IV），GB 为胆囊

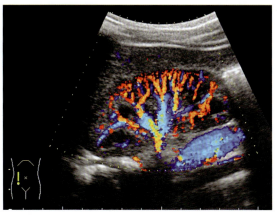

图 7-12　肾血管彩色血流图，肾冠状切面图，肾窦内为段间血管，锥体之间、肾柱内为叶间血管，皮质内为小叶间血管，连接两叶间的血管为弓形血管，蓝色为静脉，红色为动脉

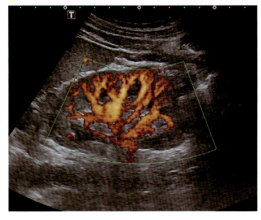

图 7-13　肾血管能量血流图

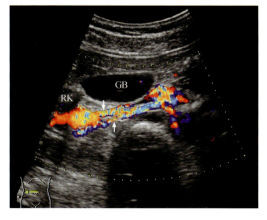

图 7-14　肾动、静脉血流图，红色为肾静脉，蓝色为肾动脉

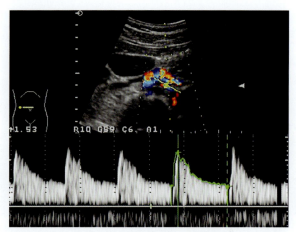

图 7-15　肾动脉血流频谱图

第三节　囊性肾病

囊性肾病（cystic kidney diseases）是指肾组织内出现单个或多个内含液体的良性囊肿的一类肾脏病。分类见表 7-1。

表 7-1　囊性肾病分类

非遗传性	遗传性
（1）单纯性肾囊肿	（1）多囊肾（成年型）
（2）肾窦囊肿	（2）结节性硬化症（Bourneville 病）
（3）获得性囊性肾病	（3）希佩尔 - 林道综合征
（4）多房性肾囊肿（多房性囊性肾病）	（4）肾髓质囊肿病
（5）髓质海绵肾	（5）肾小球囊肿病
（6）多囊性肾发育不良	（6）多囊肾（婴幼型）
（7）肾盂肾盏囊肿	（7）青少年性肾消耗病
	（8）口面指综合征 I 型

一、单纯性肾囊肿

（一）临床与病理

单纯性肾囊肿是临床上最常见的囊肿性肾病，主要见于成年人，其发病率随年龄增长而增加。50 岁以上的中老年人约 50% 可发生囊肿。

囊肿单发或多发，孤立位于肾皮质内或髓质内，呈球形。直径数毫米至数厘米，个别可达 10cm 以上。囊壁薄而透明，可有纤维化、钙化。囊液澄清，呈浅草黄色，也可呈黏稠、胶冻状或血性。

（二）超声表现

（1）囊肿孤立，单发或多发。

（2）囊壁薄，可伴有钙化。

（3）囊内透声好，可含有漂浮的细点或絮状物。

（4）囊肿之外的肾组织回声正常。

（三）鉴别诊断

本病需与多囊肾、囊性肾癌等相鉴别。

（四）典型图像

典型图像如图 7-16 ～图 7-20 所示。

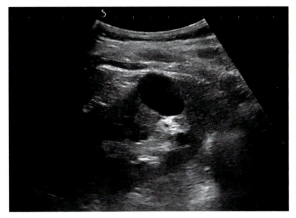

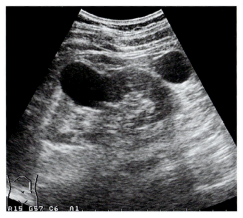

图 7-16　肾囊肿，肾皮质内囊肿，向外生长，囊壁完整，囊内透声好

图 7-17　肾囊肿，肾内多发性囊肿，下极的囊肿大部分位于脂肪囊内，囊肿外结构正常

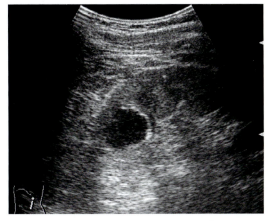

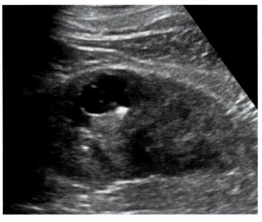

图 7-18　肾囊肿伴囊壁钙化，左肾上部内囊肿，呈圆形，囊壁呈强回声

图 7-19　肾囊肿伴囊内钙盐沉积，肾中部囊肿，呈多房性，囊内点状强回声沉积

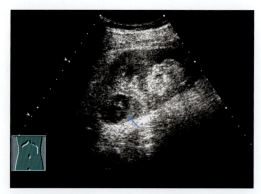

图 7-20　肾囊肿伴出血，患者有肾囊肿病史，左侧腰部突感腰痛，囊肿位于上部，呈圆形，囊腔下部可见细点沉积（箭头所示）

二、肾窦囊肿

（一）临床与病理

　　肾窦囊肿临床上不常见，尸检中出现率约为 1%，通常在 50 ～ 60 岁时偶然被发现。其本质为肾窦内淋巴管囊状扩张。

（二）超声表现

（1）囊肿多数位于肾窦及肾门周围大血管处，也可分布于皮髓质交界处。
（2）囊肿呈近圆形或不规则形，内可见分隔带。
（3）囊肿之间不相通。
（4）严重者可导致肾盂、肾盏梗阻。

（三）鉴别诊断

　　本病需与肾积水相鉴别。

（四）典型图像

　　典型图像如图 7-21、图 7-22 所示。

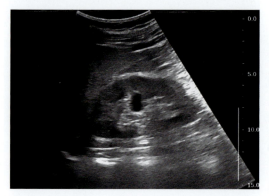

图 7-21　肾窦囊肿，肾冠状切面，单发囊肿位于肾窦内

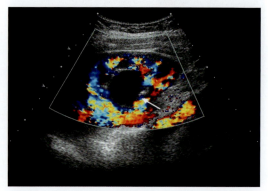

图 7-22　肾窦囊肿，囊肿单发，位于肾窦内，周边血供正常

三、获得性囊性肾病

（一）临床与病理

获得性囊性肾病见于终末期慢性肾衰竭、长期血液透析的患者。透析时间越长，囊肿发生率越高，透析超过 8 年者，高达 90% 以上。

（二）超声表现

（1）双肾固态体积缩小。

（2）双肾内见多个囊肿，数目 ≥ 4 个。

（3）囊壁薄，囊腔单房或多房。

（4）伴有慢性肾炎，肾功能不全声像图改变。

（三）鉴别诊断

本病需与多囊肾相鉴别。

（四）典型图像

典型图像如图 7-23 所示。

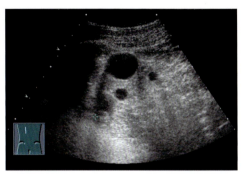

图 7-23　获得性囊性肾病，慢性肾病，肾固态体积缩小，肾实质回声增强，实质内见多个液性区

四、多房性肾囊肿

多房性肾囊肿，亦称为多房性囊性肾瘤、乳头状囊腺瘤。

（一）临床与病理

多房性肾囊肿，临床不多见，囊肿单个孤立，直径数厘米，常发生于肾极。囊壁较厚，囊内可见分隔带把囊肿分成数个独立的囊腔。

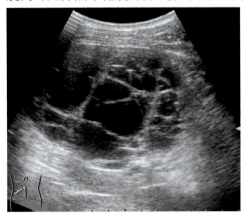

图 7-24　多房性肾囊肿，背部斜纵切，囊肿位于肾上部，囊内可见到众多的分隔带，把囊腔分隔成众多大小不等的小腔

（二）超声表现

（1）肾大小正常或增大。

（2）囊肿孤立，圆形或不规则形，边界清楚。

（3）囊内数条分隔带分隔囊腔。

（4）囊壁及间隔局部增厚，部分呈乳头状。

（三）鉴别诊断

本病需与多发性肾囊肿、多囊肾及双肾盂、肾盏积水相鉴别。

（四）典型图像

典型图像如图 7-24 所示。

五、髓质海绵肾

（一）临床与病理

患者出生时就存在本病，但无症状，尿液检查与肾功能正常，多在 40～50 岁发病，常伴发肾结石、肾感染。

本病是由先天性肾髓质发育异常引起的。大约 70% 的患者为双侧病变，多个锥体同时受累，锥体内集合管呈囊状扩张，囊腔直径多在 7mm 以下，腔内充满不透明胶冻物，常伴有钙盐沉积和小结石，大体切面形似海绵。

（二）超声表现

（1）肾大小正常或轻度增大。
（2）肾皮质与肾窦回声正常。
（3）双侧多个肾锥体回声增强，位于锥体边缘或整个锥体，后方常伴有声影。

（三）鉴别诊断

本病需与多发性肾结石、肾乳头坏死及其他因素（如滥用止痛剂）导致的肾锥体内结石沉积相鉴别。

（四）典型图像

典型图像如图 7-25、图 7-26 所示。

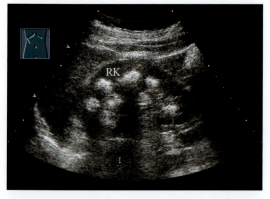 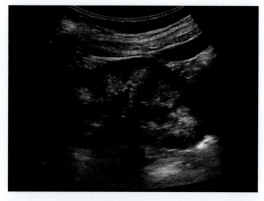

图 7-25 髓质海绵肾，双肾形态正常，锥体呈强回声，有的后方伴有声影，肾盂、肾盏无扩张

图 7-26 髓质海绵肾，肾大小形态正常，锥体呈高回声

六、多囊性肾发育不良

（一）临床与病理

多囊性肾发育不良是一种完全性肾发育不良，无家族史，胎儿期、新生儿期即可被发现，也是儿童中最常见的单侧肾囊性病变，约 20% 的患者为双侧病变。单侧病变者，对侧肾往往代偿性增大，可伴有患侧输尿管发育异常。

后肾胚基（发育成肾小球、肾小管）和输尿管芽（发育成肾盂、肾盏、集合管）不能正常发育和对接，而造成肾小管和集合管不连接或梗阻。病变的肾被大小不等的囊肿所替代，其体积可增大，也可正常，但其形态异常，而且无功能，常合并同侧输尿管梗阻，囊肿壁可伴有钙化。

（二）超声表现

（1）病变的肾形态不规则，表面不平滑，其体积增大，后期可缩小。

（2）肾内可见大小不等的囊肿，有的囊壁钙化。

（3）无正常的肾实质回声。

（4）肾盂、肾盏无扩张（多为狭窄）。

（三）鉴别诊断

本病需与多囊肾相鉴别。

（四）典型图像

典型图像如图 7-27、图 7-28 所示。

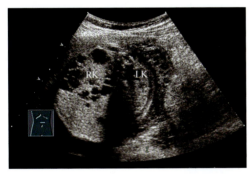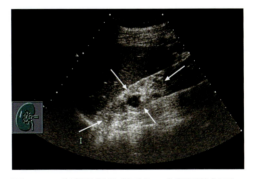

图 7-27 多囊性肾发育不良，胎儿腹部横断面，右肾（RK）明显增大，肾实质内可见到众多大小不等的无回声区，肾盂、肾盏无扩张，左肾（LK）形态正常，肾实质回声均匀，肾盂、肾盏轻度扩张

图 7-28 多囊性肾发育不良，右肾冠状切面，右肾体积缩小，实质回声增强，实质内可见无回声区，肾盂、肾盏无扩张，此病例左肾呈代偿性增大

七、肾盂肾盏囊肿

肾盂肾盏囊肿亦称为肾盂肾盏憩室。

（一）临床与病理

肾盂肾盏囊肿是由肾盂、肾盏发育异常而形成的，囊肿直径多小于 1cm。肾体积一般无明显改变。10% ~ 40% 的囊肿合并结石或肾钙乳症。

（二）超声表现

（1）肾窦旁液性区，呈锥形，尖部朝肾盂。

（2）液性区可与肾盂或肾盏相通。

（3）囊内可有点状回声聚积。

（三）鉴别诊断

本病需与肾窦囊肿、肾囊肿相鉴别。

（四）典型图像

典型图像如图 7-29、图 7-30 所示。

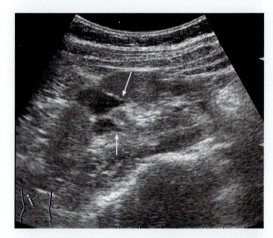

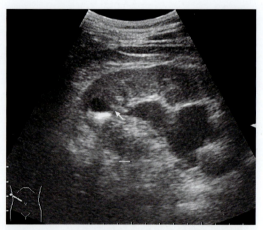

图 7-29　肾盂肾盏囊肿，右肾冠状切面，上段肾盂旁见到两个"逗点"状无回声区，其尖端分别朝向肾盏和肾盂（箭头所示）

图 7-30　肾盂肾盏憩室伴结石、右肾轻度积水，肾上部见一椭圆形液性区，并与上盏相通（箭头所示），无回声区内尚可见到数个强回声点聚积，后方伴有声影

八、成人型多囊肾

（一）临床与病理

成人型多囊肾为人类发病率最高的遗传病之一，发病率为 1 ∶ 1000，是最常见的囊肿性肾病。幼年时肾体积一般无增大，偶可出现单个或数个的小囊肿，囊肿生长缓慢。30 岁左右才出现腹部肿块、腰痛、血尿等症状。后期常伴有高血压、肾衰竭和多囊肝，发生时间较多囊肾晚 10 年。多囊胰、多囊脾不多见。

肾皮质和髓质布满大小不等的囊肿，呈球形或近球形，直径数毫米至数厘米。囊液澄清至血性。囊壁的上皮细胞常有局限性增生甚至形成息肉。肾实质受压和萎缩，大多数为双侧和弥漫性囊肿。大约 10% 的病例为非对称性和非同时性发生，特别多见于儿童期发病。

（二）超声表现

（1）双侧肾肿大，表面不平滑。

（2）肾实质内布满大小不等的囊肿，囊腔之间不相通。

（3）剩余肾实质回声增强，回声增粗。

（4）囊壁可有钙化，囊腔可有出血、感染等表现。

（5）可伴有肾盂、肾盏内结石。

（6）可伴有多囊肝。

（三）鉴别诊断

本病需与肾积水、多发性肾囊肿相鉴别。

（四）典型图像

典型图像如图 7-31～图 7-34 所示。

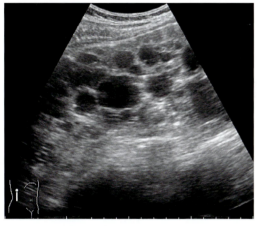

图 7-31　多囊肾（成人型），双侧肾肿大，肾实质内可见到众多不相通的无回声区，肾盂、肾盏无扩张，图中所显示的为右肾

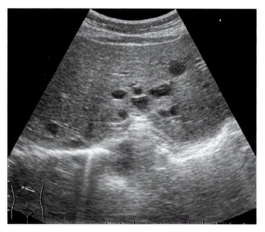

图 7-32　多囊肾并多囊肝，与图 7-31 为同一患者，肝脏实质内有数个无回声区

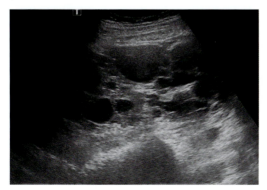

图 7-33　多囊肾，肾实质内布满大小不等的囊肿，囊腔之间不相通

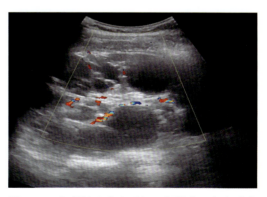

图 7-34　多囊肾（成人型），肾肿大，肾实质内可见众多大小不一的无回声区，肾盂、肾盏无扩张，肾实质内血供减少

九、婴儿型多囊肾

（一）临床与病理

本病临床不多见，根据发病年龄及肾囊性病变的程度，可分为围产型、新生儿型、婴儿型及儿童型。前两型患者死于肾衰竭，后者主要死于肝衰竭。大多数病例伴有胆道增生、门静脉纤维化及门静脉高压。少数伴发肺泡发育不全。

双侧肾肿大，病变主要位于集合管。病变在患儿出生前常累及肾髓质，出生后则累及皮质和髓质。集合管呈囊状或梭形扩张，皮质呈海绵状外观，髓质内有小圆形囊肿。

（二）超声表现

（1）双肾增大，肾实质回声增强增粗，与肾窦分界不清。
（2）少数肾实质内可见散在小液性区。
（3）肝大，实质回声增粗，门静脉壁增厚，脾大。

（三）鉴别诊断

本病需与肾小球囊肿病相鉴别。

（四）典型图像

典型图像如图 7-35、图 7-36 所示。

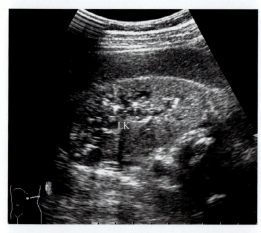

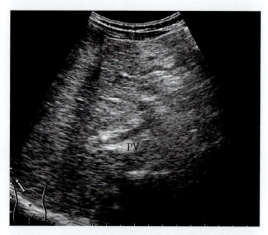

图 7-35　婴儿型多囊肾，左肾（LK）体积无明显增大，实质回声增强，可见众多小液性区，并伴有散在强回声点，肾盂、肾盏无扩张

图 7-36　婴儿型多囊肾伴肝脏、门静脉纤维化，与图 7-35 为同一患儿，肝大，实质回声增粗，门静脉（PV）壁增厚，腔狭小

十、其他少见囊性肾脏

（一）结节性硬化症

结节性硬化症亦称为 Bourneville 病。

1. 临床特征 皮脂性腺瘤、智力低下及癫痫。

2. 超声表现 大约 75% 以上的病例伴多发性肾错构瘤和囊肿。约 40% 的病例中肝也伴有多发性错构瘤和囊肿。

（二）希佩尔 - 林道综合征

希佩尔 - 林道综合征亦称为家族性视网膜和小脑血管瘤。

1. 临床特征 可见颅内压增高、小脑症状、视网膜肿块、出血、渗出等，一般在 30～40 岁发病。

2. 超声表现 肾、胰腺、肾上腺等多脏器出现多发性囊肿。

（三）肾髓质囊肿病

1. 临床特征 一般在 20～40 岁发病。一旦发病，肾衰竭快速发展，仅维持 2～3 年。早期症状包括多尿、失钠、酸中毒、蛋白尿、严重贫血等。

病理改变：肾缩小，肾小管萎缩，间质纤维化，皮髓质分界不清，髓质和（或）皮质囊肿，数目为 5～50 个，直径数毫米至 2cm。

2. 超声表现 ①肾缩小，肾髓质回声增强；②皮髓质分界不清；③肾实质内可见多发的囊肿，常沿髓质分布。

（四）肾小球囊肿病

1. 临床特征 本病罕见，多在婴儿期发病，多数儿童发展为肾功能不全，15%～20% 的病例伴有胆系发育不全。肾增大，肾小球囊扩张，形成数毫米的囊肿。

2. 超声表现 肾弥漫性肿大，实质回声增强，与婴儿型多囊肾不易区别。

（五）青少年性肾消耗病

1. 临床特征 本病不多见，发病年龄轻，可见大量蛋白尿，血尿少见，肾衰竭多见，但进展慢。儿童期有严重的发育不良。约 40% 病例伴有视网膜病变，视力进行性减退、致盲。少数伴有肝纤维化、大脑发育异常。肾缩小，皮质萎缩，囊肿发生在集合管，常有肾小管憩室、间质纤维化。

2. 超声表现 双肾缩小，肾髓质回声增强，皮髓质分界不清，肾实质可发现小囊肿，多分布于髓质，直径数毫米至 2cm。

（六）口面指综合征 I 型

1. 临床特征 口腔、面部、手指等多种发育畸形同时存在，囊肿多来自肾小球。

2. 超声表现 双肾多发性小囊肿，可伴有肝囊肿、胰囊肿。

（七）典型图像

典型图像如图 7-37～图 7-40 所示。

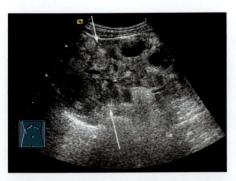

图7-37 结节性硬化症，肾多发性错构瘤、囊肿，右肾明显肿大（箭头所示），肾实质回声杂乱，可见大小不等的高回声团块和液性区，肾盂、肾盏无扩张

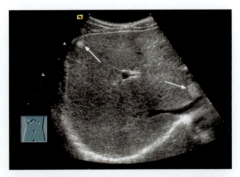

图7-38 结节性硬化症，与图7-37为同一患者，肝脏多发性血管瘤（箭头所示），肝内有多个高回声结节，境界清楚

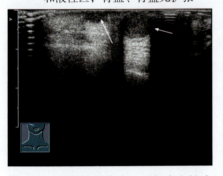

图7-39 结节性硬化症，面部多发性皮脂腺瘤（箭头所示），面部皮下组织内多个低至等回声团块，境界清楚，有的后方伴有增强效应

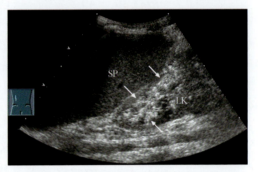

图7-40 青少年肾消耗病，左肾（LK）锥体（箭头所示）回声增强，皮髓质分界不清

第四节　肾　积　水

（一）临床与病理

　　肾积水是由尿路梗阻所引起的，梗阻的原因有尿路结石、炎症、肿瘤、先天性狭窄及尿路外的压迫等。膀胱以下梗阻常造成双侧肾积水甚至肾功能不全。按程度可分为轻度、中度和重度。

（二）超声表现

　　1.轻度肾积水　肾无明显增大，肾盂、肾盏扩张，肾盂前后径大于8mm，肾盏少量积液，肾实质厚度正常。

　　2.中度肾积水　肾轻度增大，肾大盏明显增宽，呈"烟斗"状，肾实质受压轻度变薄。

　　3.重度肾积水　肾明显增大，肾实质菲薄，肾柱及肾盏壁形成条状回声。

　　4.可伴有尿路结石、肿瘤等声像图改变

（三）鉴别诊断

　　轻度肾积水应与生理性肾积水相鉴别；重度肾积水应与多囊肾相鉴别。

（四）典型图像

典型图像如图 7-41 ～图 7-48 所示。

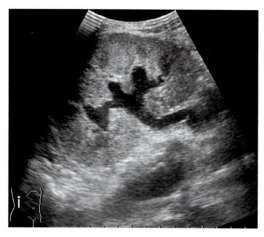

图 7-41　轻度肾积水，肾体积正常，肾盏及肾盂轻度扩张，肾实质厚度正常

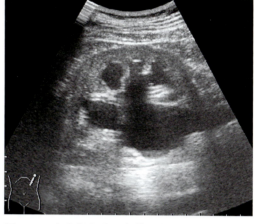

图 7-42　中度肾积水，肾体积轻度增大，肾盏、肾盂明显扩张，肾柱及皮质变薄

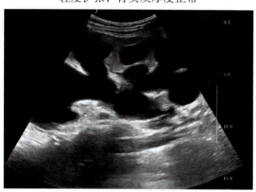

图 7-43　重度肾积水，肾体积明显增大，肾实质菲薄，肾盂、肾盏明显扩张

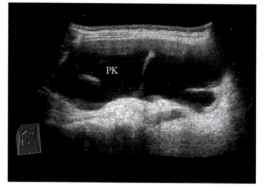

图 7-44　重度肾积水，宽景成像，肾长径达22cm，肾实质菲薄，肾内可见"车辐"样带状回声

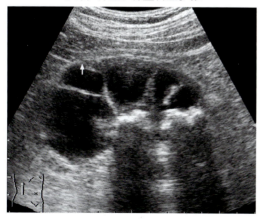

图 7-45　肾结石伴积水，肾重度积水，肾盂内见多个结石，阻塞肾盂出口

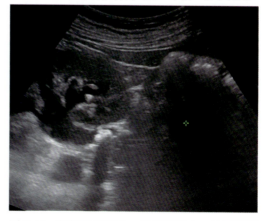

图 7-46　肾结石伴积水，肾轻度积水，输尿管第一狭窄处见一结石阻塞输尿管

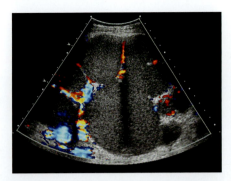

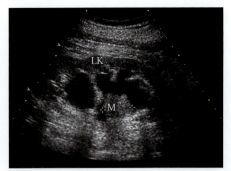

图 7-47　肾积水伴感染，肾重度积水，
肾盂、肾盏内见大量点状回声漂浮

图 7-48　肾盂肿瘤伴肾积水，肾中度积水，
肾盂出口处可见一肿块回声（M）

第五节　肾　结　石

（一）临床与病理

尿液中的晶体（如草酸盐等）在多种因素作用下，沉积于肾盂、肾盏内而形成结石。约 90% 的结石 X 线可显示，超声对结石的显示率在 95% 以上。临床上可无任何症状，也可有腰痛、血尿等，常伴有肾盂、肾盏积水。

（二）超声表现

（1）结石位于肾盂、肾盏内。
（2）结石单发或多发，形态多样，常为圆形或椭圆形。
（3）结石呈强回声点、团，大多数后方伴有声影。
（4）结石可伴有肾盂、肾盏积液。
（5）彩色多普勒超声示结石后方彩色闪烁伪像。

（三）鉴别诊断

本病需与钙化、血块等相鉴别。

（四）典型图像

典型图像如图 7-49 ～图 7-53 所示。

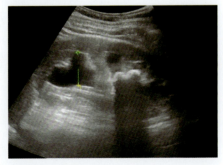

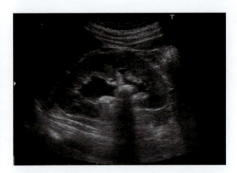

图 7-49　肾盂结石，肾盂轻度扩张，内见
强回声团，后方伴有典型声影

图 7-50　肾盏结石，肾盏扩张，肾盂无扩
张，肾盏内见强回声团，后方伴声影

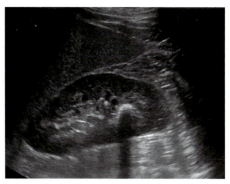
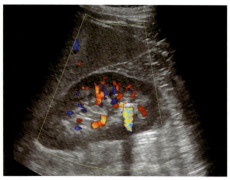

图 7-51 肾盂结石, 肾盂、肾盏无扩张, 下段肾盏内见团状强回声, 后方无声影, 彩色多普勒超声示结石后方伴彩色闪烁伪像

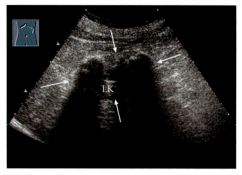

图 7-52 肾萎缩伴结石, 左肾 (箭头所示) 体积缩小, 肾实质厚薄不一, 回声不均匀, 肾盂、肾盏无扩张, 可见多个强回声团, 后方伴声影

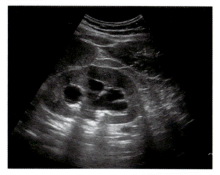

图 7-53 肾泥沙样结石, 肾中度积水, 上、下段肾盂内可见多个强回声点聚积成堆

第六节 肾 肿 瘤

一、肾恶性肿瘤

(一) 临床与病理

肾肿瘤多数为恶性, 临床可表现为腹部肿块、腰痛及血尿等, 有的患者无任何症状。

成年人大多数为肾细胞癌, 约占肾肿瘤的 90%。瘤体类圆形, 早期边界清楚, 有假包膜形成, 晚期可突破肾包膜, 或侵犯肾盂及肾静脉, 可有囊性变、出血坏死。肾母细胞瘤, 90% 以上见于 6 岁以前的儿童, 90% 为单发, 瘤体巨大呈圆形, 边界清楚, 可有出血、坏死及囊性变。转移性肾肿瘤少见, 可继发于肺癌、肝癌及白血病等。

(二) 超声表现

(1) 单发多见, 多呈圆形, 边界清楚。转移性肿瘤呈多发性。

(2) 小肿瘤, 回声均匀, 可呈低、等或高回声, 以前两者多见。

(3) 大肿瘤, 回声不均匀, 可见钙化、液化。

（4）有的整个瘤体呈囊性变。

（5）少数肿瘤呈弥漫性。

（6）可伴肾盂积水。

（7）彩色多普勒血流成像示大多数瘤内可见血流信号，有的较丰富，血流分布杂乱。

（8）当侵犯肾盂或肾周组织时，可出现相应声像图变化。

（9）可出现肾门淋巴结肿大，肾静脉、下腔静脉瘤栓。

（三）鉴别诊断

本病需与肾良性肿瘤、肾盂癌侵犯肾实质、肾炎症肿块、肾形态变异及弥漫性肾病等相鉴别。

（四）典型图像

典型图像如图 7-54 ～图 7-84 所示。

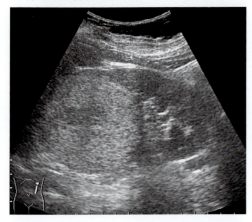

图 7-54　肾癌，左肾冠状切面，肿瘤单发位于肾脏上极，呈圆形，边界清楚，内部呈高回声

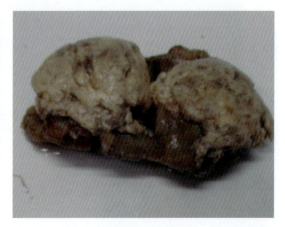

图 7-55　乳头状肾细胞癌（左肾上极），累及肾被膜，未累及肾周脂肪组织

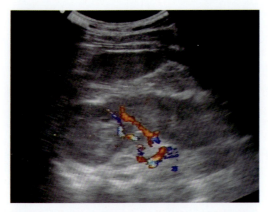

图 7-56　肾癌，肾冠状切面，肿瘤位于肾脏上极，近圆形，向肾外隆起，内未见明显血流信号

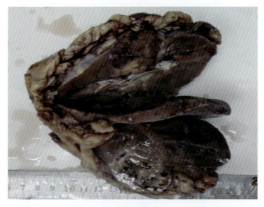

图 7-57　透明细胞性肾细胞癌（左肾肿物），边界清楚

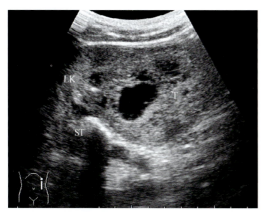

图 7-58 肾癌伴肾盂结石，左肾下极可见一含液性的肿瘤（T），边界欠清晰，肾盂内结石（ST）呈强回声，后伴声影

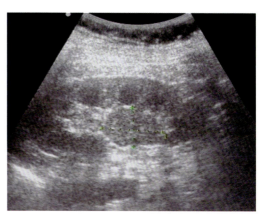

图 7-59 肾窦内透明细胞癌，肾窦中、下部见一低回声团块，边界尚清晰

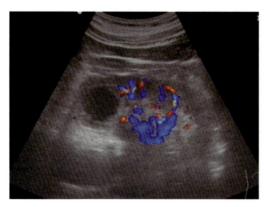

图 7-60 囊性肾癌，肿瘤位于肾上部，呈类圆形，瘤体呈囊性，边缘为不规则厚壁，内未见明显血流信号

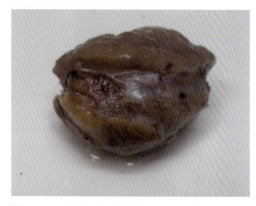

图 7-61 （右肾）囊性肾透明细胞癌，未累及肾周脂肪

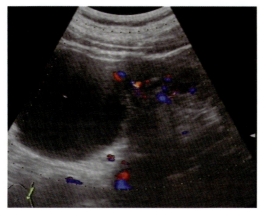

图 7-62 囊性肾癌，肾上部探及一囊性团块，囊壁局部增厚、毛糙，内未见明显血流信号

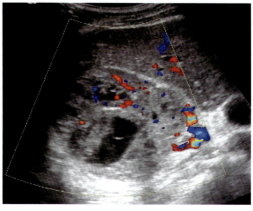

图 7-63 肾癌，肿瘤呈囊实性，边界尚清，实性区域见少量血流信号

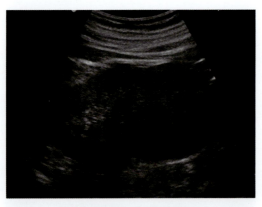

图 7-64　肾嫌色细胞癌，肿瘤呈类圆形，瘤体呈均匀等回声，边界清楚

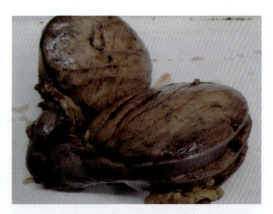

图 7-65　嫌色细胞癌（左肾），瘤体呈类圆形，边界清楚

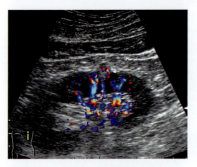

图 7-66　小肾癌，左肾皮质内见一稍高回声结节，直径仅约 1cm，边界尚清楚，肿瘤向脂肪囊内隆起，CD 可见血流信号

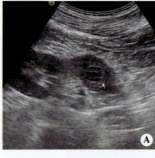

图 7-67　小肾癌，左肾皮质内见一等回声不均结节（A）（箭头所示），边界尚清楚，CD 未见明显血流信号（B）

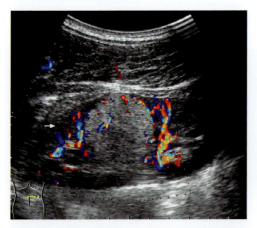

图 7-68　肾癌，肿瘤位于右肾中部，呈高回声，边界清晰，内部血供不丰富

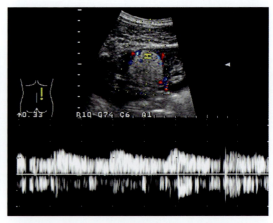

图 7-69　肾癌，肿瘤位于右肾中部，呈高回声，动脉血流频谱呈低阻型

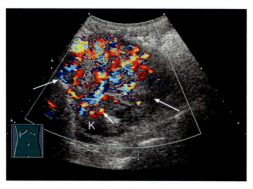

图 7-70 肾癌，瘤体巨大（箭头所示），边界不清晰，血供丰富

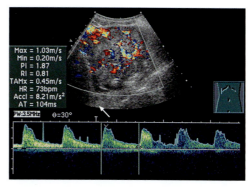

图 7-71 肾癌，血供丰富，动脉频谱为高阻型

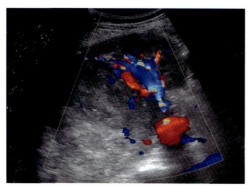

图 7-72 肾癌，右肾上部见一巨大肿瘤，向外突出，边界不清晰，内见少量血流信号，肾内血管受压移位

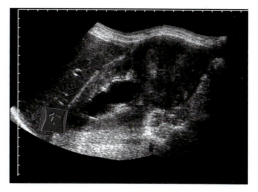

图 7-73 肾癌伴肾积水（宽景成像），右肾下极肿瘤，呈不均匀低回声，上段肾盂扩张

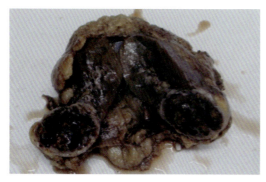

图 7-74 （右肾）透明细胞性肾细胞癌，伴出血、坏死

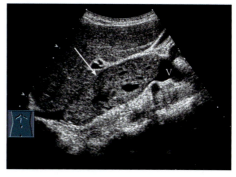

图 7-75 肾癌伴下腔静脉癌栓，下腔静脉（V）内出现癌栓（箭头所示）

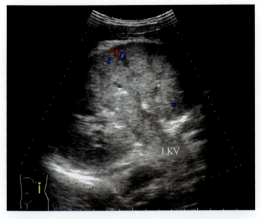

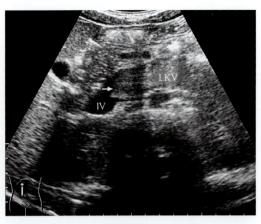

图7-76　肾癌伴肾静脉癌栓，左肾弥漫性肾癌，肾肿大，回声增强，肾内结构紊乱，肾静脉扩张，内充满癌栓（LKV），肾内无明显血流信号

图7-77　肾癌伴肾静脉癌栓，左肾静脉长轴切面，肾静脉内（LKV）充满癌栓并延伸至下腔静脉（IV）内

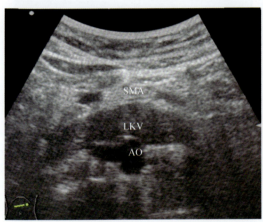

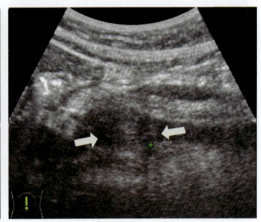

图7-78　肾癌伴肾静脉癌栓，左肾静脉长轴切面，肾静脉（LKV）内充满癌栓，下腔静脉长轴切面内充满癌栓团块（箭头所示）

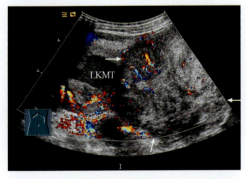

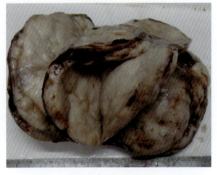

图7-79　肾母细胞瘤，肿瘤位于肾下部（箭头所示），内部回声不均匀，内见少量血流信号，肾盂扩张

图7-80　（右肾）肾母细胞瘤，胚芽型，肿瘤大小约为13cm×10cm×10cm

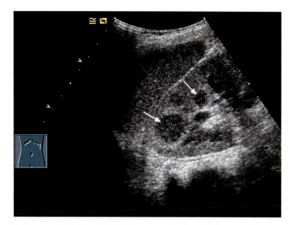
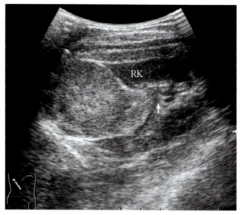

图 7-81　肾白血病浸润，双侧肾轻度增大，实质内　　图 7-82　肾癌侵犯肾盂，右肾上极肾癌，呈
见多个低回声团块，边界清楚　　　　　　　　　　高回声，境界清晰，癌体向肾盂内突入（箭
头所示）

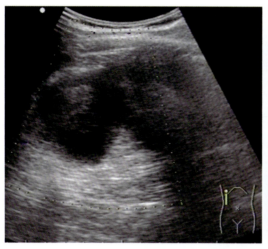
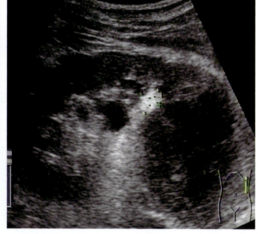

图 7-83　双肾淋巴瘤，双肾增大，右肾上极及左肾下极各见一低回声团块，边界尚清，形态欠规则，
未见明显血流信号

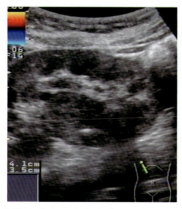
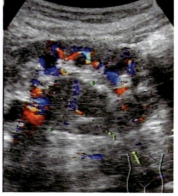

图 7-84　肾神经内分泌肿瘤，右肾窦内见一低回声团块，边界尚清，形态尚规则，内见强回声斑，可见
少量血流信号

二、良性肿瘤

（一）临床与病理

大多数肾良性肿瘤是被偶然发现的，最多见的是错构瘤，脂肪瘤、腺瘤等较少见。错构瘤由缺乏弹力膜的厚壁血管、成熟的脂肪和平滑肌构成，大多数边界清楚，少数肿瘤侵犯肾包膜和肾外脂肪组织。

（二）超声表现

（1）肿瘤单发或多发，单侧或双侧。

（2）肿瘤呈圆形或椭圆形，边界清楚，多呈高回声。

（3）形态不规则，有的边界不清楚，可突破肾包膜，侵入脂肪囊内。瘤体内部回声不均匀。

（4）CDFI：小瘤体无明显血流，大瘤体可见到较丰富的血供。

（三）鉴别诊断

本病需与肾癌、钙化灶等相鉴别。

（四）典型图像

典型图像如图 7-85 ～图 7-96 所示。

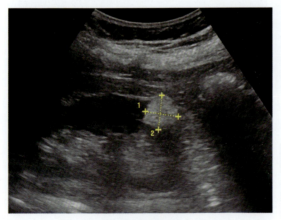 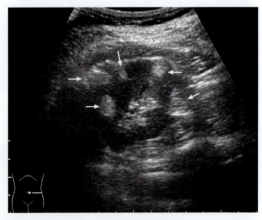

图 7-85　肾错构瘤，左肾冠状切面，肾下部见一高回声结节，边界清楚，回声均匀

图 7-86　肾多发性错构瘤，左肾横切面，肾实质内可见多个高回声结节（箭头所示），边界清楚，回声均匀

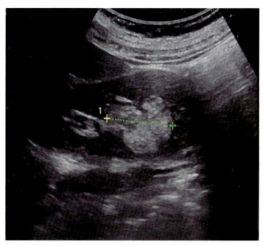 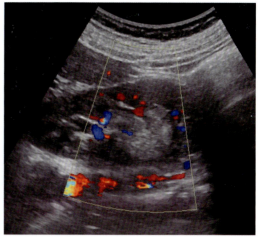

图 7-87 肾窦内错构瘤，左肾冠状切面，肾窦中下部见一等回声团块（测量标尺所示），边界尚清楚，形态欠规则，回声均匀，内见少量血流信号

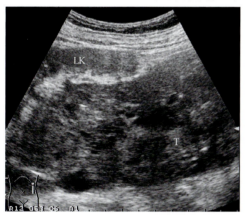 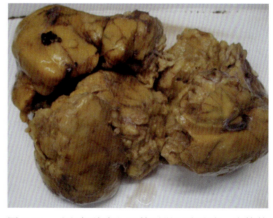

图 7-88 左肾巨大错构瘤，左肾冠状切面，肿瘤（T）位于肾中下极，内部回声不均匀，占据大部分的肾（LK），瘤体形态不规则

图 7-89 （左肾肿瘤）血管平滑肌脂肪瘤，瘤体体积大，形态不规则

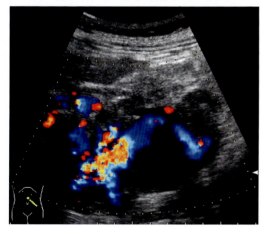 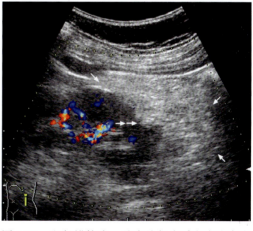

图 7-90 左肾巨大错构瘤，左肾冠状切面，肿瘤（T）位于肾中下极，内部见丰富血流信号

图 7-91 左肾错构瘤，肿瘤从肾皮质向脂肪囊内突出，呈强回声，形态不规则（箭头所示）

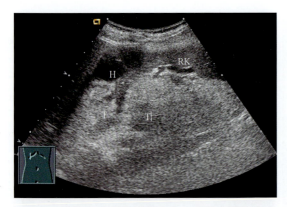

图 7-92　右肾巨大错构瘤伴出血，患者右腰部突发剧痛 12h 就诊，巨大的瘤体（T）占据大部分肾（RK），瘤体边缘可见不规则液性区（H），含有大量细点状回声

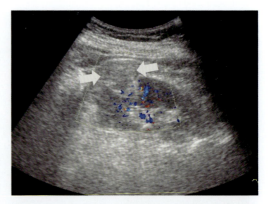

图 7-93　肾错构瘤，肿瘤从肾皮质向脂肪囊内突出，呈等回声，形态尚规则，未见明显血流信号（箭头所示）

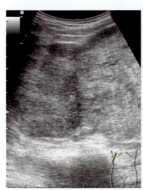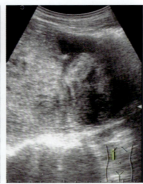

图 7-94　肾错构瘤，右肾一巨大混合性团块，边界欠清，团块下部见液性区

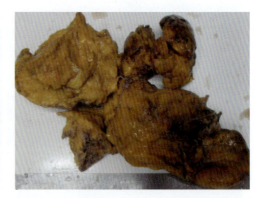

图 7-95　（右肾肿瘤）血管平滑肌脂肪瘤，瘤体大小约为 21cm×18cm×4cm

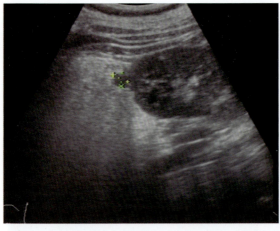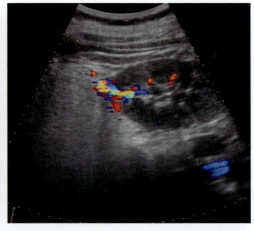

图 7-96　肾错构瘤合并动脉瘤，肾上方探及一巨大高回声瘤体，后界显示不清，瘤体内见一无回声区，CD 内见五彩血流信号

三、肾盂癌

（一）临床与病理

肾盂癌在临床上最主要的表现是无痛性、间歇性、全程血尿。最多见的是移行上皮细胞癌，可分为乳头型和扁平型，前者多见，后者可侵犯邻近组织。

（二）超声表现

（1）肾盏内实质性团块，形态不一，边缘清楚或不清楚。

（2）多呈低至等回声。

（3）可伴有肾积水。

（4）CDFI 示多数瘤体内血供不丰富。

（5）可侵犯肾实质。

（6）可播散至输尿管、膀胱，也可转移至肾门淋巴结、肾静脉及下腔静脉。

（三）鉴别诊断

本病需与肾盂内血块相鉴别。

（四）典型图像

典型图像如图 7-97 ～图 7-106 所示。

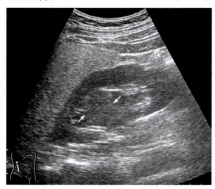

图 7-97 左肾盂癌，左肾上段肾盂扩张，内见等回声团块（箭头所示）

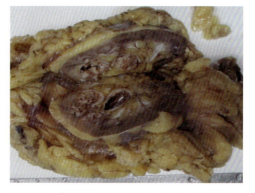

图 7-98 肾盂浸润性尿路上皮癌，低级别，部分为高级别

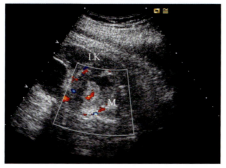

图 7-99 左肾盂癌，左肾盂轻度扩张，肿瘤位于下段肾盂，呈稍高回声，内部可见少量血流信号

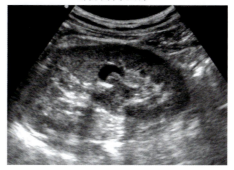

图 7-100 肾盂癌，肾中盏轻度扩张，内见低回声瘤体不完全充填

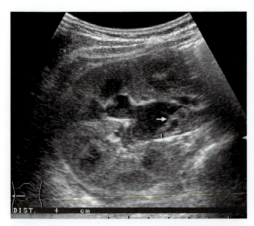

图 7-101　肾盂血块，患者全程血尿伴突发右
腰痛，肾盂轻度扩张，肾盂出口处可见等回声
不规则团块，内无血流信号显示

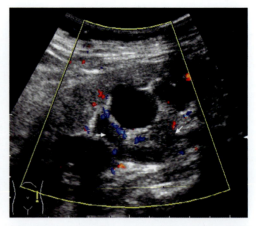

图 7-102　左肾盂癌，左肾轻度积水，肾盂见到
低回声团块（箭头所示），形态不规则，不易
与血块区别，彩色多普勒超声检查可帮助鉴别

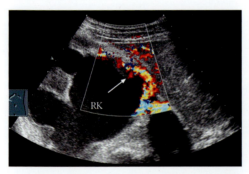

图 7-103　右肾盂癌，右肾重度积水，肾盂壁
局限性增厚（箭头所示），其内有丰富的血流
信号

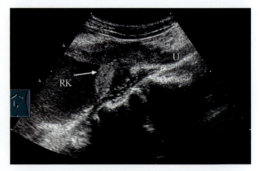

图 7-104　肾盂癌侵犯输尿管，右肾重度积水，
肾盂出口处壁局限性增厚（箭头所示），并累
及输尿管（U）

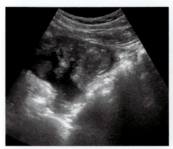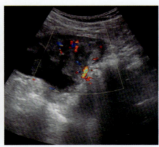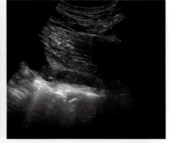

图 7-105　肾盂、输尿管多发移行上皮细胞癌，肾中度积水，肾盂、肾盏、输尿管上段内见数个低回声实体，
瘤体内见少量血流信号

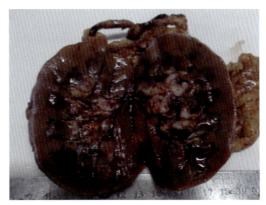

图 7-106 （右肾及右输尿管）肾盂非浸润性低级别乳头状尿路上皮癌

第七节 肾炎性疾病

一、肾 结 核

（一）临床与病理

肾结核主要由结核菌通过血液循环传播所致，临床上常有低热、盗汗、消瘦等全身症状，少数患者可无任何症状，单侧多见，病变始于肾皮质、髓质交界处或肾乳头内，形成结节病灶。结节可相互融合，也可出现干酪样坏死、纤维化或钙化。有的病灶可破入肾盏、肾盂，造成肾盂、输尿管及膀胱的破坏。肾广泛被破坏，后期可导致肾钙化、萎缩。

（二）超声表现

早期肾结核，声像图可无特异性改变。中晚期，因结核病理改变不同，而出现多种复杂的声像图改变。

（1）肾体积增大，形态欠规则。

（2）肾实质回声增强、不均匀，可见单发或多发的低至稍高回声结节，境界不清晰，也可见到含细点状回声的液性区及强回声钙化灶。

（3）肾盂积水，含有大量细点、絮状物，肾盂、肾盏壁增厚，回声增强，形态不规则。

（4）晚期，肾体积缩小，回声强弱不均，甚至整个肾为强回声点、团所替代。

（5）CDFI 显示，急性期（肿胀期），肾内血管分布紊乱，病灶内有少至中等量血供。晚期（萎缩期），肾内血流明显减少甚至无血流显示。

（三）鉴别诊断

本病需与肾脓肿、肾盂肾炎及肾结石相鉴别。

（四）典型图像

典型图像如图 7-107 ～图 7-116 所示。

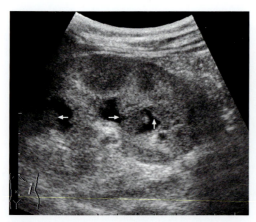

图 7-107　肾结核，左肾增大，肾实质回声不均匀，皮质、髓质分界不清，肾盂、肾盏轻度扩张，肾盂、肾盏壁不清楚，内见实体回声（箭头所示）

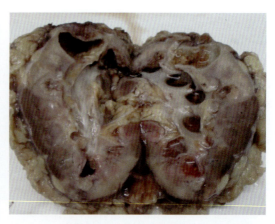

图 7-108　肉芽肿性炎伴干酪样坏死（左肾及输尿管），符合结核

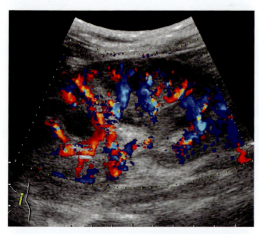

图 7-109　肾结核，左肾增大，肾实质回声不均匀，肾实质血供较丰富，分布不均匀

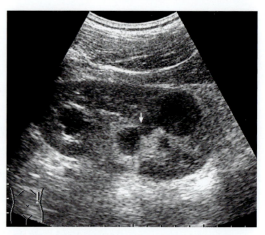

图 7-110　肾结核，左肾下极结核灶呈低回声，并与肾下盏及肾盂相通（箭头所示）

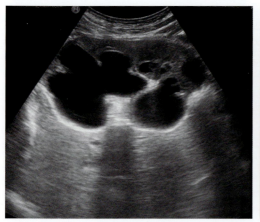

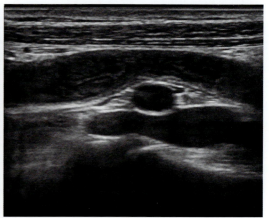

图 7-111　肾结核，肾重度积水，中下部结核灶呈混合回声，输尿管壁明显增厚，管腔变窄

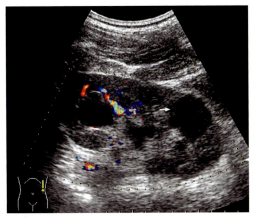

图 7-112　肾结核，肾实质内血供少，病灶内无血流信号

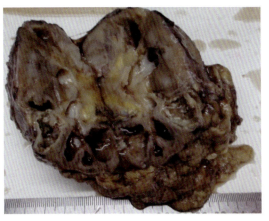

图 7-113　结核伴干酪样坏死（右肾、肾蒂淋巴结）

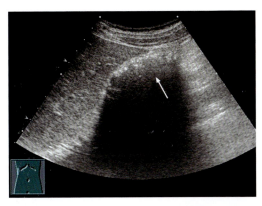

图 7-114　肾结核，肾萎缩、钙化（箭头所示）

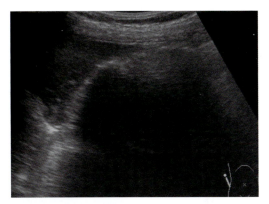

图 7-115　肾结核，右肾萎缩、钙化

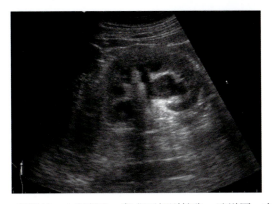

图 7-116　肾结核，左肾肾盂、肾盏不规则扩张，壁增厚，内透声差

二、肾　脓　肿

（一）临床与病理

肾脓肿常继发于机体其他部位感染，伴有腰痛及全身感染等症状。脓肿局限于肾实

质内，单发病灶多见，也可有多发脓肿。早期，为肾组织炎症、充血、水肿，继而坏死、脓肿形成。慢性脓肿，形成局限性囊性改变。脓肿还可穿破肾包膜或肾盂、肾盏。

（二）超声表现

（1）肾局部增大，或弥漫性增大，单发脓肿多见。

（2）早期，病灶呈稍高回声，不均匀，境界不清，内部血流分布紊乱。

（3）脓肿期，病灶内出现含细点、絮状物的液性区，周边为一不规则厚壁，境界清楚或不清楚。病灶边缘可见少量血流信号。

（4）吸收期，病灶渐小，液性区减少，回声增强，可见少量血流信号，血流分布趋向正常。

（三）鉴别诊断

本病需与肾结核、囊性肾癌、肾囊肿合并感染等相鉴别。

（四）典型图像

典型图像如图 7-117 ～图 7-119 所示。

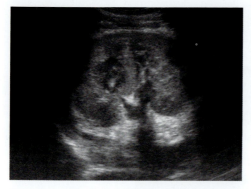

图 7-117　肾脓肿，右肾增大，肾实质内见数个低回声不均结节，边界欠清晰

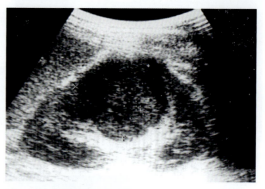

图 7-118　肾脓肿，患者有畏冷、发热等病史，肾区有明显叩击痛，脓肿位于肾中部外侧，边界尚清楚，内见大量点状回声

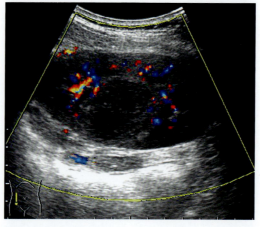

图 7-119　肾脓肿，右肾增大，肾中部实质内见一低回声团块，边界尚清晰，内无明显血流信号

三、肾　积　脓

（一）临床与病理

肾积脓为严重的化脓性感染，多由于上尿路梗阻继发感染而引起，急性发作，有明显的全身感染中毒症状；慢性型，有长期反复发作的肾感染病史。肾组织广泛被破坏，形成一个充满脓液的"囊性"肾。

（二）超声表现

（1）肾明显肿大，轮廓不清晰。
（2）肾内正常结构消失，大部分为液体所充填。
（3）液性区内含有大量细点及絮状物。

（三）鉴别诊断

本病需与肾脓肿、肾结核及肉芽肿性肾盂肾炎相鉴别。

（四）典型图像

典型图像如图 7-120 所示。

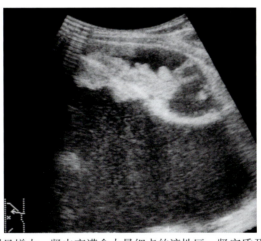

图 7-120　肾积脓，左肾明显增大，肾内充满含大量细点的液性区，肾实质及肾盂、肾盏消失，仅存少量不规则的带状、团状回声

四、肾盂肾炎

（一）临床与病理

肾盂肾炎以女性多见，经血行或逆行感染。急性期，有畏冷、发热、腰痛、尿频、尿急、尿痛等症状。慢性期，有腰酸、轻度的膀胱刺激症状及持续菌尿。

急性期，肾增大，周围组织水肿。肾实质炎症、水肿，有许多微小脓肿，皮髓质分界不清。肾盂、肾盏壁增厚，黏膜水肿。慢性期，肾体积正常或缩小，肾表面因瘢痕收缩而凹凸不平，肾实质萎缩，肾盂、肾盏因纤维化使其形态改变，可出现肾盏扩张。叶间动脉和弓状动脉狭窄，血流量减少。

（二）超声表现

轻度炎症，无明显改变。炎症明显者，有以下改变。

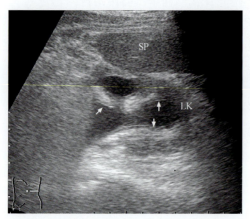

图 7-121　肾盂肾炎，左肾（LK）横切面，肾实质回声增强不均匀，皮质、髓质分界不清，肾盂轻度积水，肾盂壁水肿增厚（箭头所示）

1. 急性期　肾体积正常或增大，皮髓质分界不清。肾盂肾盏轻度积液，壁均匀增厚，清晰。实质血供正常或减少。

2. 慢性期　肾体积正常或缩小，表面不平滑，皮髓质分界不清。实质回声增强，肾盂肾盏壁回声增强，伴有少量积液。实质血供减少。

（三）鉴别诊断

本病需与肾积水（上尿路梗阻）、肾结核相鉴别。

（四）典型图像

典型图像如图 7-121 所示。

五、黄色肉芽肿性肾盂肾炎

（一）临床与病理

黄色肉芽肿性肾盂肾炎临床少见，好发于中年女性，有腰酸、腰痛、发热等。与上尿路慢性梗阻及大肠杆菌、变形杆菌等细菌感染有关。

病变多位于肾盂、肾盏边缘。局部组织崩解、脂类物质释放形成块状结节。结节单发或多发，形态不规则，结节内为肉芽组织，含泡沫样组织细胞。

（二）超声表现

（1）肾增大，形态不规则。

（2）单发结节，形态欠规整，边缘不清晰，内部回声不均匀，呈低至稍高回声。

（3）多发结节，肾内结构紊乱，结节形态不一，边缘不清晰，结节内部回声不均匀，呈低至稍高回声，可伴有肾积水及结石等声像图表现。

（4）肾内血流分布紊乱，结节内血供不丰富。

（三）鉴别诊断

本病需与肾肿瘤、肾结核等相鉴别。

（四）典型图像

典型图像如图 7-122 ～图 7-124 所示。

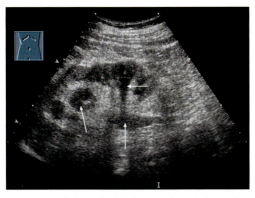

图 7-122　黄色肉芽肿性肾盂肾炎，肾体积明显增大，轮廓不清晰，实质回声不均匀，与肾窦分界不清，肾内见多个低回声团块，呈圆形或不规则形（箭头所示）

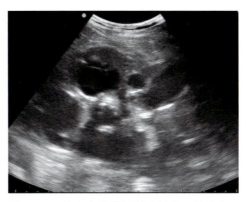

图 7-123　黄色肉芽肿性肾盂肾炎，肾增大，肾内结构紊乱，皮质、髓质、肾窦分界不清，伴有肾中度积水

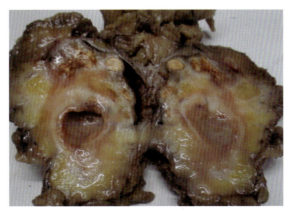

图 7-124　黄色肉芽肿性肾盂肾炎伴脓肿形成（右肾），肾内结构紊乱

第八节　肾炎与肾功能不全

一、急性肾炎与肾功能不全

（一）临床与病理

急性肾炎、肾病综合征、急性肾功能不全及其他原因引起的急性肾损害，虽然病因及病理改变均不相同，但从超声表现上无法区别。

（二）超声表现

1. 轻度损害　无明显声像图的变化。

2. 重度损害　肾体积明显增大，肾实质回声减弱或增强，皮质、髓质分界不清，肾盂、肾盏多无扩张，肾内血管阻力增高，肾血流量减少。

（三）鉴别诊断

本病需与急性肾盂肾炎鉴别。

（四）典型图像

典型图像如图 7-125、图 7-126 所示。

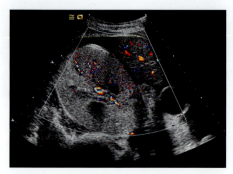 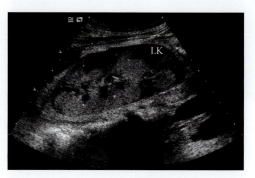

图 7-125　急性肾衰竭，肾横断面，肾体积增大，实质回声明显增强，与肾窦分界不清，肾内血供明显减少　　图 7-126　急性肾衰竭，肾体积明显肿大，轮廓尚清楚，肾实质回声强弱不均，与肾窦分界不清

二、慢性肾炎与肾功能不全

（一）临床与病理

慢性肾小球肾炎及其他原因引起的慢性肾损害，到了晚期（肾功能不全）可出现肾体积缩小，肾小球硬化，肾小管萎缩，肾间质纤维化。

（二）超声表现

（1）肾体积缩小。
（2）肾皮质回声增强，皮髓质分界不清。
（3）肾实质与肾窦分界不清。
（4）肾盂、肾盏多无扩张。
（5）肾内血供明显减少。

（三）鉴别诊断

本病需与肾发育不良相鉴别。

（四）典型图像

典型图像如图 7-127～图 7-132 所示。

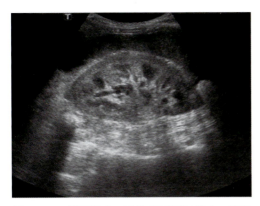

图 7-127 慢性肾炎，肾体积无明显缩小，实质
回声较肝明显增强

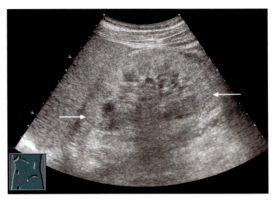

图 7-128 慢性肾炎，肾体积无明显缩小，实质回
声增强，肾皮质、髓质分界不清

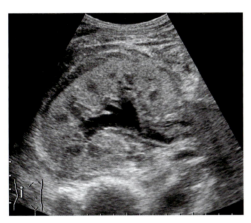

图 7-129 慢性肾炎，肾实质回声明显增强，
肾盂轻度积水

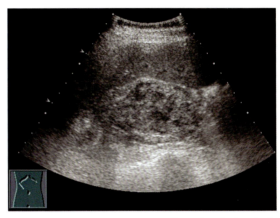

图 7-130 慢性肾功能不全，肾体积明显缩小，肾内
回声不均匀，锥体及肾窦显示不清

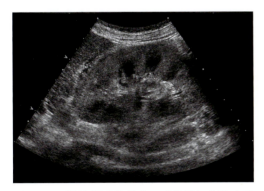

图 7-131 慢性肾功能损害，系统性红斑狼疮患
者，双侧肾增大，实质回声增强，与肾窦分界
不清

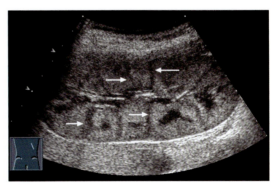

图 7-132 慢性肾功能损害，肝糖原贮积症患者，
双侧肾明显增大，实质回声增强，呈花瓣状改变，
条状低回声（箭头所示）为扩张的血管

第九节　肾周疾病

一、肾周积液

（一）临床与病理

多数患者临床上无特殊症状，偶感腰部酸胀。肾周脂肪囊内液体聚积，主要见于尿渗出和淋巴管阻塞。

（二）超声表现

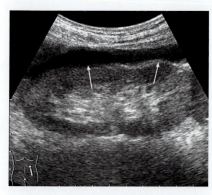

图 7-133　肾周积液，肾脂肪囊内出现液性区（箭头所示）

（1）肾周围出现液性区。
（2）液性区位于脂肪囊内，三面环绕肾。
（3）可伴有肾盂积水及结石等。
（4）肾内血供正常或减少。

（三）鉴别诊断

本病需与肾周血肿、肾周围炎及腹水等相鉴别。

（四）典型图像

典型图像如图 7-133 ～图 7-135 所示。

图 7-134　肾周积液，右肾横断面，肾周围聚积大量液性区，并可见大量絮状物回声，穿刺抽出胆汁样液体

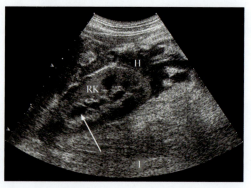

图 7-135　肾周积液，胆囊穿孔患者，胆汁聚积在右肾周围（H），肾盂轻度积水（箭头所示）

二、肾周围炎

（一）临床与病理

肾周围炎临床上主要表现为一侧腰部疼痛，并有明显的叩击痛。肾周围炎可由肾内或肾外的感染引起。肾周（肾包膜）组织液渗出、水肿。

（二）超声表现

（1）肾大小、结构及回声正常，或有肾感染的相应声像图表现。

（2）肾包膜增厚，回声增强，边界模糊。

（3）肾脂肪囊内可有少量积液，常呈线状或月牙状。

（4）肾活动受限。

（三）鉴别诊断

本病需与肾周积液、少量腹水等相鉴别。

（四）典型图像

典型图像如图 7-136、图 7-137 所示。

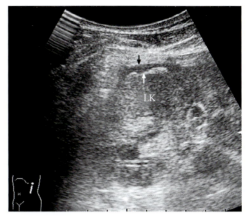

图 7-136 肾周围炎，左肾横断面，肾纤维膜回声增强，厚薄不一，脂肪囊内有少量积液（箭头所示）

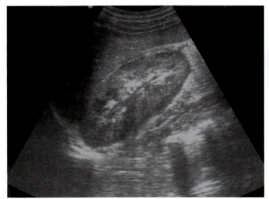 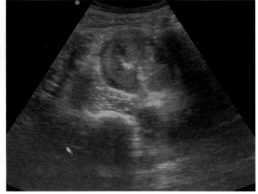

图 7-137 肾周围炎，右肾纵切、横断面，肾炎患者，肾实质回声增强，肾纤维膜回声增强，脂肪囊内有少量积液，囊内透声差

三、肾周脓肿

（一）临床与病理

本病继发于肾周围炎，但症状、体征更严重。肾周组织（主要是脂肪组织）坏死、液化，形成脓性液体。

（二）超声表现

（1）肾大小、结构及回声可正常，或有肾感染的相应声像图表现。

（2）肾可因脓肿压迫而发生形态改变。

（3）肾周围出现液性区，可呈局限性，也可环绕肾。

（4）液性区内含大量絮状物。

（5）肾活动受限。

（三）鉴别诊断

本病需与肾周血肿、腹腔及腹膜后脓肿相鉴别。

（四）典型图像

典型图像如图 7-138 所示。

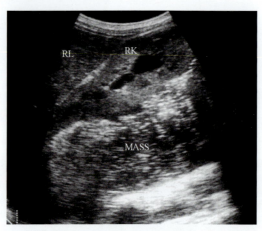

图 7-138　肾周脓肿，右肾轻度积水，其后方见大量液体聚积（MASS），其内有众多细点

四、肾周血肿

（一）临床与病理

腰部外伤可导致肾脂肪囊血管破裂出血，肾表面血管的自发性破裂，也是肾周血肿常见的原因。临床上表现为腰部突发性疼痛，活动受限。

（二）超声表现

（1）肾大小、结构及回声正常，或有肾外伤的相应声像图表现。
（2）肾周围可见含细点、絮状物及带状回声的液性区。
（3）液性区沿脂肪囊分布。
（4）肾脏活动受限。

（三）鉴别诊断

本病需与肾周脓肿相鉴别。

（四）典型图像

典型图像如图 7-139 ～图 7-141 所示。

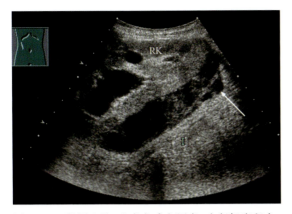

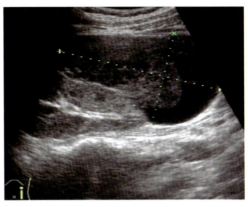

图 7-139 肾周血肿，患者突感右腰痛，右肾轻度积水，肾周围可见液性区，并可见细点及絮状物（箭头所示）

图 7-140 肾周血肿，肾大小、结构及回声正常，肾周见一囊实性血肿回声

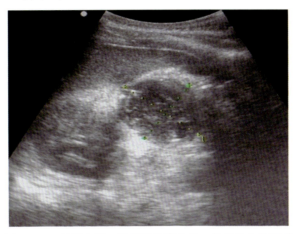

图 7-141 肾周血肿，肾周脂肪囊内见一类实性血肿回声

第十节 肾 外 伤

（一）临床与病理

在肾外伤中，闭合性损伤占 70%。按损伤程度可分为挫伤、裂伤、破碎及肾蒂断裂。大部分患者有镜下血尿或肉眼血尿，血尿与损伤之间的程度关系无规律。肾挫伤或轻度裂伤，可行非手术治疗，肾破碎或肾蒂断裂可导致患者休克甚至死亡。

（二）超声表现

1. 肾挫伤

（1）肾形态正常，体积正常或轻度增大。

（2）肾包膜完整，包膜下可见灶性液性区。

（3）局部肾实质回声不均匀。

2. 肾裂伤

（1）肾形态不完整。

（2）肾包膜中断。

（3）肾实质局部回声不均匀。

（4）肾周局部积液。

3. 肾断裂伤

（1）肾形态不完整。

（2）肾包膜多处破裂，裂口深达肾窦。

（3）肾实质回声不均匀，断裂处回声杂乱。

（4）肾周可见积液及破碎组织或血块。

4. 肾破碎

（1）肾轮廓不清。

（2）肾内结构紊乱。

（3）肾区内可见大量液性区。

5. 肾蒂断裂

（1）肾增大。

（2）肾内结构尚完整或紊乱。

（3）肾实质及肾窦回声不均匀。

（4）肾周围（包括肾门）见大量液性区，含有细点、絮状物等。

（5）肾内无血流信号。

（三）鉴别诊断

肾外伤的超声表现一般不易与其他疾病混淆。要注意的是，是否同时合并其他病变，如肾肿瘤、肾结石等。

（四）典型图像

典型图像如图 7-142 ～图 7-144 所示。

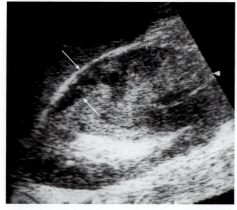

图 7-142　肾外伤，肾轻度增大，轮廓尚完整，包膜连续，下极回声不均，包膜下可见局限性积血（箭头所示）

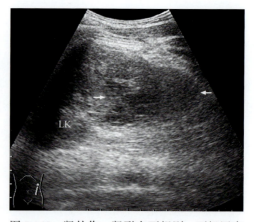

图 7-143　肾外伤，肾形态不规则，下极回声不均匀（箭头←），内可见液性区，损伤区至肾窦（箭头→）

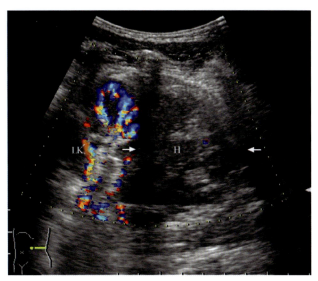

图 7-144 肾外伤，左肾（LK）下极断裂伤（H），损伤区内无血流信号显示（箭头所示）

第十一节 肾血管疾病

一、左肾静脉受压综合征

（一）临床与病理

左肾静脉穿行于肠系膜上动脉与腹主动脉间，两者之间夹角过小，可使肾静脉受压，肾血液回流受阻，导致直立性蛋白尿或血尿，也可引起左侧精索静脉或卵巢静脉扩张。

（二）超声表现

（1）在立位或腰部过伸位状态下，左肾静脉近端扩张，其内径大于受压处静脉内径 2 倍，为可疑病例，大于 4 倍即可确诊。

（2）CDFI 显示狭窄处静脉流速明显加快。

（三）鉴别诊断

本病需与左肾静脉血栓、瘤栓及静脉外肿块压迫相鉴别。

（四）典型图像

典型图像如图 7-145、图 7-146 所示。

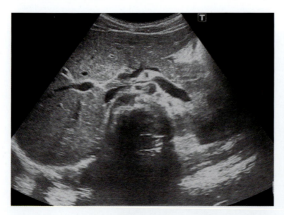

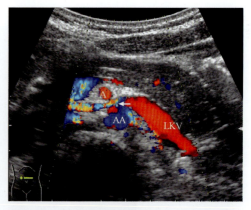

图 7-145　左肾静脉受压综合征，左肾静脉近端明显扩张，远端受肠系膜上动脉压迫而变窄

图 7-146　左肾静脉受压综合征，左肾静脉近端明显扩张（LKV），远端受肠系膜上动脉（A）压迫而变窄（箭头所示），狭窄处血流速度加快

二、肾动脉狭窄

（一）临床与病理

肾动脉狭窄多见于动脉粥样硬化、动脉纤维肌肉增生和多发性大动脉炎等，临床常表现为高血压。动脉严重狭窄可导致肾萎缩。

（二）超声表现

（1）肾动脉节段或全段狭窄。

（2）彩色多普勒显示狭窄处动脉流速明显加快。

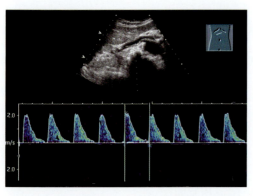

图 7-147　肾动脉狭窄，右肾动脉狭窄，收缩期血流峰值达 2m/s，右肾缩小，回声增强

（3）脉冲多普勒检测，狭窄程度 ≥ 50% 的参考值：肾动脉与腹主动脉的峰值流速之比 ≥ 3.5，肾动脉峰值流速大于 180cm/s。

（4）可伴有肾体积缩小，实质回声增强，皮髓质分界不清。

（三）鉴别诊断

本病应注意肾动脉的显示率受患者及仪器条件的影响。

（四）典型图像

典型图像如图 7-147 所示。

三、肾动脉瘤

（一）临床与病理

肾动脉瘤临床不多见，部分患者有高血压、血尿等。真性动脉瘤常发生于肾动脉主干及段间动脉，为肾动脉瘤中发病率最高的一种，单侧多见。

（二）超声表现

（1）肾门附近或肾窦内出现圆形液性区，边界清楚。

（2）多普勒超声显示，液性区内可见动脉血流信号。

（三）鉴别诊断

本病需与肾囊肿、肾动静脉瘘相鉴别。

（四）典型图像

典型图像如图 7-148 所示。

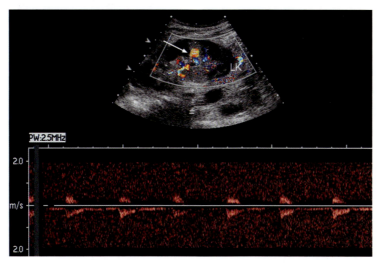

图 7-148　肾动脉瘤，左肾窦内出现一圆形液性区，CDFI 可见明亮的彩色血流信号（箭头所示），脉冲多普勒超声可检出动脉血流频谱

四、副肾动脉

（一）临床与病理

大约 85% 的肾由一根肾动脉供血，少数可由多支动脉供应同一肾段，尤其是当肾动脉主干狭窄时，副肾动脉可明显扩张。

副肾动脉可压迫肾盏或肾盂输尿管连接处，引起肾积水。

（二）超声表现

（1）肾形态与结构正常或有肾积水、结石等声像图改变。

（2）肾动脉主干正常或有狭窄的声像图改变。

（3）肾与腹主动脉之间、肾动脉主干周围出现一支或数支血管，这些血管一端连接于肾动脉主干或腹主动脉，另一端分布于肾。

（4）多普勒超声检查，显示为动脉血流。

（三）鉴别诊断

本病需与肾外其他迷走血管疾病相鉴别。

（四）典型图像

典型图像如图7-149、图7-150所示。

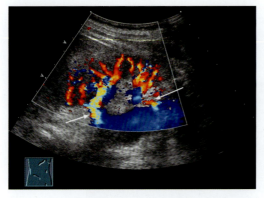

图7-149　副肾动脉，右肾发育异常，相当于肾门处，上下方各见一动脉（箭头所示）分别进入肾实质，两动脉均发自腹主动脉

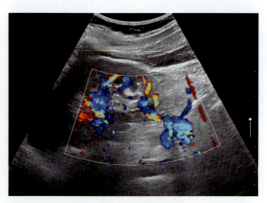

图7-150　副肾动脉，肾门处见上下各一动脉分别进入肾实质

五、肾动静脉瘘

（一）临床与病理

肾动静脉瘘临床罕见，瘘的位置主要位于肾血管主干及段间血管之间。先天性动静脉瘘，一般到中年才有明显症状，如血尿、高血压等。肾创伤、肾动脉硬化、肾肿瘤等也可导致继发性动静脉瘘。

（二）超声表现

（1）肾动静脉主干瘘，肾静脉扩张，动静脉之间可见瘘口或瘘管。多普勒超声于瘘口、瘘管内探及高速血流，于静脉内探及湍流信号。

（2）肾内动静脉瘘，肾窦内出现扩张的管状或梭状液性结构，多普勒超声可见湍流信号。

（三）鉴别诊断

本病需与肾窦囊肿、肾盂局限性积水、肾静脉扩张等相鉴别。

（四）典型图像

典型图像如图 7-151、图 7-152 所示。

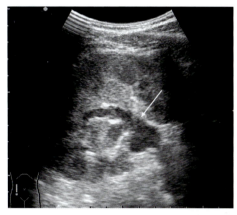
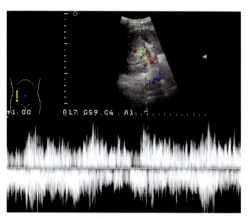

图 7-151 肾动静脉瘘，右肾门及肾窦处血
管扩张（箭头所示）

图 7-152 肾动静脉瘘，右肾门及肾窦处血管
扩张，彩色多普勒及脉冲多普勒超声可见湍流
信号及频谱

第十二节 肾先天性疾病

一、重 复 肾

（一）临床与病理

重复肾临床上并不少见，多数无明显症状，少数因伴有输尿管异位开口而出现尿失禁。肾分为上、下两段，各自有独立的肾盂和输尿管，上段肾盂积水较常见。

（二）超声表现

（1）肾增大，肾窦分为上、下两段，两段肾窦之间有一与肾实质回声相等的"桥样"结构。

（2）可伴有上、下肾盂同时积水，也可单一肾盂积水，后者多见于上段肾盂。

（3）可伴有输尿管扩张。

（4）"桥样"结构内可见正常的血流分布。

（三）鉴别诊断

本病需与肾柱肥大、肾囊肿、肾盂肿瘤等相鉴别。

（四）典型图像

典型图像如图 7-153 ～图 7-159 所示。

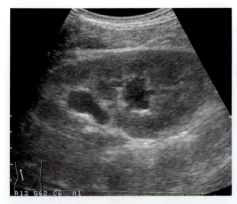

图 7-153　双肾盂伴积水，右肾冠状切面，肾盂分为上、下两段，并有积水

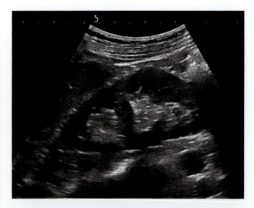

图 7-154　双肾盂肾冠状切面，肾盂分为上、下两段

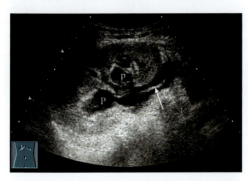

图 7-155　右肾重复肾伴积水，上、下段肾盂（P）均有积水，各与一条扩张的输尿管（箭头所示）相延续

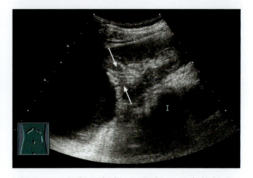

图 7-156　左肾重复肾，上段肾盂呈囊状扩张，下段肾盂无扩张，两者之间可见低回声"桥样"结构（箭头所示）

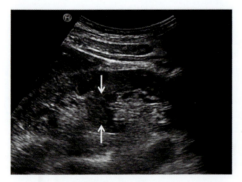

图 7-157　左肾重复肾，两者之间可见低回声"桥样"结构（箭头所示）

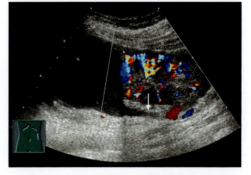

图 7-158　左肾重复肾，上段肾盂呈囊状扩张，下段肾盂无扩张，两者之间可见低回声"桥样"结构；上段肾盂与扩张的输尿管相连续（箭头所示），"桥样"结构内及下段肾实质血供分布正常

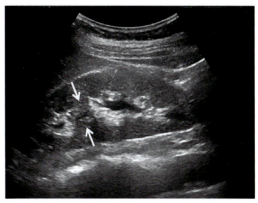

图 7-159 右肾重复肾，肾盂、肾盏无扩张，两者之间可见低回声"桥样"结构（箭头所示）

二、肾柱肥大

（一）临床与病理

临床上肾柱肥大常常在超声检查中被发现，无任何症状。在胚胎发育中，肾实质融合吸收不完全或肾盂发育异常均可形成肥大的肾柱。

（二）超声表现

（1）位于中上段肾窦内，并与肾皮质完全融合。

（2）回声与肾皮质一致，多呈椭圆形，边界清楚。

（3）血流分布正常。

（4）可出现对称的皮质突起。

（5）肾形态正常，实质回声正常。

（三）鉴别诊断

本病需与肾盂肿瘤、重复肾等相鉴别。

（四）典型图像

典型图像如图 7-160、图 7-161 所示。

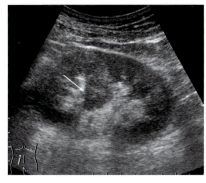

图 7-160 肾柱肥大，肥大的肾柱位于中上段肾窦内（箭头所示），边界清楚

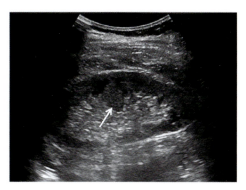

图 7-161 肾柱肥大，肥大的肾柱位于肾窦中部（箭头所示），边界清楚

三、分 叶 肾

（一）临床与病理

胎儿期，肾实质小叶未完全融合，以致肾表面凹凸不平。随着年龄增长，肾小叶逐渐完全融合，而少数人则停止融合，形成分叶肾。分叶肾的功能与正常肾无差异。

（二）超声表现

（1）肾大小基本正常，肾窦回声正常。

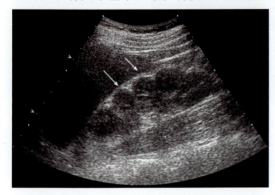

图 7-162　分叶肾，肾表面不平滑，包膜向皮质内下陷，皮质呈"花瓣"样改变

（2）肾表面不圆滑，或有局部隆起。

（3）肾包膜向皮质内凹陷，呈"V"形。

（4）除"V"形压迹外，肾实质回声正常。

（5）肾内血流信号分布正常。

（三）鉴别诊断

本病需与肾肿瘤、肾瘢痕等相鉴别。

（四）典型图像

典型图像如图 7-162 所示。

四、孤 立 肾

（一）临床与病理

胚胎期一侧生肾组织和输尿管芽未能发育，对侧肾代偿增大。常合并泌尿生殖系统其他畸形，如同侧睾丸、输精管、卵巢、输卵管及子宫的发育异常。

（二）超声表现

（1）一侧肾窝内及腹盆腔其他部位未探及肾回声。

（2）对侧肾体积增大，肾实质与肾窦回声正常，肾内血流分布正常。

（三）鉴别诊断

本病需与肾萎缩、异位肾等相区别。

（四）典型图像

典型图像如图 7-163 所示。

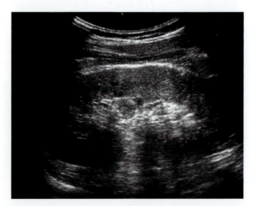

图 7-163　孤立肾，右肾缺如，左肾代偿性增大，肾内结构正常

五、异 位 肾

（一）临床与病理

异位肾多异位于盆腔，也可异位于对侧、腹膜后及胸腔等。大约1/3异位肾合并生殖系统畸形。异位肾位置越低，其形态异常的可能性越大，并可合并输尿管的梗阻、反流等。

（二）超声表现

（1）一侧肾窝内未见肾回声，对侧肾无代偿性增大。

（2）于盆腔或其他位置探及肾的回声。

（3）大多数异位肾形态及结构异常。

（三）鉴别诊断

本病需与孤立肾、游走肾、腹盆腔肿块等相鉴别。

（四）典型图像

典型图像如图 7-164～图 7-170 所示。

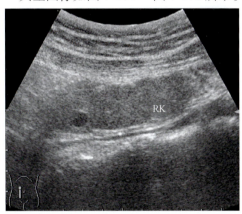

图 7-164　异位肾，右肾异位于脐水平脊柱旁，肾内结构异常，上极可见一囊肿

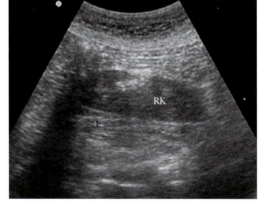

图 7-165　异位肾，右肾（RK）位于脐水平脊柱旁，肾体积偏小，肾内结构异常，伴旋转不良

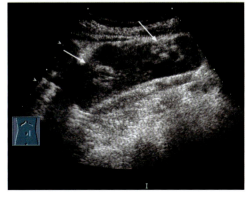

图 7-166　异位肾，左肾异位于脐水平脊柱旁，肾盂分为上、下两部分（箭头所示）

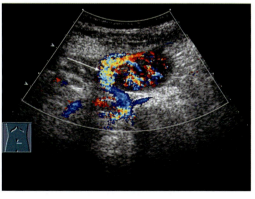

图 7-167　异位肾，左肾异位于盆腔，肾静脉（箭头所示）汇入左髂总静脉

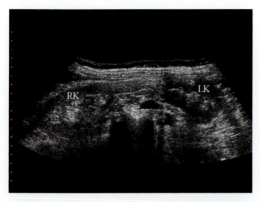

图 7-168　异位肾，左肾（LK）异位于右下腹

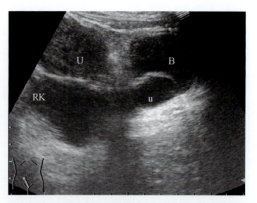

图 7-169　异位肾，右肾（RK）异位于子宫（U）后方，形态异常，伴有积水、右输尿管（u）扩张

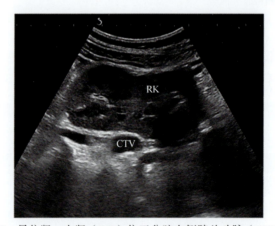

图 7-170　异位肾，右肾（RK）位于盆腔右侧髂总动脉（CTV）前方

六、肾发育不良

（一）临床与病理

发育不全的肾体积小于正常肾 50%，但肾单位的发育及分化正常，输尿管正常。肾表面可呈分叶改变，肾盏粗短、数目减少，肾盂狭小。

发育不全可发生于一侧，也可发生于双侧。双侧肾发育不良可引起高血压、肾功能不全等。

（二）超声表现

（1）单侧或双侧肾体积明显缩小（小于正常 50% 以上）。

（2）肾形态正常，表面可有不平滑。

（3）肾内结构（肾实质与肾窦比例）及回声正常。

（4）肾内血流量减少。

（5）单侧发育不良，对侧肾正常或代偿性增大。

（三）鉴别诊断

本病需与肾萎缩相鉴别。

（四）典型图像

典型图像如图 7-171、图 7-172 所示。

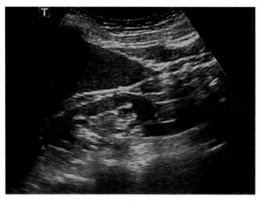
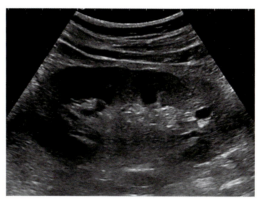

图 7-171　肾发育不良，右肾发育不良，肾体积小，　　图 7-172　肾发育不良，左肾代偿性增大，肾内
　　　　　　肾内结构正常　　　　　　　　　　　　　　　　　　　　结构正常

七、肾旋转异常

（一）临床与病理

正常成年人的肾，其肾盏朝向外侧，肾盂（肾门）朝向内侧，两者平面与冠状面平行。胚胎期，肾门朝向腹侧，在生长发育过程中，肾逐渐向内旋转。旋转不足或旋转过度均形成旋转异常，常合并于异位肾、融合肾等肾畸形中。临床上可引起肾积水、肾绞痛、血尿、感染及结石等。

（二）超声表现

（1）通过肾门横切肾，肾门朝向腹侧或背侧，前者多见。极少数朝向外侧。

（2）单纯旋转不良，肾可正常，也可合并积水、结石等改变。

（3）合并肾畸形，则可见相应的声像图改变。

（三）鉴别诊断

本病需与肾血管畸形相鉴别。

（四）典型图像

典型图像如图 7-173 所示。

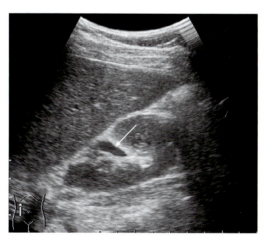

图 7-173　肾旋转异常

八、融合肾

（一）临床与病理

两侧肾相互融合形成融合肾，约90%融合部位发生于两肾下极，融合肾形态各异，如马蹄肾、块肾、乙状肾等。临床上最多见的是马蹄肾，其两侧肾下极内收，在脊柱前相互融合。块肾，两肾完全融合成不规则状块，多位于盆腔内。乙状肾，两个肾上下排列，极部相融合。

融合肾常无症状，多在常规检查中偶然被发现，部分病例可伴有肾积水、感染、结石等。

（二）超声表现

1.马蹄肾　两侧肾下极内收，并跨越脊柱前方与对侧肾下极相互融合。融合处回声与肾下极回声相似，无完整肾窦回声，肾盂肾盏形态不规则，可伴有积水、结石等。

2.块肾　双侧肾窝内未探及肾，盆腔内见一形态不规则团块，内无正常肾结构回声，可伴有积水、结石等。

（三）鉴别诊断

本病需与腹膜后及盆腔内肿瘤相鉴别。

（四）典型图像

典型图像如图7-174～图7-178所示。

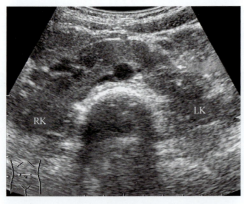

图7-174　马蹄肾，腹部（脐水平）横断面，左右肾（LK、RK）下极在脊柱前方相连

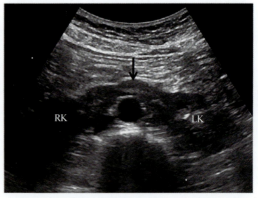

图7-175　马蹄肾，腹部横断面，左右肾（LK、RK）下极在脊柱前方相连

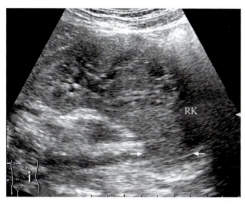

图 7-176 马蹄肾，右肾冠状切面，肾下极内收（箭头所示），肾内结构异常

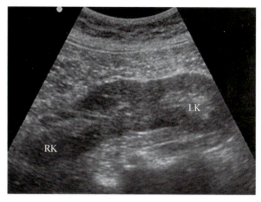

图 7-177 融合肾，左右肾（LK、RK）融合，伴右肾旋转不良，位于脐水平右侧腹腔

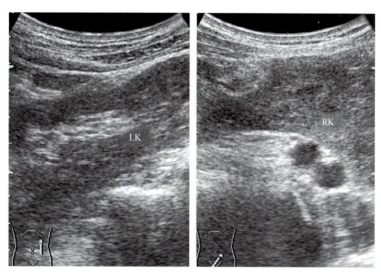

图 7-178 融合肾，左右肾（LK、RK）融合，位于右下腹

九、肾外肾盂

（一）临床与病理

肾盂大部分位于肾外，可能与生肾组织分化迟缓或输尿管芽分化过早有关。一般不引起临床症状，但常有肾盂积液。

（二）超声表现

（1）大多数肾长径正常。

（2）肾实质回声正常，肾盏扩张。

（3）肾盂扩张，大部分的肾盂位于肾门外。

（三）鉴别诊断

本病需与输尿管梗阻引起的肾积水相鉴别。

（四）典型图像

典型图像如图 7-179、图 7-180 所示。

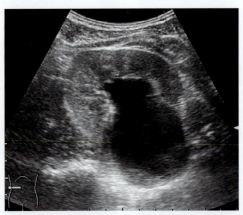

图 7-179　肾外肾盂，右肾横切面，肾盂扩张，大部分肾盂位于肾外

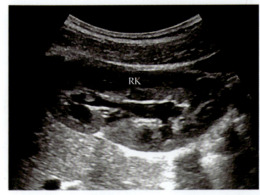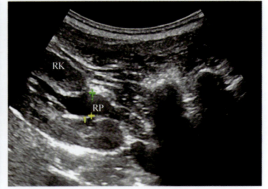

图 7-180　肾外肾盂，右肾（RK）纵切面及横切面，肾盂（RP）分离，大部分位于肾外

第十三节　肾下垂与游走肾

（一）临床与病理

肾下垂与游走肾多见于体型瘦长者，80% 发生在右侧，常有腰部酸痛等，站立时症状加重，甚至出现血尿。肾筋膜及周围组织松弛，使肾的活动度增大，活动度超过 5cm、肾下极超过髂嵴连线以下者，称为肾下垂。肾移动超过脊柱到达对侧腹膜后者，称为游走肾。

（二）超声表现

当患者深呼吸或平卧时，肾的活动度超过 3cm，为可疑肾下垂；超过 5cm，即为肾下垂。当患者侧卧时，整个肾可滑过脊柱，到达对侧腹膜后，即为游走肾。

（三）典型图像

典型图像如图 7-181、图 7-182 所示。

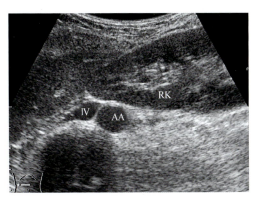 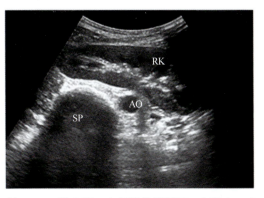

图 7-181　游走肾，左侧卧位横断面，右肾（RK）移位于下腔静脉（IV）和腹主动脉（AA）左侧

图 7-182　游走肾，左侧卧位横断面，右肾（RK）移位于脊柱（SP）及腹主动脉（AO）的左前方

第十四节　肾钙质沉着

（一）临床与病理

肾钙质沉着是指肾实质内的钙盐沉积，临床上无特殊的症状表现，往往由影像检查发现。钙质沉积的原因大致有三类：①肾外疾病，如原发性甲状旁腺亢进、多发性骨髓瘤、类肉瘤症等；②肾内疾病，如海绵肾、肾小管酸中毒、肾实质损伤、感染等；③药物过量，如维生素 D、呋塞米、肾上腺皮质激素等。

（二）超声表现

（1）大多数肾的大小、形态无明显改变。

（2）钙质分布于单侧或双侧肾实质内，呈点状强回声，密集分布，可伴有声影。

（3）钙质可单独分布于皮质内或髓质内，也可混合存在。

（4）海绵肾、肾小管酸中毒及药物过量，钙盐沉积于肾锥体内。

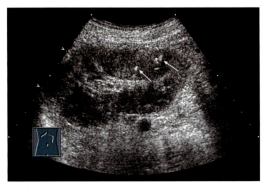

（三）鉴别诊断

本病需与肾盏结石相鉴别。

（四）典型图像

典型图像如图 7-183、图 7-184 所示。

图 7-183　肾实质钙化（局灶性），不同于钙质沉着，局部肾实质因炎症、损伤等引起钙盐沉着

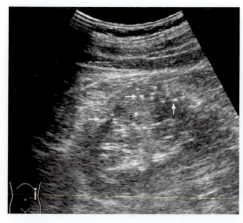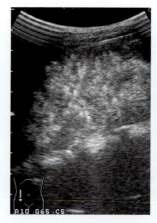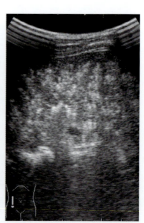

图 7-184　肾钙质沉着，肾实质内可见到散在的强回声光点

第十五节　移　植　肾

（一）临床与病理

部分肾移植后可出现排异反应。超急性排异，发生于移植后 1 ～ 2 天内，主要表现为突然少尿或无尿；急性排异，发生于术后 1 ～ 2 个月内，主要表现为尿量逐渐减少、血压升高等；慢性排异，发生于移植半年以后，主要表现为肾功能逐渐减退，出现蛋白尿、高血压等。移植肾的其他并发症有肾积水、肾周积液、肾破裂、肾血管狭窄、血栓、输尿管梗阻、肾脓肿（感染）、尿瘘及肾乳头坏死等。

（二）超声表现

（1）正常移植肾，位于髂窝内，大小、形态与正常肾相似，肾皮质、锥体及肾窦内结构更清晰。肾内血管树分布极为清楚，容易显示弓状动脉及小叶间动脉。肾内动脉阻力指数低于 0.7。

（2）急性排异，肾体积明显增大，锥体膨大，皮髓质分界不清，肾窦回声不均匀，肾内动脉阻力指数大于 0.8。

（3）慢性排异，肾体积缩小，皮髓质分界不清，肾窦回声降低与实质分界不清，肾内血供减少。

（4）移植肾其他的并发症参见相应各章节疾病的声像图改变。

（三）鉴别诊断

移植肾肾周并发症应与盆腔内结构及疾病相鉴别。

（四）典型图像

典型图像如图 7-185 ～图 7-187 所示。

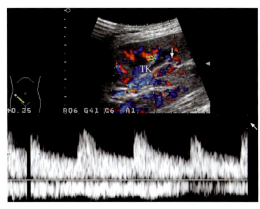

图 7-185　正常移植肾，移植肾位于髂窝内，皮质、
髓质分界清楚，叶间动脉血流频谱呈低阻型

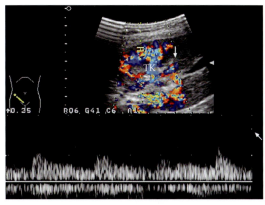

图 7-186　正常移植肾，移植肾位于髂窝内，皮质、
髓质分界清楚，小叶间动脉血流频谱呈低阻型

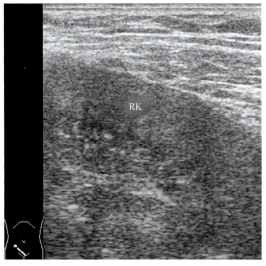

图 7-187　移植肾急性排斥，肾肿大，皮质、髓质分界不清

（薛恩生　林文金　钱清富）

第八章　肾上腺疾病

第一节　肾上腺解剖

肾上腺是腹膜后脊柱两旁左右成对的扁平器官，位于肾上极、肾筋膜与纤维膜之间，相当于第 11 胸椎平面。肾上腺周围有丰富的脂肪组织。右侧呈三角形，位于右肾上极内前上方，其前内侧为下腔静脉，前外侧为肝。左侧呈新月形，位于左肾上极内前方，其内侧为腹主动脉，前方为胰尾和脾动、静脉。正常成人肾上腺长 4 ～ 6cm、宽 2 ～ 3cm、厚 0.2 ～ 0.8cm。肾上腺边缘薄、中间厚，切面呈三角形、V 形或月牙形。腺体分为皮质和髓质，前者重约腺体的 90%，实质色淡；后者质软、色深。新生儿肾上腺约为肾的 1/3，成人肾上腺则为肾的 1/13，如图 8-1 ～图 8-5 所示。

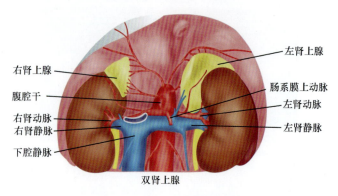

图 8-1　双肾上腺解剖示意图

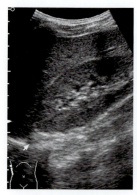
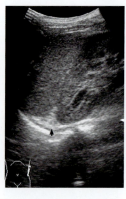
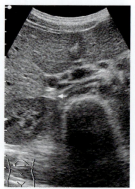
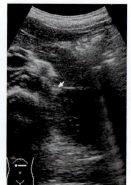

图 8-2　正常成人左、右肾上腺冠状切面，左图为　　　图 8-3　正常成人左、右肾上腺腹部横切面，左图
　　　　右侧肾上腺，右图为左侧肾上腺　　　　　　　　　　为右侧肾上腺，右图为左侧肾上腺

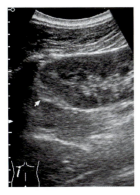 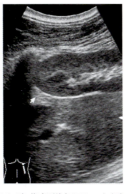 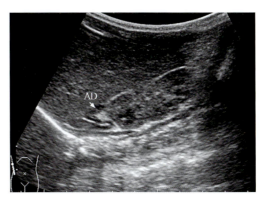

图 8-4 正常成人左、右肾上腺背部纵切面，左图
为左侧肾上腺，右图为右侧肾上腺

图 8-5 两天新生儿右侧肾上腺

第二节 肾上腺皮质疾病

一、肾上腺皮质增生

（一）临床与病理

肾上腺皮质增生多见于皮质醇增多症（库欣综合征），临床表现为满月脸、向心性肥胖、水牛背、紫纹等，是由于垂体分泌肾上腺皮质激素过多或垂体外病变产生类似肾上腺皮质激素物质所致。肾上腺皮质增生亦可引起原发性醛固酮增多症，临床表现高血压、肌无力、多尿三大症状。肾上腺皮质增生大多数为双侧腺体增大，但腺体仍呈三角形或月牙形，可以分为结节型和弥漫型两种类型，增生的结节一般直径小于1cm。

（二）超声表现

（1）肾上腺皮质增生往往不易显示，仅小部分示腺体内回声增强，有时可见肾上腺低回声区厚度增大（＞1cm），形态饱满。

（2）肾上腺皮质结节样增生则出现类似小肿瘤的低回声区，结节一般小于1cm。

（三）鉴别诊断

本病应与肾上腺周围脂肪组织、肾上腺皮质腺瘤相鉴别。

（四）典型图像

典型图像如图 8-6 ～图 8-9 所示。

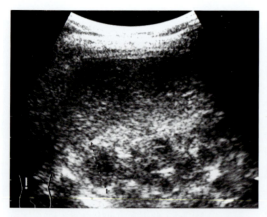 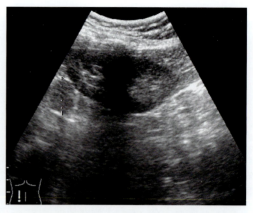

图 8-6 左肾上腺增生，肾上腺皮质结节样增生，类似小肿瘤的低回声区

图 8-7 左肾上腺增生，肾上腺皮质结节样增生，类似小肿瘤的低回声区

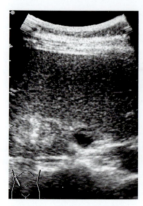 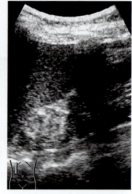 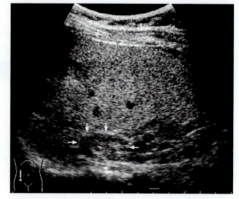

图 8-8 右肾上腺增生，腺体内回声增强，肾上腺厚度增大

图 8-9 右肾上腺增生，肾上腺皮质弥漫型增厚

二、肾上腺皮质腺瘤

（一）临床与病理

肾上腺皮质腺瘤常为单侧单发性良性肿瘤，大多数属于功能性肿瘤。直径为 1～3cm，有完整的包膜，切面呈棕黄色。引起皮质醇增多症的皮质腺瘤称为库欣瘤，引起醛固酮增多症的皮质腺瘤称为醛固酮瘤。

（二）超声表现

（1）肾上腺区探及圆形或椭圆形低回声结节，有球体感，境界清晰，有明显的包膜回声。

（2）醛固酮瘤直径中等大小，大小常为 1～2cm，很少超过 2cm；而库欣瘤较大，直径大多为 3cm 左右，少数亦可为多发性。

（3）小瘤体呈低回声，大瘤体回声不均匀。

（三）鉴别诊断

本病需与肾上腺皮质增生、嗜铬细胞瘤、神经母细胞瘤及肾上腺转移性肿瘤相鉴别。

（四）典型图像

典型图像如图 8-10～图 8-17 所示。

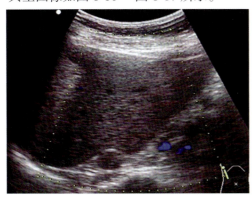

图 8-10　右肾上腺腺瘤（原发性醛固酮增多症），圆形低回声结节，有球体感，边界清晰，未见明显血流信号

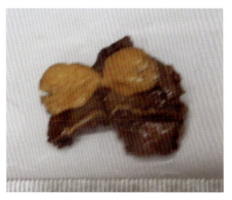

图 8-11　（右肾上腺肿瘤）皮质腺瘤，切面呈类圆形，边界清楚

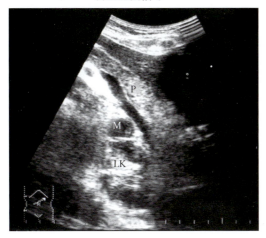

图 8-12　左肾上腺腺瘤，脾静脉后方左肾前方低回声团块

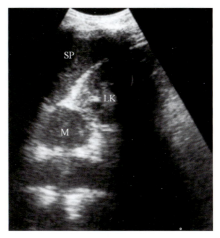

图 8-13　左肾上腺腺瘤，圆形低回声结节，边界清晰

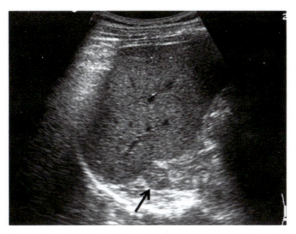

图 8-14　右肾上腺腺瘤，右肾上腺区椭圆形低回声结节，边界清晰

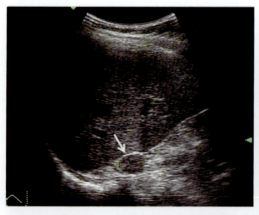
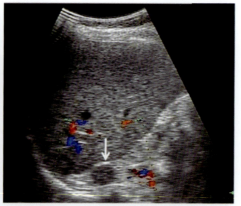

图 8-15　右肾上腺腺瘤，椭圆形低回声结节，边界清晰，未见明显血流信号

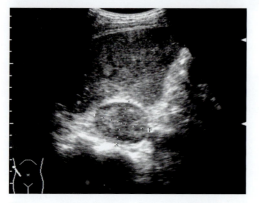
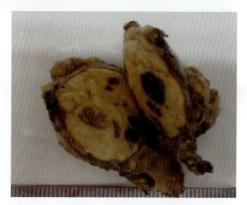

图 8-16　右肾上腺腺瘤，肾上腺区椭圆形低回声结节，有球体感，边界清晰

图 8-17　（右肾上腺肿瘤）皮质腺瘤，切面呈类圆形，边界清楚

第三节　肾上腺髓质疾病

一、嗜铬细胞瘤

（一）临床与病理

嗜铬细胞瘤是肾上腺髓质及肾上腺外副神经节系统产生儿茶酚胺的嗜铬细胞所发生的肿瘤。以阵发性高血压或持续性高血压伴阵发性加剧为主要临床表现，患者突然发作心悸、气短、头痛、出汗，有时伴恶心、呕吐、视物模糊症状，以女性多见。90% 嗜铬细胞瘤发生在肾上腺髓质，绝大多数为单侧病变，双侧病变较少见，仅占 10%，肿瘤多属良性，切面呈棕黄色，有包膜，内部常见囊性变，偶有出血，10% 为恶性。嗜铬细胞瘤大小可相差很多，但一般较皮质腺瘤大，直径常为 4 ～ 5cm，易被超声探测到。肾上腺外嗜铬细胞瘤最常出现部位为肾门附近及腹主动脉、下腔静脉中间。

（二）超声表现

（1）肾上腺区探及一近圆形或椭圆形低回声团块，境界清楚，肾上腺区探及类圆形或椭圆形低回声团块，境界清楚规则。

（2）瘤体较大（4～5cm），内部回声为均匀的中等回声或低回声。

（3）若肿瘤内部有出血、囊性变、坏死，则回声不均匀，内部出现无回声区，无回声区多为单个，直径为1～2cm。

（4）肾上腺外嗜铬细胞瘤位于肾门附近或腹主动脉、下腔静脉旁出现低回声团块，声像表现与肾上腺内嗜铬细胞瘤相同。

（三）鉴别诊断

本病需与肾上腺转移性肿瘤、神经母细胞瘤、肾上腺皮质增生及肾上腺皮质腺瘤相鉴别。

（四）典型图像

典型图像如图8-18～图8-29所示。

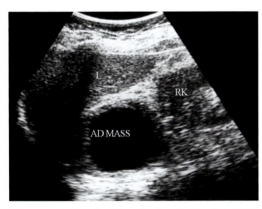

图8-18　右肾上腺嗜铬细胞瘤，右肾上腺区探及一椭圆形低回声团块，境界清楚规则，内部出现无回声区

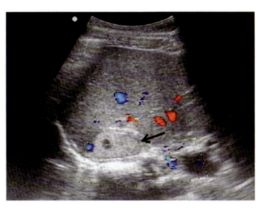

图8-19　肾上腺嗜铬细胞瘤，肾上腺区探及一椭圆形高回声结节，边界清晰，内见无回声区

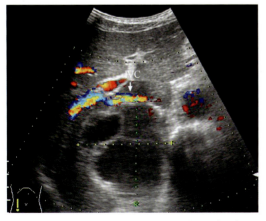

图8-20　右肾上腺嗜铬细胞瘤，右肾上腺区探及一椭圆形混合性团块

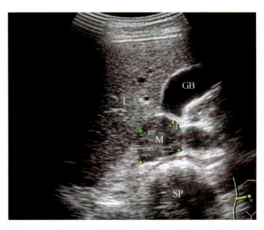

图8-21　右肾上腺嗜铬细胞瘤，右肾上腺区探及一低回声实性结节，边界清晰

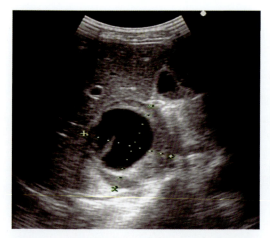

图 8-22　右肾上腺嗜铬细胞瘤，右肾上腺区探及一近圆形混合性团块

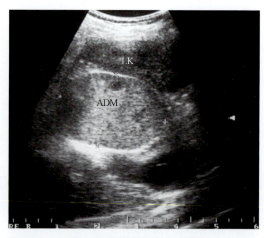

图 8-23　左肾上腺嗜铬细胞瘤，瘤体较大，内部回声为均匀的中等回声

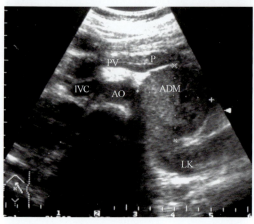

图 8-24　左肾上腺嗜铬细胞瘤，左肾前方低回声团块，瘤体较大，内部可见少量液性区

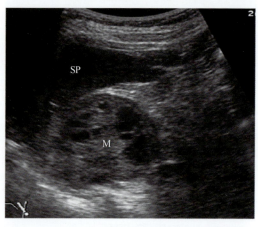

图 8-25　脾（SP）下见一低回声团块，瘤体较大，内部回声不均，可见大小不等的液性区

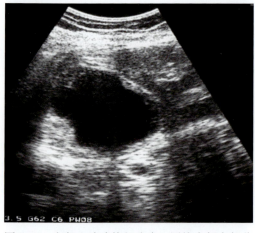

图 8-26　右肾上腺嗜铬细胞瘤，团块内部大部分为液性暗区

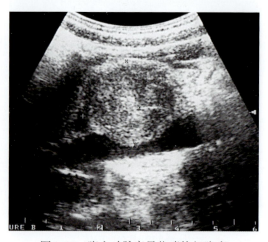

图 8-27　腹主动脉旁异位嗜铬细胞瘤

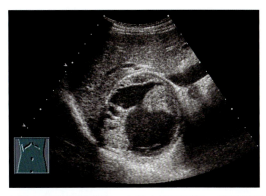

图 8-28　右肾上腺嗜铬细胞瘤，右肾上腺区可见一椭圆形混合性团块

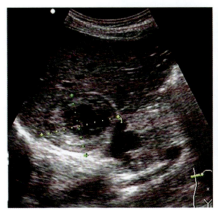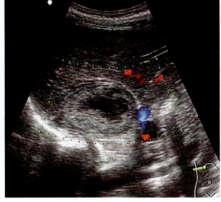

图 8-29　右肾上腺嗜铬细胞瘤，结节内可见液性区，未见明显血流信号

二、神经母细胞瘤

（一）临床与病理

神经母细胞瘤是婴幼儿常见的腹部肿瘤，在成人极罕见，30% 发生在 1 岁以内，80% 发生在 5 岁以内，是婴幼儿腹部肿块的主要原因之一，约 50% 发生于肾上腺髓质。肿瘤恶性度大，生长迅速，转移较早。肿瘤切面呈黄色或淡红色，有多个结节，质坚硬。

（二）超声表现

（1）肾上腺区探及巨大肿块，境界清晰，可呈分叶状。

（2）肿块内部回声不均匀，低回声区间有高回声光斑。

（3）声像图表现为实质性、混杂的不均匀团块，肿块的中央常见大小不等的囊性区域，常伴有点状、斑状的强回声，后方可伴有声影。

（4）患侧肾脏常受压移位，甚至被推入盆腔，无肾脏转移时，与肾脏分界清楚，包膜完整。

（三）鉴别诊断

本病需与肾上腺转移性肿瘤、肾母细胞瘤及肾上腺皮质腺瘤相鉴别。

（四）典型图像

典型图像如图 8-30～图 8-34 所示。

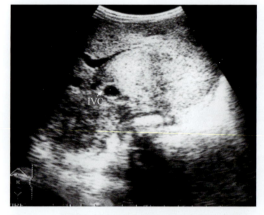
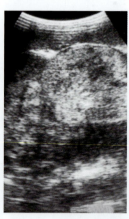

图 8-30　右肾上腺神经母细胞瘤，右肾上腺区探　　图 8-31　左肾上腺神经母细胞瘤，左肾上腺区探
　　　　及巨大高回声肿块，边界清晰　　　　　　　　　　　及巨大高回声团块，内探及高回声光斑

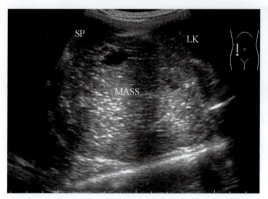
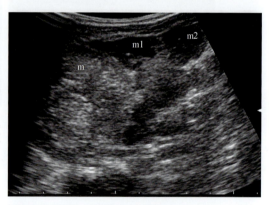

图 8-32　左肾上腺神经母细胞瘤，在肾上腺区内　　图 8-33　左肾上腺神经母细胞瘤，在左肾上腺区
　　　　探及钙化灶回声　　　　　　　　　　　　　　　　探及巨大团块，周围探及转移灶

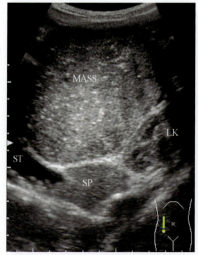
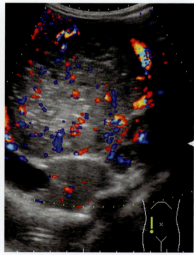

图 8-34　左肾上腺神经母细胞瘤，在肾上腺区内探及丰富的彩色血流信号

第四节　肾上腺转移性肿瘤

（一）临床与病理

肾上腺转移性肿瘤临床并不少见，可来自肺、肾及乳腺的恶性肿瘤，可单侧或双侧发病，出现皮质醇功能不全症状多为双侧性病变。肿块大多恶性度高，增长迅速。

（二）超声表现

（1）肾上腺区探及境界清楚的圆形、椭圆形或分叶状肿块。

（2）肿块大小不等，增大迅速，内回声均匀，多呈低回声。

（3）病灶中心伴坏死时可出现不规则的无回声区。

（三）鉴别诊断

本病需与神经母细胞瘤、嗜铬细胞瘤、肾上腺皮质增生及肾上腺皮质腺瘤相鉴别。

（四）典型图像

典型图像如图 8-35 ～图 8-42 所示。

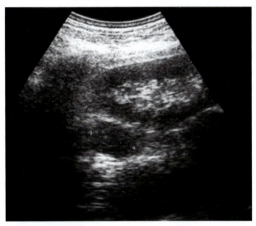

图 8-35　右肾上腺转移性癌

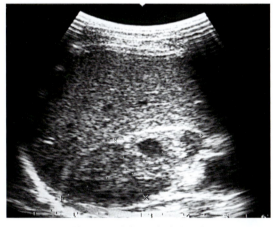

图 8-36　右肾上腺转移性癌

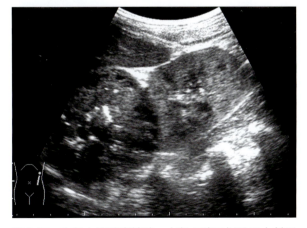

图 8-37　右肾上腺肺癌转移，右肾上腺区探及巨大低回声团块，内见强回声斑

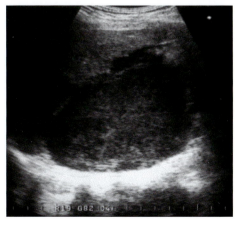

图 8-38　左肾上腺转移性癌

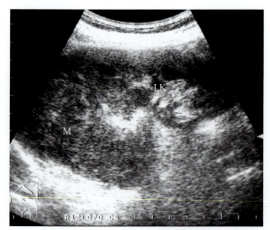

图 8-39　左肾上腺转移性癌

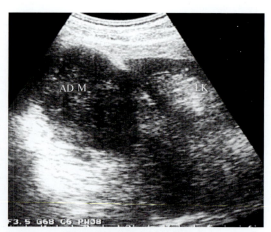

图 8-40　左肾上腺转移性癌

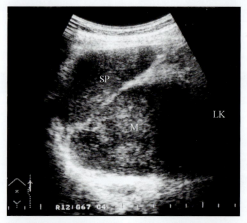

图 8-41　左肾上腺转移性癌，左肾（LK）上腺区探及巨大低回声团块

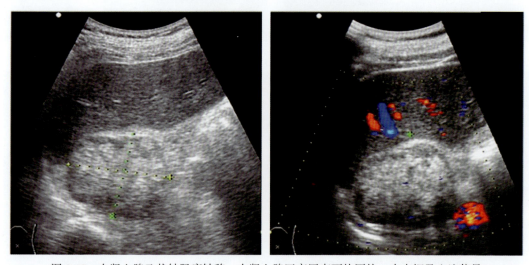

图 8-42　右肾上腺乙状结肠癌转移，右肾上腺区高回声不均团块，内未探及血流信号

第五节　其他肾上腺疾病

一、肾上腺囊肿

（一）临床与病理

本病少见，见于多种原因，如寄生虫性、内皮性、上皮细胞性、血肿液化引发的假性囊肿等。但多为内皮性，可起源于淋巴管内皮或血管内皮。患者一般无临床症状，常在体检中偶尔发现，当囊肿较大时，造成肾下移，可出现患侧肾区酸胀感觉。

（二）超声表现

（1）肾上腺区探及圆形、椭圆形无回声区，大小不一，囊壁薄而光滑，囊内透声佳，后方回声增强。

（2）当伴有囊内出血时，囊内透声差，可有细点状回声浮动，当伴有囊壁钙化时，可于囊壁探及强回声斑。

（三）鉴别诊断

本病需与肾上极囊肿及脾、胰尾部来源囊肿相鉴别。

（四）典型图像

典型图像如图 8-43 ～图 8-46 所示。

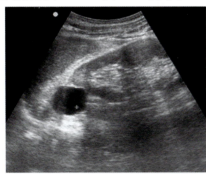

图 8-43　左肾上腺囊肿，左肾上腺区探及无回声区，壁薄，囊内透声佳

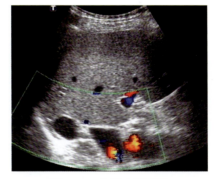

图 8-44　右肾上腺囊肿

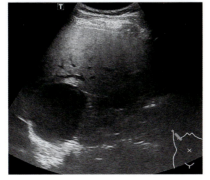

图 8-45　右肾上腺囊肿

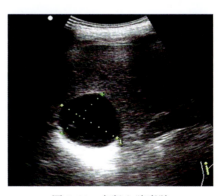

图 8-46　右肾上腺囊肿

二、肾上腺髓样脂肪瘤

（一）临床与病理

肾上腺髓样脂肪瘤是一种少见的良性无功能性肿瘤，由不同比例成熟的脂肪组织和骨髓外造血组织构成，多发生于肾上腺髓质，常为单发。多数病例无明显的临床症状，当肿瘤对周围组织产生机械压迫或肿瘤内部出血坏死时，可出现不典型的腰痛或腹痛症状。

（二）超声表现

（1）肾上腺区探及圆形或椭圆形的肿块回声，瘤体体积常较大，境界清晰，有包膜回声。

（2）内部回声多为高回声，可均匀细密，也可呈不均匀回声，这取决于组织成分尤其是成熟脂肪组织的含量及分布，个别髓样脂肪瘤组织成分以造血组织为主，脂肪成分较少时，可表现为均匀的低回声肿块。

（3）若肿瘤内部伴有出血坏死时，内部可出现无回声区。

（三）鉴别诊断

本病需与肾上腺嗜铬细胞瘤、肾上极的血管平滑肌脂肪瘤相鉴别。

（四）典型图像

典型图像如图 8-47 ～图 8-51 所示。

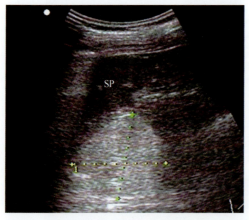

图 8-47　左肾上腺髓样脂肪瘤，脾（SP）内下方见一高回声团块，边界清晰

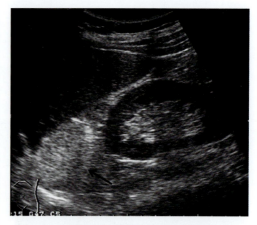

图 8-48　右肾上腺髓样脂肪瘤（箭头所示）

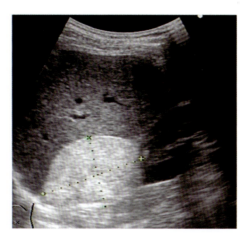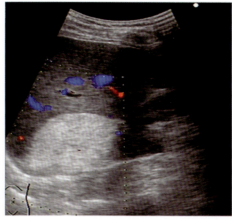

图 8-49　右肾上腺髓样脂肪瘤，右肾上腺区探及高回声团块，边界清晰，形态规则，内未见血流信号

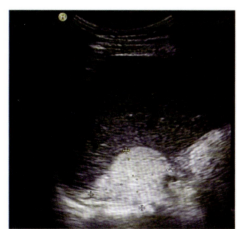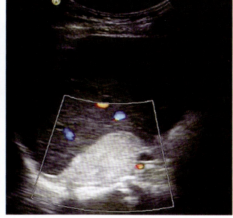

图 8-50　右肾上腺髓样脂肪瘤

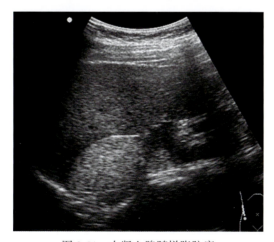

图 8-51　右肾上腺髓样脂肪瘤

（薛恩生　林晓东　钱清富）

第九章 输尿管疾病

一、输尿管解剖图

输尿管位于腹膜后,为一对肌肉黏膜组成的管状结构。上端起自肾盂输尿管连接处,下端终止于膀胱输尿管开口处,临床上分为上、中、下三段:上段自肾盂输尿管连接处到跨越髂血管处;中段自跨越髂血管处到膀胱壁;下段自膀胱壁到膀胱输尿管开口处。全长为 25 ～ 30cm,内径为 0.2 ～ 0.4cm。输尿管有三个生理狭窄处:肾盂输尿管连接处、跨越髂血管处、膀胱输尿管开口处,如图 9-1 所示。

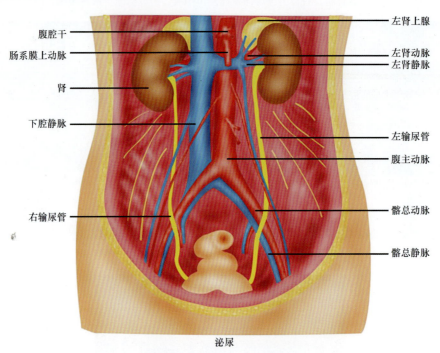

图 9-1 输尿管走行示意图

二、输尿管疾病

（一）输尿管结石

1. 临床与病理 原发性输尿管结石很少见,输尿管结石大多为肾结石向下移动形成。结石易停留在输尿管的三个生理狭窄处,多为单侧,一般不大,呈椭圆形或长条形。结石嵌顿于输尿管内可以引起肾盂、肾盏和近端输尿管积水,是临床上血尿与肾绞痛的常见病因。

2. 超声表现

（1）输尿管扩张,于扩张的远端探测到强回声团,大多数强回声团后方有声影,易嵌顿于三个生理狭窄处。

（2）常伴有同侧肾积水。下段输尿管小结石，有时不出现同侧肾积水和上段输尿管扩张。

（3）在膀胱充盈时，可以清晰地显示输尿管下段结石位于膀胱壁内。

3. 鉴别诊断 输尿管结石应该与输尿管肿瘤、输尿管内积血块相鉴别。

4. 典型图像 如图 9-2 ～图 9-8 所示。

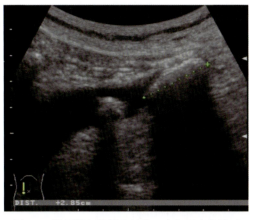

图 9-2 输尿管上段管腔扩张，内探及多发结石

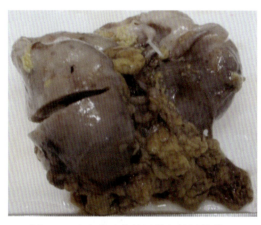

图 9-3 （右肾及右输尿管）输尿管结石

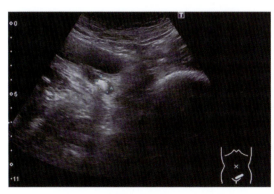

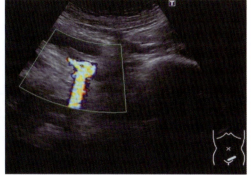

图 9-4 输尿管下段扩张，内探及结石，彩色多普勒超声示结石后方彩色闪烁伪像

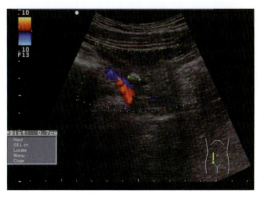

图 9-5 输尿管中段管腔内探及结石，位于髂血管前方

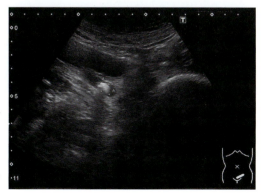

图 9-6 输尿管口探及结石

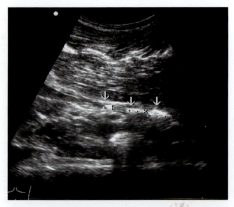 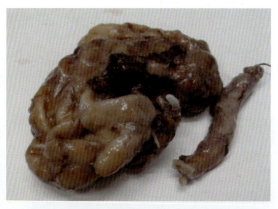

图9-7　输尿管管腔内多发性结石（箭头所示）　　图9-8　（右肾＋右侧输尿管）输尿管多发结石

（二）先天性输尿管囊肿

1. 临床与病理　先天性输尿管囊肿又称输尿管膨出，是一种先天性异常，表现为输尿管管口的囊状扩张，向膀胱腔内扩张，以单侧为主。囊肿壁菲薄，由一层膀胱黏膜和一层输尿管黏膜组成，可以节律性膨大及缩小，常常合并有囊肿内结石。早期无症状，晚期出现下尿路梗阻症状。

2. 超声表现

（1）膀胱三角区相当输尿管开口处出现圆形囊肿，壁薄。

（2）囊肿随输尿管蠕动节律性膨大与缩小，但是4cm以上的大囊肿大小改变不明显。

（3）晚期出现同侧或双侧肾积水声像。

（4）囊肿内合并有结石者在囊肿内可以见到结石强回声，后伴声影。

3. 鉴别诊断　先天性输尿管囊肿应该与输尿管肿瘤、膀胱憩室、输尿管憩室相鉴别。

4. 典型图像　如图9-9～图9-13所示。

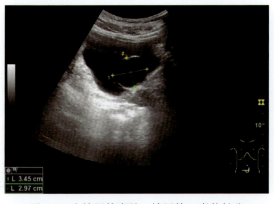 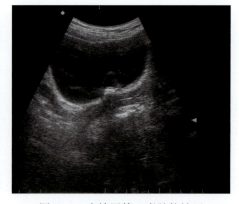

图9-9　右输尿管囊肿，输尿管口囊状扩张　　　图9-10　右输尿管口囊肿伴结石

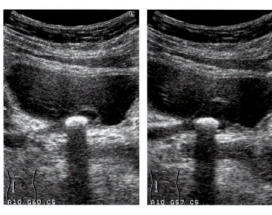
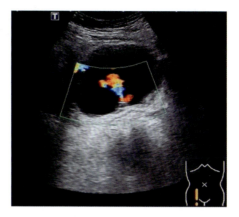

图 9-11 右输尿管口囊肿伴结石 　　　图 9-12 右输尿管囊肿，彩色多普勒超声示
　　　　　　　　　　　　　　　　　　　　　　　　　输尿管喷尿

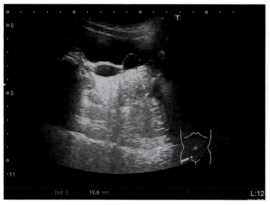
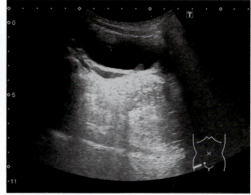

图 9-13 右侧输尿管囊肿，输尿管囊肿喷尿前膨大，输尿管囊肿喷尿后缩小

（三）先天性巨输尿管

1. 临床与病理 本病为输尿管神经和肌肉先天性发育不良，造成输尿管蠕动减弱和尿液引流障碍所致的输尿管严重扩张，多为单侧，无输尿管末端的机械性梗阻，输尿管与膀胱连接处解剖正常。

2. 超声表现

（1）输尿管显著扩张，迂回扭曲，以中下段明显，内径可达 3 ～ 5cm 甚至更大。

（2）先天性巨输尿管与膀胱连接处为正常大小的相通管道。

（3）患侧有中度肾积水。

3. 鉴别诊断 先天性巨输尿管应该与腹部液性包块、脐尿管囊肿相鉴别。

4. 典型图像 如图 9-14 ～图 9-18 所示。

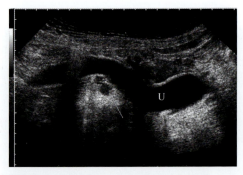

图 9-14　巨输尿管，输尿管显著扩张，迂回扭曲

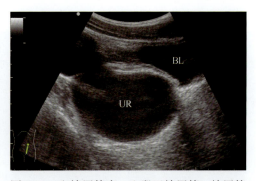

图 9-15　左输尿管中、上段巨输尿管，输尿管显著扩张

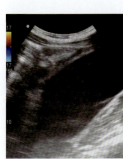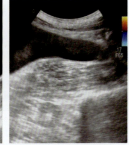

图 9-16　右输尿管显著扩张，迂回扭曲

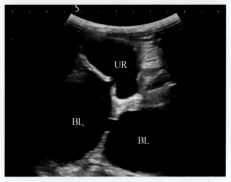

图 9-17　巨输尿管伴重复膀胱，重复膀胱呈上下排列，巨输尿管汇入上膀胱

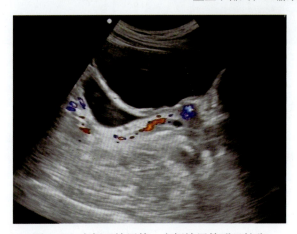

图 9-18　右侧巨输尿管，右侧输尿管明显扩张

（四）输尿管肿瘤

1. 临床与病理　输尿管原发性肿瘤比较少见，75% ~ 80% 为恶性，常见的肿瘤有输尿管移行上皮癌和输尿管息肉。原发性输尿管肿瘤易早期引起患侧肾积水，输尿管移行上皮癌多发生于输尿管出口处并且突出于膀胱腔内。

2. 超声表现

（1）当输尿管肿瘤引起梗阻时，超声显示输尿管扩张，扩张的远端突然中断，并可见到实质性团块，呈等回声或稍高回声，同时有该侧肾积水。

（2）近输尿管出口处的移行上皮癌，超声显示输尿管末端扩张呈低回声，并且有菜花样肿块向膀胱腔内突出。

（3）良性肿瘤（如息肉）常呈椭圆形，境界较清楚；恶性肿瘤，形态不规则，边缘不清。

3. 鉴别诊断　输尿管肿瘤应该与输尿管内积血块相鉴别。

4. 典型图像　如图 9-19 ～图 9-33 所示。

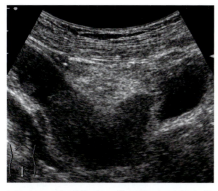

图 9-19　输尿管癌，输尿管中下段实体回声充填

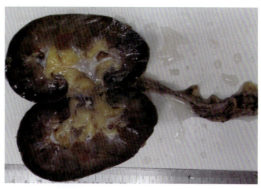

图 9-20　（左肾＋左输尿管＋部分膀胱壁）输尿管浸润性尿路上皮癌

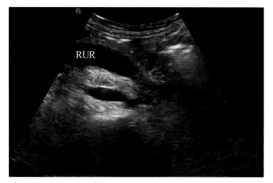

图 9-21　输尿管癌，输尿管中段实体回声充填

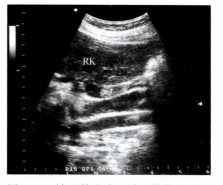

图 9-22　输尿管息肉，输尿管管腔内探及椭圆形实体回声，边界较清楚

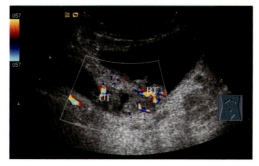

图 9-23　输尿管癌，输尿管中下段实体回声充填，彩色多普勒超声示血供丰富

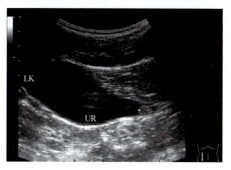

图 9-24　输尿管息肉，输尿管内椭圆形实体回声

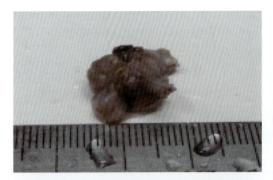

图 9-25 （左输尿管肿物）息肉，体积小

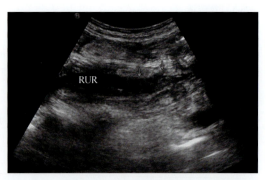

图 9-26 输尿管癌，输尿管中段实体回声充填

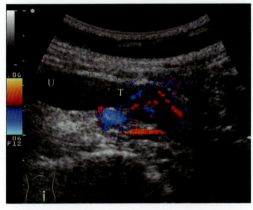

图 9-27 输尿管癌，输尿管中段实体回声充填，彩色多普勒超声示血供丰富

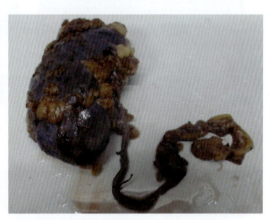

图 9-28 （右肾＋右输尿管＋部分膀胱壁）右输尿管浸润性乳头状尿路上皮癌（高级别）

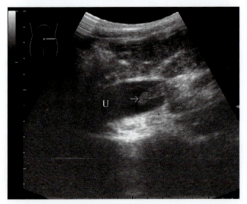

图 9-29 输尿管息肉，输尿管管腔内探及小块实体回声突入

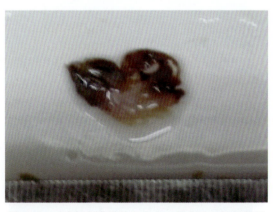

图 9-30 （右输尿管肿物）息肉，体积小，呈长条形

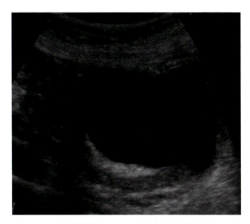

图 9-31　输尿管息肉，右侧输尿管扩张，长径约 1.0cm，中下段内充满实体回声

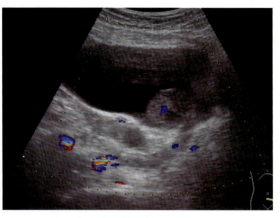

图 9-32　输尿管息肉，输尿管扩张，下段见一长条形实体回声突入膀胱内，内见少量血流信号

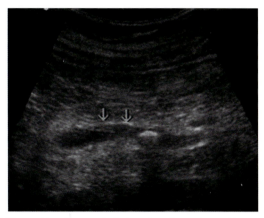

图 9-33　输尿管息肉伴结石，输尿管上段息肉表现为局部壁增厚（箭头所示），其下方见一结石

（林晓东）

第十章 膀胱疾病

一、膀胱解剖图

膀胱是一个储存尿液的器官，位于盆腔内，形态多变，在尿液充盈时为椭圆形或者球形，排空后为扁圆形。膀胱壁由浆膜层、肌层、黏膜下层、黏膜层组成，可以分为前壁、后壁、左右侧壁、三角区、膀胱颈部和顶部，三角区位于膀胱后下部，尖端分别为双侧输尿管开口和尿道内口，位置固定。正常膀胱排空时厚度为 3mm，充盈时厚度为 1mm 或更薄。正常容量为 400ml 左右，如图 10-1 所示。

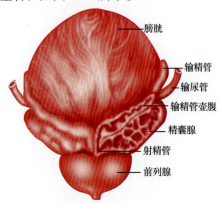

图 10-1　膀胱后面观

二、膀胱疾病

（一）腺性膀胱炎

1. 临床与病理　腺性膀胱炎是膀胱慢性增生性炎症病变，有癌变倾向，多见于成年男性，好发于膀胱三角区，病理特点是增生与化生共存。临床症状与膀胱肿瘤类似，以尿频、尿急和血尿为主，严重者出现排尿困难。

2. 超声表现

（1）声像图表现为结节型、乳头型和弥漫型，病变范围广泛，膀胱壁内可以出现细小的蜂窝状小囊结构。

（2）膀胱黏膜增厚，表面不光滑，粗糙不平，甚至有不规则乳头状突起，内部回声不均匀，但是与膀胱壁境界清楚。病变轻者仅仅累及三角区，严重者可累及整个膀胱，膀胱壁最厚达 2cm。

3. 鉴别诊断　腺性膀胱炎应该与膀胱肿瘤、膀胱结核相鉴别。

4. 典型图像　如图 10-2 ～图 10-14 所示。

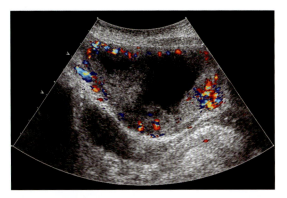

图 10-2 腺性膀胱炎，膀胱黏膜增厚，表面粗糙不平不规则，乳头状突起内探及丰富的彩色血流信号

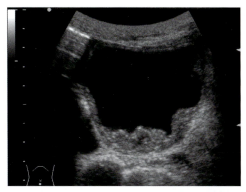

图 10-3 腺性膀胱炎，膀胱黏膜增厚，表面不光滑，粗糙不平

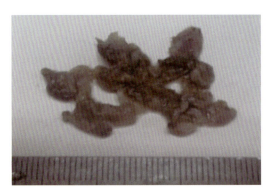

图 10-4 （膀胱肿物电切除标本）腺性膀胱炎

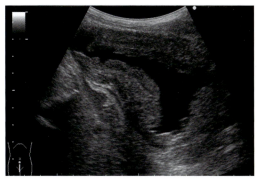

图 10-5 腺性膀胱炎，膀胱黏膜弥漫性增厚，表面不光滑

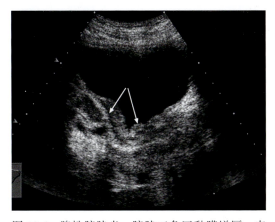

图 10-6 腺性膀胱炎，膀胱三角区黏膜增厚，表面粗糙不平

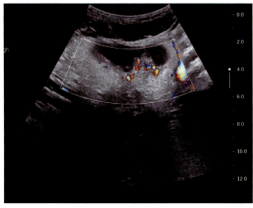

图 10-7 腺性膀胱炎，膀胱三角区黏膜局限性增厚，血流信号丰富

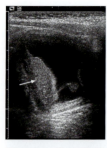 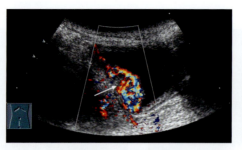 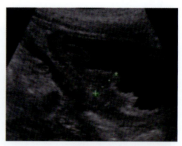

图 10-8　腺性膀胱
炎，膀胱黏膜局限
性增厚
　图 10-9　腺性膀胱炎，膀胱黏膜局限性增厚，
内探及丰富的血流信号
　图 10-10　腺性膀胱炎，膀胱黏膜
片状增厚

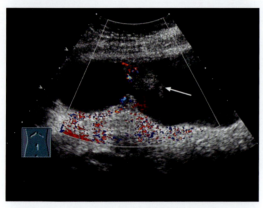 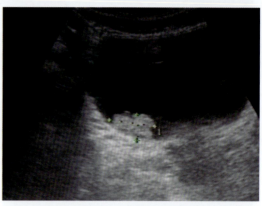

图 10-11　腺性膀胱炎，膀胱黏膜局限性增厚
　图 10-12　腺性膀胱炎，膀胱黏膜局限性增厚，呈
乳头状突起，表面不平整

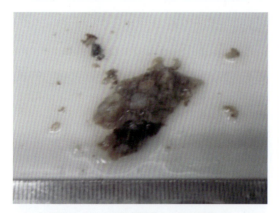 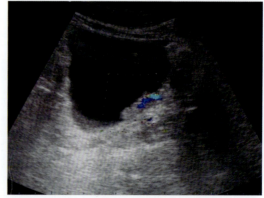

图 10-13　（膀胱肿物）腺性膀胱炎
　图 10-14　腺性膀胱炎，膀胱黏膜局限性增厚，表
面粗糙不平，内探及较丰富血流信号

（二）膀胱结石

1. 临床与病理　膀胱结石常继发于下尿路梗阻，男性多于女性，前列腺增生是最常见的膀胱结石发病原因，部分膀胱结石为肾结石下落至膀胱而成，膀胱憩室也是膀胱结石形成的一个原因。排尿时疼痛剧烈、尿频、尿流中断、尿急和血尿是膀胱结石的主要

症状。

2. 超声表现

（1）膀胱内出现结石强回声，后伴明显声影，但是数毫米的小结石可无声影或者仅有弱声影。

（2）结石强回声可以随体位改变而移动，但是膀胱前壁缝线结石则挂在膀胱前壁，随体位改变而呈钟摆样移动。

3. 鉴别诊断 膀胱结石应该与膀胱肿瘤表面钙化、膀胱异物、后尿道结石相鉴别。

4. 典型图像 如图 10-15 ～图 10-18 所示。

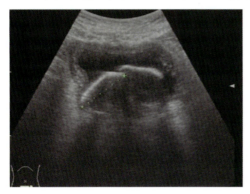

图 10-15 膀胱结石，膀胱腔内探及两个强回声团

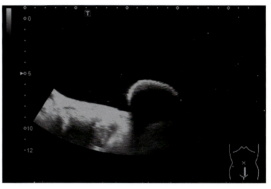

图 10-16 膀胱结石，膀胱腔内探及一强回声团，后伴声影

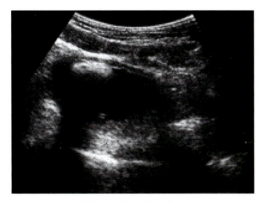

图 10-17 膀胱结石，膀胱腔内探及一强回声团，后伴声影

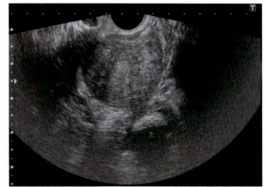

图 10-18 膀胱结石伴前列腺增生

（三）膀胱憩室

1. 临床与病理 膀胱憩室分为先天性与后天性两种，常见的为后天性膀胱憩室，与长期下尿路梗阻病变有关，常发生于膀胱两侧与后方，多见于 50 岁以后的男性。憩室大小悬殊，大者可以超过膀胱。大约 5% 膀胱憩室合并有膀胱结石。主要症状为排尿不尽或者二次排尿。

2. 超声表现

（1）在膀胱两侧或者后方可见与膀胱相通的圆形或者椭圆形囊性无回声区，壁薄光滑。

（2）无回声区的大小随膀胱的充盈程度而变化，在排尿后囊腔大多缩小。

（3）膀胱憩室内合并有膀胱结石者表现为憩室内结石强回声，后伴明显声影。

3. 鉴别诊断　膀胱憩室应该与先天性输尿管囊肿、盆腔内囊肿相鉴别。

4. 典型图像　如图 10-19～图 10-21 所示。

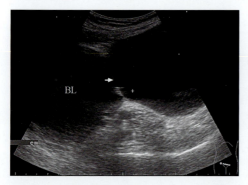

图 10-19　膀胱多发性憩室，其中一个憩室大于膀胱腔

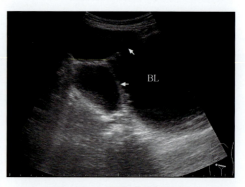

图 10-20　膀胱多发性憩室

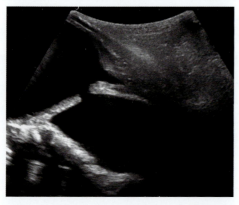

图 10-21　膀胱憩室，膀胱壁连续性中断，憩室大于膀胱腔

（四）膀胱结核

1. 临床与病理　膀胱结核最初表现为黏膜充血水肿及结核结节形成，继而出现溃疡、肉芽肿及纤维化改变。当病变侵及膀胱肌层，可发生纤维组织增生即瘢痕收缩导致膀胱容量减少。膀胱壁病变可使健侧输尿管口发生狭窄或者破坏其活瓣作用，导致对侧肾积水。

2. 超声表现

（1）早期膀胱壁病变较轻，声像图与正常膀胱相似。

（2）当病变累及肌层发生膀胱挛缩时，声像图表现为膀胱壁明显增厚，粗糙不光滑，回声增强，有的可见强回声钙化点。

（3）膀胱容量明显缩小固定，可缩小为 10ml，可发现对侧肾积水。

3. 鉴别诊断　膀胱结核应该与膀胱肿瘤、腺性膀胱炎相鉴别。

4. 典型图像　如图 10-22～图 10-24 所示。

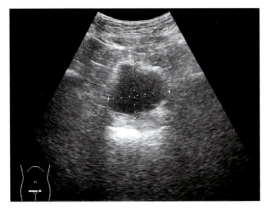

图 10-22 膀胱结核，膀胱挛缩，膀胱壁明显增厚粗糙，回声增强

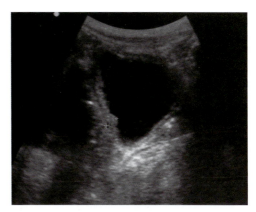

图 10-23 膀胱结核，膀胱后壁增厚，膀胱腔内透声差

（五）膀胱肿瘤

1. 临床与病理 原发性膀胱肿瘤为泌尿系最常见的肿瘤，可以分为上皮性肿瘤与非上皮性肿瘤两类，最常见的是上皮性肿瘤，占膀胱肿瘤 95% 以上，分为移行上皮乳头状癌、移行上皮乳头状瘤、鳞状上皮癌、腺癌，绝大部分为移行上皮乳头状癌，多发生于膀胱三角区，血尿为最常见症状，无痛性肉眼血尿间歇发作为典型表现，晚期出现尿频、尿急、尿痛表现。膀胱平滑肌瘤位于肌

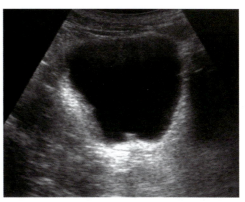

图 10-24 膀胱结核，膀胱壁增厚、粗糙，局部见小结节样突起

层，邻近的膀胱壁无增厚、侵蚀，膀胱黏膜连续、完整。膀胱内翻性乳头状瘤是少见的尿路上皮良性肿瘤，膀胱表面移行上皮向固有层内翻性生长，具有低度恶性潜能，术前影像学检查容易误诊。

2. 超声表现

（1）声像表现为膀胱壁上向腔内突起的赘生物回声，大小不一，形态多样或者不规则，多为近等回声。

（2）乳头样肿瘤常呈菜花样，有蒂肿瘤可以随体位改变而小距离移动。

（3）分化不良的乳头状癌基底较宽，部分瘤体向膀胱腔内突出，另一部分向肌层侵犯，膀胱壁回声杂乱或缺损。

（4）鳞状上皮癌和腺癌基底更宽广，突向膀胱腔内部分更少，侵犯肌层较早，膀胱壁回声往往显像不清。

（5）膀胱平滑肌瘤超声表现为膀胱壁内圆形或卵圆形、均质低回声团块，有完整的包膜，表面有正常的膀胱黏膜组织覆盖，边界均清楚，周围无侵蚀表现，彩色多普勒超声显示无或有少量血流信号。

（6）膀胱内翻性乳头状瘤多为单发病灶，好发于膀胱三角区及周围，病灶多为高回声结节，呈乳头状突入膀胱内或者呈带状"漂浮"于尿液中，病灶内部多无血流信号。

　　3. 鉴别诊断　膀胱肿瘤应该与膀胱内血块、膀胱异物、腺性膀胱炎及膀胱结石相鉴别。

　　4. 典型图像　如图 10-25 ～图 10-64 所示。

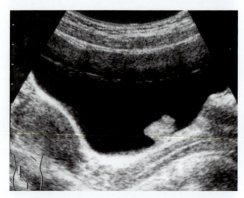

图 10-25　膀胱癌，膀胱后壁菜花样突起

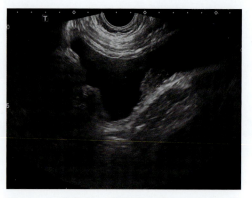

图 10-26　膀胱癌，膀胱前壁隆起性病变，基底较宽

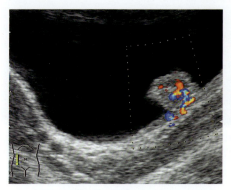

图 10-27　膀胱癌，膀胱后壁菜花样隆起病变，可探及彩色血流信号伸入

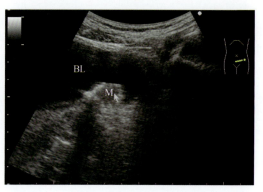

图 10-28　膀胱癌，膀胱后壁菜花样隆起，病变边缘可探及钙化回声

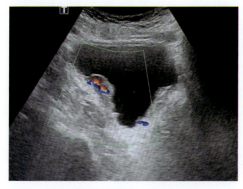

图 10-29　膀胱癌，膀胱后壁菜花样隆起，病变基底宽，内探及丰富血流信号

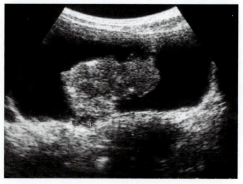

图 10-30　膀胱癌，膀胱后壁菜花样隆起，病变基底较窄

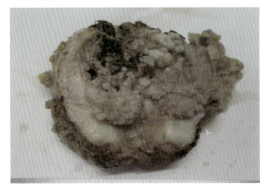

图 10-31　（膀胱）浸润性乳头状尿路上皮癌，
低级别

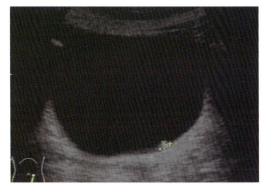

图 10-32　膀胱癌，膀胱后壁小隆起病变

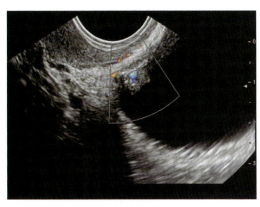

图 10-33　膀胱癌，肿瘤呈菜花样改变，内见少
量血流信号

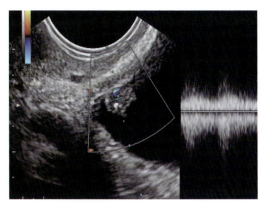

图 10-34　膀胱癌，膀胱后壁菜花样隆起病变，
可探及动脉血流频谱

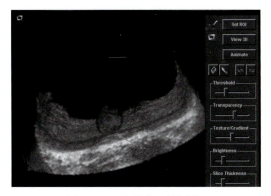

图 10-35　膀胱癌三维图像

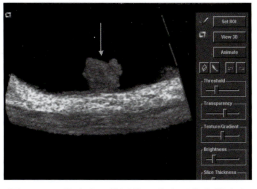

图 10-36　膀胱癌三维图像，肿瘤呈菜花样改变

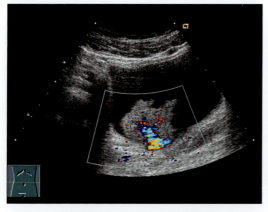

图 10-37　膀胱癌，膀胱后壁菜花样隆起病变，可探及彩色血流信号伸入

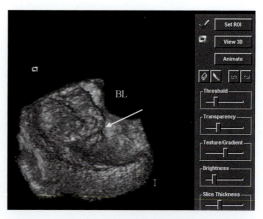

图 10-38　膀胱癌三维图像，肿瘤呈菜花样改变，病变基底宽广

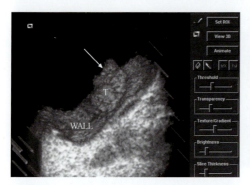

图 10-39　膀胱癌三维图像，肿瘤呈菜花样改变，病变基底较宽广

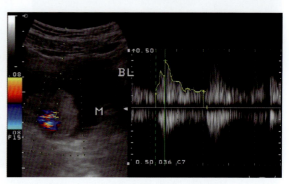

图 10-40　膀胱癌血流信号（RI=0.71）

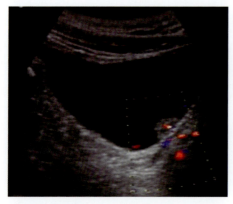

图 10-41　膀胱癌，肿瘤呈乳头状突入膀胱，内见少量血流信号

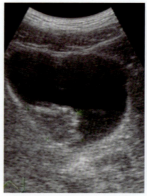
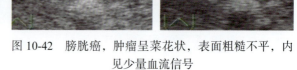

图 10-42　膀胱癌，肿瘤呈菜花状，表面粗糙不平，内见少量血流信号

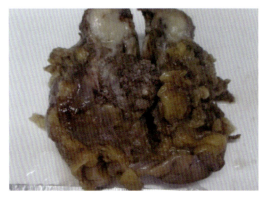

图 10-43 （全膀胱）膀胱浸润性尿路上皮癌，
高级别

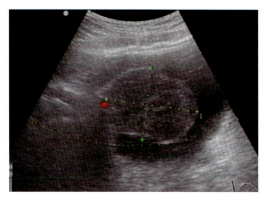

图 10-44 膀胱平滑肌瘤，膀胱壁内类圆形团块，
突入膀胱内，内见少量血流信号

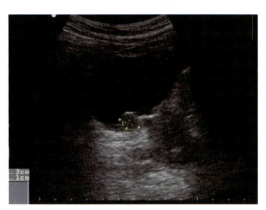

图 10-45 膀胱平滑肌瘤，膀胱壁内类圆形结节，
边界清楚，周围无侵蚀表现

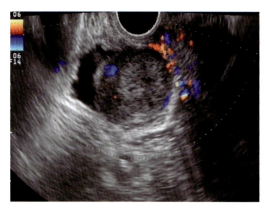

图 10-46 膀胱平滑肌瘤，膀胱壁内类圆形结节，
表面有正常黏膜组织覆盖，内见少量血流信号

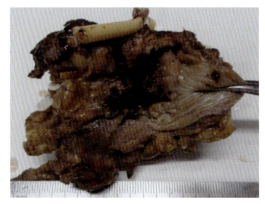

图 10-47 （全膀胱）黏膜下平滑肌瘤伴玻璃样
变性，肿瘤大小 2.2cm×1.6cm×1.5cm

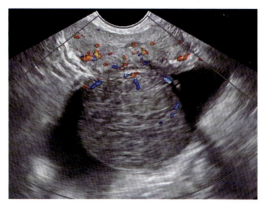

图 10-48 膀胱平滑肌瘤，膀胱三角区内类圆形
团块，内见少量血流信号

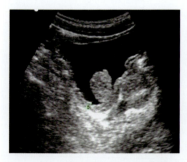
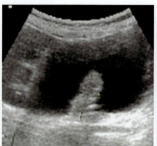
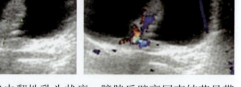

图 10-49　膀胱内翻性乳头状瘤，膀胱三角区乳头状结节突入膀胱内

图 10-50　膀胱内翻性乳头状瘤，膀胱后壁高回声结节呈带状突入膀胱内，病灶内探及丰富血流信号

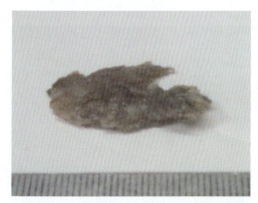
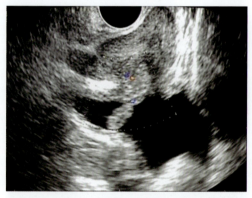

图 10-51　（膀胱肿瘤）内翻性乳头状瘤，瘤体呈长条形

图 10-52　膀胱内翻性乳头状瘤，膀胱三角区高回声结节呈带状"漂浮"于尿液中，未见明显血流信号

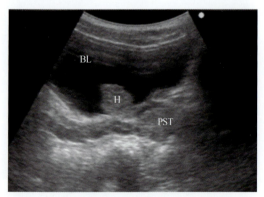
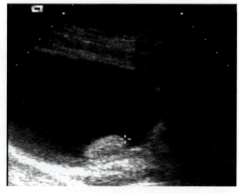

图 10-53　膀胱内翻性乳头状瘤，膀胱三角区高回声结节呈乳头状，突入膀胱内

图 10-54　膀胱内翻性乳头状瘤，膀胱三角区附壁高回声结节

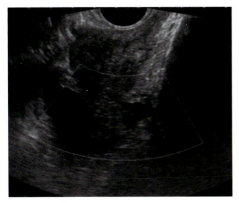

图 10-55 膀胱内翻性乳头状瘤，膀胱三角区附壁高回声结节，基底窄，未见明显血流信号

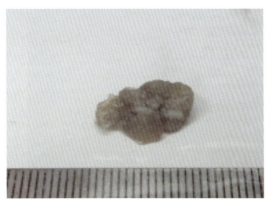

图 10-56 （膀胱肿瘤）内翻性乳头状瘤，瘤体呈乳头状

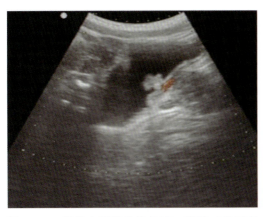

图 10-57 膀胱内翻性乳头状瘤，膀胱三角区高回声结节呈乳头状突入膀胱内，形态不规则，未见明显血流信号

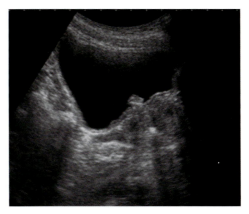

图 10-58 膀胱内翻性乳头状瘤，膀胱三角区附壁小结节

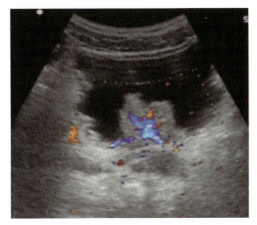

图 10-59 膀胱内翻性乳头状瘤，膀胱三角区肿瘤呈菜花样，内见丰富血流信号

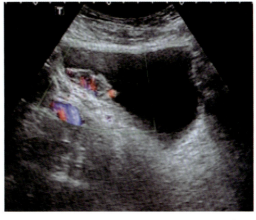

图 10-60 膀胱内翻性乳头状瘤，膀胱附壁高回声结节，形态欠规则，内见丰富血流信号

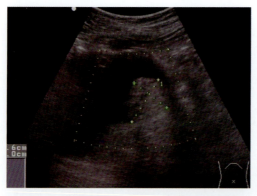

图 10-61　膀胱海绵状血管瘤，膀胱左侧壁高回声团块，基底较宽，内见"筛窦样"结构，未见明显血流信号

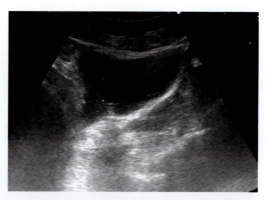

图 10-62　膀胱淋巴瘤，膀胱黏膜层明显增厚呈极低回声改变

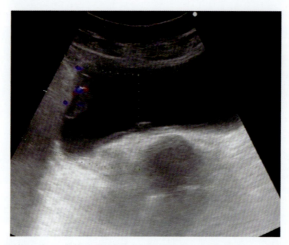

图 10-63　膀胱淋巴瘤，膀胱右侧壁极低回声团块，基底较宽，内见少量血流信号

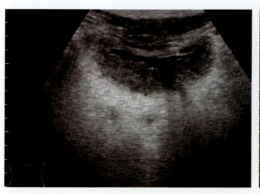

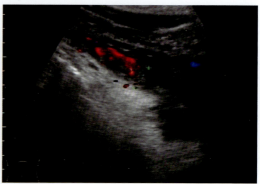

图 10-64　膀胱淋巴瘤，膀胱壁明显增厚，内见丰富血流信号

（六）膀胱异物

1. 临床与病理　膀胱异物种类较多，大多数由患者本人置入，仅少数为医源性，膀胱因异物刺激出现尿频、尿急、尿痛症状。

2. 超声表现

（1）声像图因异物属性与形态而不同，金属异物多为强回声，可以伴有彗星尾征。

（2）长条状异物盘曲时，超声显像膀胱腔内可以见到多个点状或线条状回声。

（3）异物可以随患者体位改变而移动，但是长条状异物盘曲时因异物触及膀胱壁而移动受限。

3. 鉴别诊断 膀胱异物应该与膀胱内血块、膀胱结石、膀胱肿瘤相鉴别。

4. 典型图像 如图 10-65、图 10-66 所示。

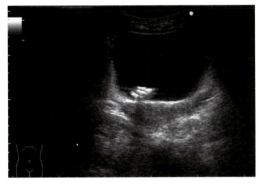
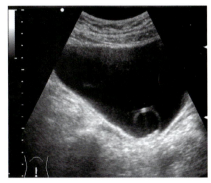

图 10-65 膀胱异物，膀胱腔内探及不规则强回声异物

图 10-66 膀胱内引流管回声

（七）尿潴留

1. 临床与病理 临床上尿潴留常见于手术麻醉、药物及慢性尿路梗阻引起膀胱麻痹、排尿梗阻，致使排尿后，膀胱内仍有残留尿液，慢性尿潴留膀胱容量可达 1000ml 以上。

2. 超声表现

（1）急性尿潴留膀胱显著增大，轮廓似球形，膀胱壁回声光滑纤细。

（2）慢性尿潴留膀胱壁增厚，内壁不平滑，呈"锯齿"样改变。

3. 鉴别诊断 尿潴留应与盆腔内其他巨大液性肿块相鉴别。

4. 典型图像 如图 10-67 ～图 10-70 所示。

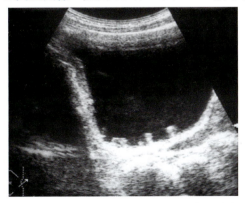
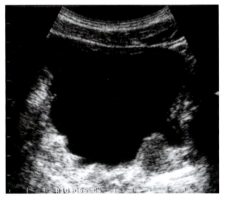

图 10-67 慢性尿潴留，膀胱后壁肌小梁形成

图 10-68 神经性膀胱炎尿潴留，膀胱壁弥漫性增厚

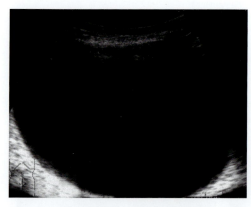

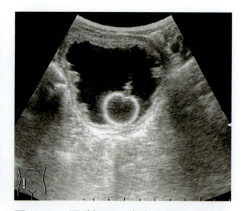

图 10-69　急性尿潴留，膀胱腔明显扩张，壁薄

图 10-70　尿道梗阻，膀胱壁增厚，肌小梁形成

（林晓东）

第十一章 前列腺疾病

一、前列腺与精囊腺解剖

（一）前列腺与精囊腺射精管解剖图

前列腺是男性生殖器中最大的附属性腺，是由纤维肌肉腺体组织组成的器官。前列腺位于小骨盆腔内膀胱颈下方、尿生殖膈之上，耻骨联合下缘后方、直肠下段前方，包绕尿道前列腺部，形似栗子，前后略扁平，上端宽大为前列腺底，下端尖细为前列腺尖，底与尖之间为前列腺体部。前列腺前面隆起，后面平坦，正中有一纵行浅沟，为前列腺沟。左右射精管从前列腺底部后方穿入，向前内下方斜行通过腺体约 2cm，开口于精阜。精囊由胚胎期午非管发育而成。精囊左右各一，位于前列腺后上方，膀胱底部与直肠之间，长 4～5cm，横径 1.5～2.0cm，为前后扁平的梭形囊体，输精管壶腹部位于其内侧。

射精管左右成对，由输精管末端与精囊排泄管汇合而成，长约 2cm，从前列腺底后方穿过前列腺，两侧朝前内下方相互接近，开口于精阜，精阜位于尿道前列腺部中段。

（二）前列腺超声解剖与分区

1. 按解剖分区法　1912 年由 Lowsley 根据胚胎组织学结构将前列腺分为前叶、中叶、后叶与左右侧叶。左右侧叶最大，位于前列腺两侧，是前列腺增生的多发部位，侧叶增大易压迫尿道；后叶位于前列腺后部，很少发生增生，但其是癌的好发部位；中叶位于精阜上方，尿道与射精管之间，中叶增生可向上伸展突入膀胱，易影响排尿；前叶甚小，无临床重要性。

2. 按带区划分法　因胚胎期来源不同的五叶在出生后逐渐融为一个腺体，在成人中缺乏组织学依据，解剖分区法临床应用价值小，因此 1954 年 Franks 根据前列腺组织对性激素的敏感性将前列腺划分为内腺和外腺两带区。内腺对性激素敏感，是前列腺增生的好发部位；外腺对性激素不敏感，但为癌肿好发部位；于内、外腺之间有假包膜，前列腺钙化灶或结石常分布在此交界处。

在前列腺的组织切片上，可见到两组腺体，即内腺组和外腺组，两组之间由一纤维肌组织隔开。外腺组也称为真腺组，构成前列腺的主体部分，含有主腺和分支腺，内腺组也称为尿道腺组，腺体集中分布于尿道黏膜和黏膜下层，环绕于尿道前列腺部的周围。

3. 按前列腺腺组织和非腺组织进行分区法　1968 年由 Mcneal 根据前列腺逐步切片详细研究提出，前列腺分为以下两种。

（1）腺组织区

1）内腺区：①移行区，对称地分布于尿道前列腺部近端周围组织两旁，仅占前列腺

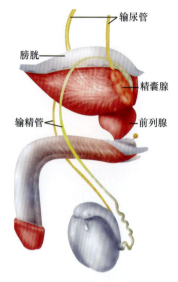

图 11-1　膀胱、前列腺、精囊腺侧面观

腺体的 5%，为前列腺增生的易发部位；②尿道周围腺，也是前列腺增生的好发部位，占前列腺腺体 1%，分布于近端尿道纵行平滑肌内。

2）外腺区：①中央区，占前列腺腺体的 25%，位于基底部的锥体结构，中央为射精管，尖部指向精阜，其远端被外周区包裹，5% 的前列腺癌发生于此；②外周区，占前列腺腺体成分的 70%，自前列腺后方、两侧及尖部包绕移行区和中央区，为前列腺炎和前列腺癌的好发部位。

（2）非腺组织区

1）前纤维肌肉基质区：主要位于前列腺腹侧的纤维肌肉组织，约占前列腺的 1/3。

2）包膜：此分区法与临床病理关系密切，已被广泛接受，且成为前列腺超声诊断解剖基础。但值得注意的是，除非有病理情况存在，对正常前列腺超声还是难以清晰地分辨出上述各个分区。经腹超声一般仅能显示前列腺的内腺与外腺，如图 11-1 ～图 11-4 所示。

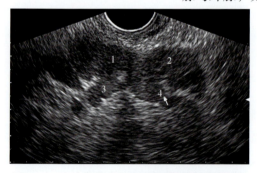

图 11-2　经直肠腔内探查示精囊腺输精管汇合

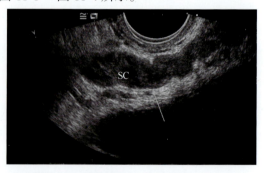

图 11-3　经直肠探查一侧精囊腺长轴图像

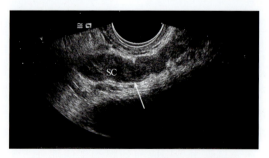

图 11-4　经直肠探查一侧精囊腺长轴图像

二、前列腺疾病

（一）前列腺增生

1. 临床与病理　前列腺增生多发于老年男性，尿道周围的内腺增生压迫尿道造成下

尿路梗阻。增生的前列腺由腺体、平滑肌与间质组成，内腺增生后将外腺挤压，形成假包膜。前列腺增生发生于内腺部分，可增大 2～4 倍，呈结节状，结节内的腺体可扩张呈小囊或蜂窝状。前列腺增生多见两侧叶增生，伴中叶增生；少见局限性增生，表现为中叶肥大向膀胱突出，最初症状表现为夜尿增多、尿频、尿急，最后出现排尿困难、尿潴留、尿毒症。

2. 超声表现

（1）前列腺体积增大，以前后径增大为主，外腺变薄。

（2）前列腺形态异常，失去三角形形态，前列腺两腰和中央凹消失，两侧对称。

（3）重度增生者，前列腺呈球形，肿大的内腺可突入膀胱。

（4）内腺增大，回声不均匀多呈分叶状或结节状（结节型），少为非结节状（弥漫型）。

（5）前列腺内、外腺之间常可见到结石回声，呈散在分布或排列成月牙状。

3. 鉴别诊断　前列腺增生主要与前列腺癌、良性增生合并腺癌相鉴别。

4. 典型图像　如图 11-5～图 11-12 所示。

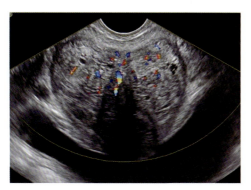

图 11-5　前列腺增生，前列腺形态异常，失去三角形形态，前列腺两腰和中央凹消失，呈球形改变，内探及较丰富血流信号

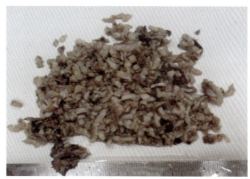

图 11-6　（前列腺电切标本）良性前列腺增生

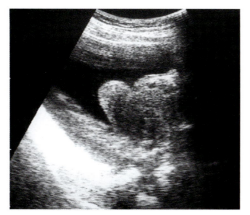

图 11-7　前列腺增生，后唇明显突入膀胱腔内

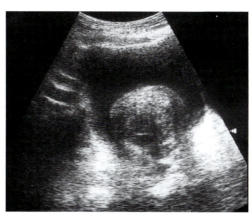

图 11-8　前列腺重度增生，前列腺呈球形，肿大的内腺明显突入膀胱腔内

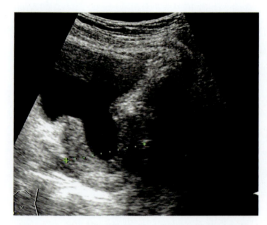

图 11-9　前列腺增生术后，内腺大部分被切除

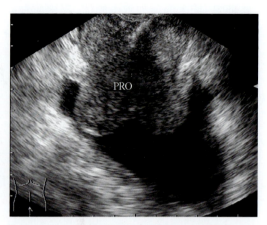

图 11-10　经直肠腔内探查前列腺重度增生，前
　　　　　列腺呈球形肿大，内腺明显突入膀胱腔内

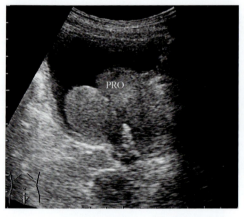

图 11-11　前列腺重度增生，前列腺呈球形，
　　　　　肿大的内腺明显突入膀胱腔内

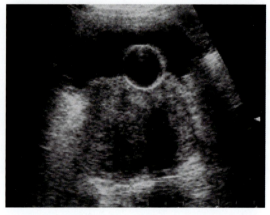

图 11-12　前列腺增生，前列腺形态异常，两腰
　　　　　和中央凹消失，膀胱腔内探及引流管回声

（二）急性前列腺炎

1. 临床与病理　急性前列腺炎多由泌尿系炎症蔓延而来，常伴发急性膀胱炎，以链球菌、葡萄球菌、大肠杆菌感染为主，前列腺因弥漫性白细胞浸润、组织水肿而肿大。

2. 超声表现

（1）前列腺体积明显增大，以横径为主。

（2）炎症主要发生于外腺，腺体回声增强不均匀。

（3）合并脓肿时，腺体内出现无回声区，其形状不规则。

3. 鉴别诊断　急性前列腺炎主要与前列腺癌、前列腺良性增生相鉴别。

4. 典型图像　如图 11-13～图 11-19 所示。

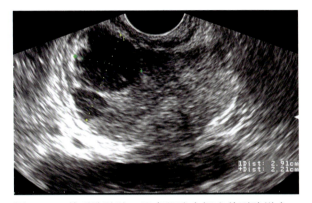

图 11-13　前列腺脓肿，经直肠腔内探查前列腺增大，右侧外腺内出现不规则无回声区

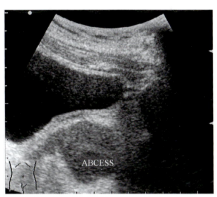

图 11-14　经腹部探查前列腺脓肿

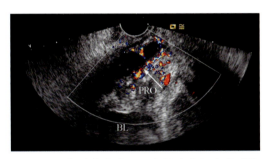

图 11-15　前列腺脓肿，经直肠腔内探查前列腺外腺内出现不规则无回声区，周边探及丰富血流信号

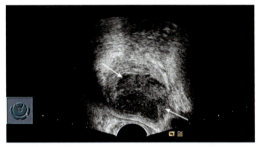

图 11-16　前列腺脓肿，经直肠腔内探查前列腺增大，外腺内出现大片不规则无回声区

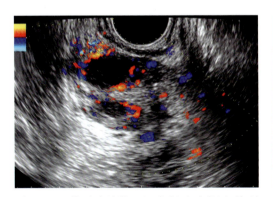

图 11-17　前列腺脓肿，经直肠腔内探查前列腺外腺内不规则无回声区，周边探及丰富血流信号

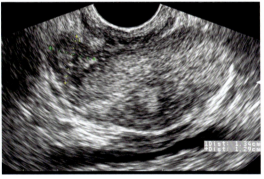

图 11-18　与图 11-17 为同一患者，前列腺脓肿吸收期，无回声区消失

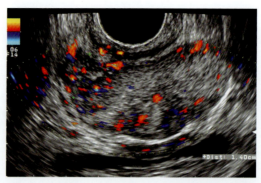

图 11-19　与图 11-17 为同一患者，前列腺脓肿吸收期，无回声区消失，周围及内部均探及丰富血流信号

（三）慢性前列腺炎

1. 临床与病理　本病多见于中青年，可为尿路感染与急性前列腺炎的延续，常与慢性精囊炎同时存在，前列腺可以缩小，临床症状不一，变化多，可出现下腹隐痛、尿道流白等。

2. 超声表现

（1）声像图表现为前列腺体积可稍增大或稍缩小，包膜完整、清晰、左右对称。

（2）前列腺外腺回声增强或不规则，回声不均，内外腺界限不清。

（3）可伴有精囊腺肿大，前列腺周围静脉扩张，有的腺体内可伴有钙化回声。

3. 鉴别诊断　慢性前列腺炎应该与前列腺癌相鉴别。

4. 典型图像　如图 11-20 ～图 11-22 所示。

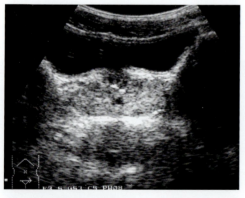

图 11-20　慢性前列腺炎，前列腺增大，以外腺增大为主，外腺回声增强不均

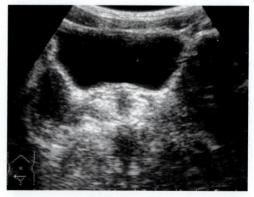

图 11-21　慢性前列腺炎，前列腺外腺增大，外腺回声增强不均

（四）前列腺癌

1. 临床与病理　前列腺癌 50% 发生在增生基础上，以后叶多见，形成硬结节，70% 发生于周缘区，绝大部分为腺癌，生长快慢有较大差别，一部分生长缓慢，长期处于潜伏状态，而另一部分生长迅速，早期就突破包膜，直接浸润周围组织。前列腺癌波及大

部分或整个前列腺时突向膀胱，引起尿路阻塞，易出血与转移。

2. 超声表现

（1）早期前列腺癌声像表现：①小病灶通常为低回声结节，多位于外腺区。病变较大者可呈等回声、高回声或混合性回声等。②多数肿物边界不清，较大结节可有包膜隆起。

（2）进展期前列腺癌声像表现：①前列腺不规则增大，包膜凹凸不平，或其包膜回声中断，两侧不对称；②肿物结节内部回声强弱不均，内外腺正常结构模糊不清；③精囊、膀胱颈部或直肠等毗邻器官被肿瘤浸润的声像特征，如精囊颈部增宽，两侧不对称。

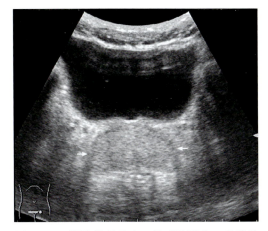

图 11-22　慢性前列腺炎，前列腺增大，以外腺增大为主，外腺回声增强不均

3. 鉴别诊断　前列腺癌主要与前列腺增生、慢性前列腺炎相鉴别。

4. 典型图像　如图 11-23 ～图 11-40 所示。

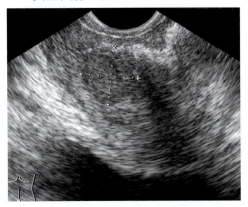

图 11-23　前列腺癌，经直肠探查外腺低回声结节

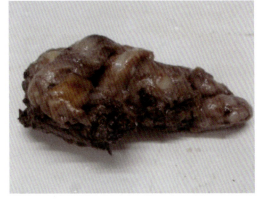

图 11-24　（前列腺）前列腺导管腺癌，肿瘤形态不规则

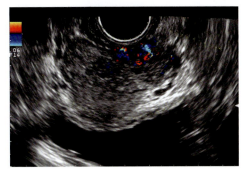

图 11-25　前列腺癌，前列腺外腺包膜下探及一低回声结节，内探及丰富血流信号

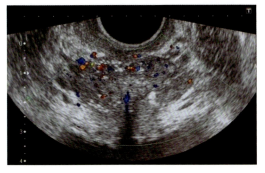

图 11-26　前列腺癌合并钙化，前列腺增大，内回声不均，可见散在细点状强回声，内探及较丰富血流信号

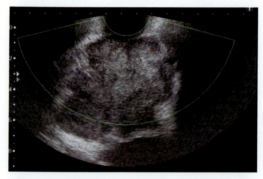

图 11-27　前列腺癌，前列腺不对称增大，外腺内探及低回声团块，其内部为液性区

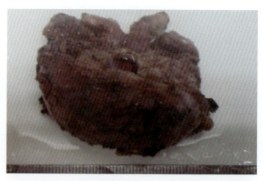

图 11-28　（前列腺根治标本）前列腺腺泡腺癌

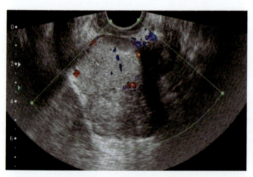

图 11-29　前列腺癌，前列腺内探及一高回声不均团块，境界不清，内见少量血流信号

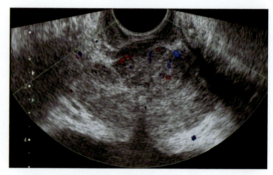

图 11-30　前列腺腺癌，外腺见一回声不均团块，境界欠清，内见较丰富血流信号

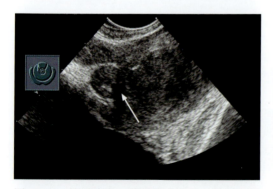

图 11-31　前列腺癌，前列腺内探及一低回声结节，突向包膜外

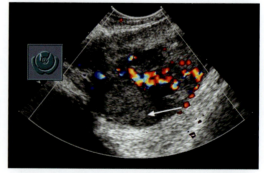

图 11-32　前列腺癌，前列腺内探及一低回声不均团块，周围探及丰富血流信号

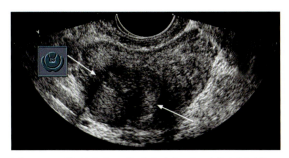

图 11-33 前列腺癌，前列腺内探及一低回声团块，
境界清晰

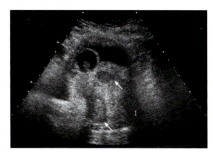

图 11-34 前列腺癌，前列腺内探及两
个低回声结节

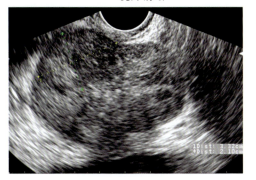

图 11-35 前列腺癌，前列腺不对称增大，外
腺右侧探及一低回声团块，突向包膜外

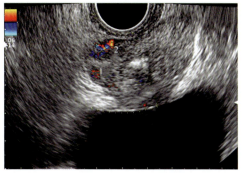

图 11-36 前列腺癌，前列腺外腺探及两个低
回声结节，内探及丰富血流信号

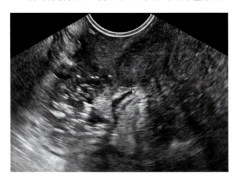

图 11-37 前列腺癌累及直肠前壁

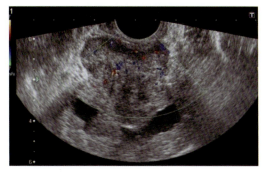

图 11-38 前列腺癌，患者 PSA 大于 100mg/ml，
内外腺境界欠清，可见较丰富血流信号

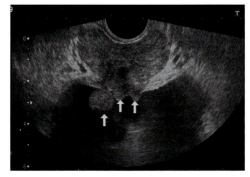

图 11-39 前列腺癌呈多发性结节突入膀胱腔
内（箭头所示）

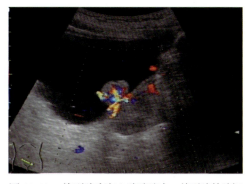

图 11-40 前列腺癌突入膀胱腔内，前列腺外腺探
及一低回声结节突向膀胱，内探及丰富血流信号

（五）前列腺钙化与结石

1. 临床与病理　本病以中老年人多见，尤其多见于良性前列腺增生者，后者由于增大内腺压迫外腺导管，产生多个小钙化灶或结石并呈弧形排列，一般无症状，靠近尿道较大的黏膜下结节，可引起排尿障碍和血尿。

2. 超声表现　声像图见结石为 1～3mm 细小斑点状强回声，一般无声影，直径 5mm 以上常可伴声影，大多数分布于内、外腺之间，也可散在分布。

3. 鉴别诊断　本病需与前列腺癌尤其是放疗或化疗后的瘤内钙化相鉴别。

4. 典型图像　如图 11-41～图 11-43 所示。

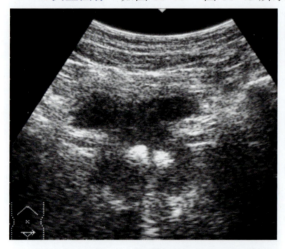 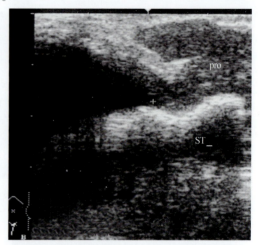

图 11-41　前列腺结石，前列腺内两个强回声团，后方见声影　　图 11-42　前列腺结石，前列腺内探及强回声团，后方见声影

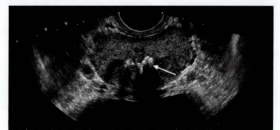

图 11-43　前列腺结石，前列腺内探及强回声团，后方见声影

（六）前列腺囊肿

1. 临床与病理　一般体积小的囊肿无临床意义，大的囊肿可引起尿道压迫，出现梗阻症状。

2. 超声表现

（1）声像图见前列腺小圆形或椭圆形无回声区，囊壁境界清晰，其后方有增强效应，一般小于 1～2cm。

（2）大囊肿有下尿路梗阻声像改变。

3. 鉴别诊断　本病应注意与射精管囊肿相鉴别。

4. 典型图像　如图 11-44～图 11-47 所示。

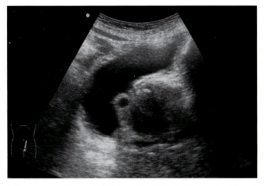

图 11-44　前列腺囊肿，前列腺内腺包膜下探及
　　　　一圆形无回声区

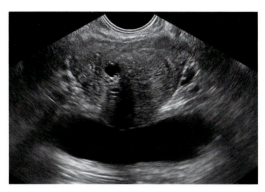

图 11-45　前列腺囊肿，前列腺内腺包膜下探及
　　　　一圆形无回声区

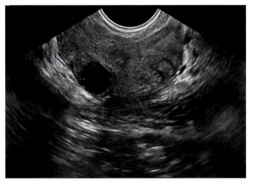

图 11-46　前列腺囊肿，前列腺外腺包膜下探及
　　　　一圆形无回声区

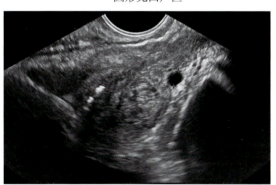

图 11-47　前列腺囊肿，前列腺外腺包膜下探及一圆
　　　　形无回声区

（七）精囊腺炎症

1. 临床与病理　本病是血精的常见原因之一，是最常见的精囊腺疾病，往往与慢性前列腺炎并存。

2. 超声表现

（1）单侧或双侧精囊均匀性肿大，回声欠均匀。

（2）有时可见精囊壁增厚（正常约 1mm），或腺体内见结石强回声团，后伴声影。

3. 鉴别诊断　本病应与精囊肿瘤相鉴别。

4. 典型图像　如图 11-48 ～图 11-50 所示。

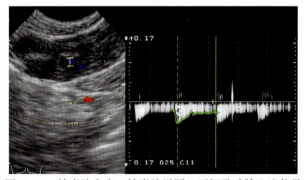

图 11-48　精囊腺炎症，精囊腺增厚，可探及动脉血流信号

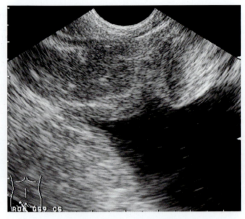 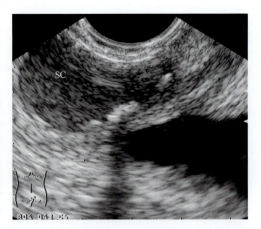

图 11-49　精囊腺炎症，精囊腺增厚　　　图 11-50　精囊腺结石，精囊腺腔内可探及强回声团，后伴声影

（八）精囊腺肿瘤

1. 临床与病理　精囊原发性肿瘤（腺癌）少见，前列腺癌与膀胱癌进展期可侵犯精囊，常引起血精。

2. 超声表现

（1）患侧精囊腔扩张，边界不平整，其内可见肿物的实质性低回声区。

（2）左右精囊大小不一，失去对称性。

（3）常见有前列腺癌的超声表现。

3. 鉴别诊断　本病应与精囊腺炎症相鉴别。

4. 典型图像　如图 11-51 所示。

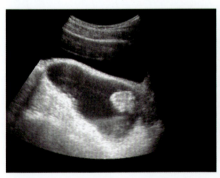 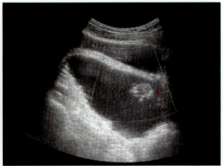

图 11-51　精囊腺腺癌，膀胱后方见一囊实性团块，实体基底部见少量血流信号

（九）射精管囊肿

1. 临床与病理　射精管与精囊、输精管、后尿道相通，一旦精路感染、梗阻，使射精管扩张、膨大形成囊肿。

2. 超声表现　前列腺底部梭形无回声区，长轴与前列腺长轴平行，尖端指向精阜，壁薄、光滑。

3. 鉴别诊断　本病应与前列腺囊肿相鉴别。

4. 典型图像　如图 11-52 ～图 11-56 所示。

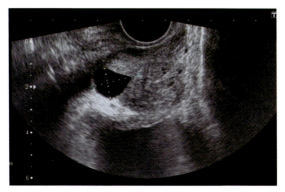

图 11-52 射精管囊肿，双侧精囊腺交汇处探及一梭状无回声区

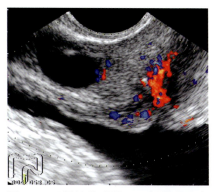

图 11-53 射精管囊肿，双侧精囊腺交汇处探及一梭状无回声区

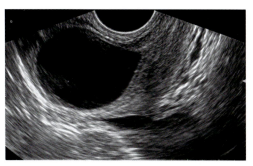

图 11-54 射精管囊肿，双侧精囊腺交汇处探及一巨大梭状无回声区

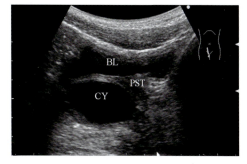

图 11-55 射精管囊肿，双侧精囊腺交汇处探及一巨大梭状无回声区

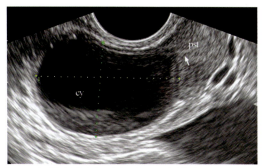

图 11-56 射精管囊肿，双侧精囊腺交汇处探及一巨大梭状无回声区，内可探及沉积物回声

（林晓东）

第十二章　腹壁及腹膜腔疾病

第一节　腹壁及腹膜腔解剖

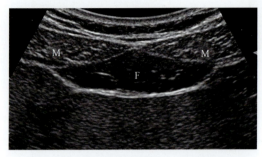

图 12-1　前腹壁超声示意图，F：脂肪层；M：腹直肌

正常腹前壁可以分为皮肤、皮下脂肪、筋膜、肌肉、腹膜外脂肪层和最内层的壁腹膜六层，如图 12-1 所示。

腹膜腔是由壁腹膜与脏腹膜相互延续而围成的不规则的潜在性腔隙。男性腹膜腔是完全封闭的，而女性腹膜腔则通过输卵管腹腔口与外界相通。

第二节　腹壁疾病

一、腹壁炎症

（一）临床与病理

腹壁炎症是细菌产生的毒素和酶使腹壁组织发生炎性渗出和坏死。浅表的腹壁炎症易于明确诊断，位于腹壁肌肉深部的炎症如腹膜外间隙蜂窝织炎，尤其位于右上腹时，临床易误诊为肝胆系统疾病。

（二）超声表现

（1）炎症病变位于腹膜外的腹壁，位置浅表、固定。
（2）内部回声不均，境界模糊不清。
（3）脓肿形成后出现形态各异的低 - 无回声区或液性区。
（4）脓肿局限者可见增厚的环形高回声壁。

（三）鉴别诊断

腹壁炎症包块应该与腹腔肿块及腹壁肿瘤相鉴别。

（四）典型图像

典型图像如图 12-2 ～图 12-11 所示。

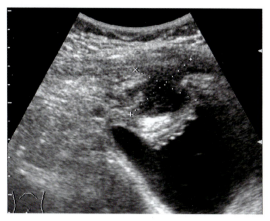

图 12-2　腹腔镜术后腹壁炎性包块，膀胱前方腹壁明显增厚，内探及不规则厚壁无回声区

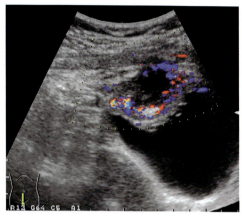

图 12-3　腹腔镜术后腹壁炎性包块，膀胱前方腹壁明显增厚，内探及不规则厚壁无回声区，壁上探及丰富的环绕血流信号

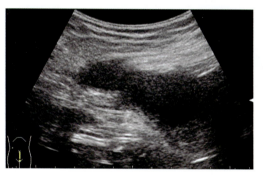

图 12-4　腹壁脓肿，下腹壁明显增厚，内探及大片不规则厚壁无回声区

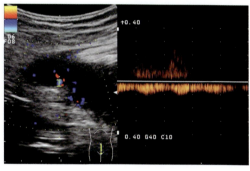

图 12-5　腹壁脓肿，下腹壁明显增厚，内探及大片不规则厚壁无回声区，壁上探及较丰富的动静脉血流信号

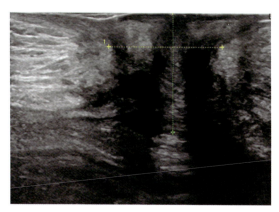

图 12-6　术后下腹壁炎性包块，下腹壁正中手术瘢痕处见一低 - 无回声不均区，境界欠清，内见一条索状液性区

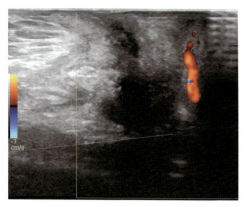

图 12-7　术后下腹壁炎性包块，与图 12-6 为同一患者，下腹壁低 - 无回声不均区内可探及较丰富血流信号

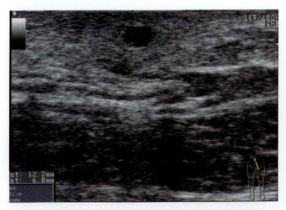

图 12-8　下腹壁炎性结节，下腹壁见一含液性结节，
境界欠清，壁厚

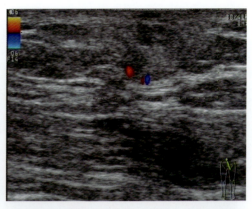

图 12-9　下腹壁炎性结节，与图 12-8 为同一患者，
下腹壁含液性结节周边可探及少量血流信号

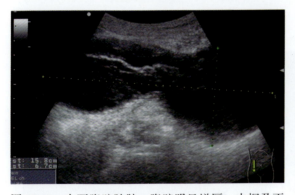

图 12-10　右下腹壁脓肿，腹壁明显增厚，内探及不
规则厚壁无回声区，内透声差

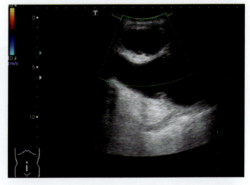

图 12-11　术后腹壁炎性包块，膀胱前方腹壁
见一厚壁无回声包块，内透声差，未见明显血
流信号

二、腹壁脂肪瘤

（一）临床与病理

腹壁脂肪瘤为多发生于腹壁皮下脂肪层的良性肿瘤，呈扁圆形或分叶形，表面有薄的纤维包膜，质地软，有弹性，患者无明显症状，肿瘤生长缓慢，可扪及软的结节性包块。

（二）超声表现

（1）腹壁皮下低至高回声实质性结节或团块，呈扁圆形或分叶形。
（2）病灶境界清楚，周围可见高回声包膜。
（3）彩色多普勒血流显像未探及明显血流信号。

（三）鉴别诊断

本病应与腹壁炎症包块、腹壁纤维瘤相鉴别。

（四）典型图像

典型图像如图 12-12 ～图 12-17 所示。

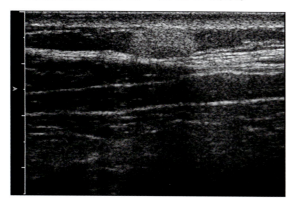

图 12-12　腹壁脂肪瘤，腹壁皮下高回声扁圆形结节

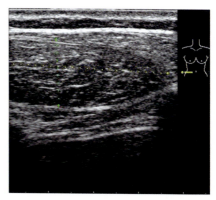

图 12-13　腹壁脂肪瘤，右季肋部肌间低回声团块

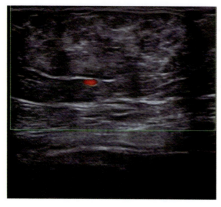

图 12-14　腹壁脂肪瘤，左下腹壁皮下高回声不均质团块，境界清楚，呈扁圆形，未见明显血流信号

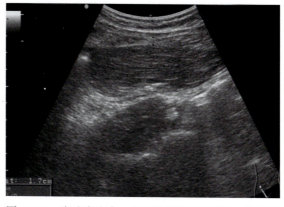

图 12-15　腹壁脂肪瘤，右下腹壁低回声团块，境界清楚，呈扁圆形

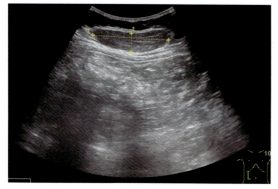

图 12-16　腹壁脂肪瘤，右侧腹壁低回声团块，境界清楚，呈扁圆形

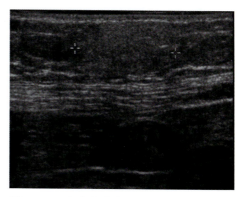

图 12-17　腹壁脂肪瘤，腹壁皮下高回声结节，境界清楚，呈扁圆形

三、腹壁纤维瘤

（一）临床与病理

腹壁纤维瘤多发生于腹直肌鞘或肌腱，质地坚硬，生长缓慢。

（二）超声表现

（1）于肌鞘或肌腱处探及低回声实质性结节或团块，回声均匀。

（2）病灶大多境界清晰，少数境界欠清晰。

（3）彩色多普勒血流显像可探及血流信号。

（三）鉴别诊断

本病应与腹壁炎症包块、腹壁脂肪瘤相鉴别。

（四）典型图像

典型图像如图 12-18 ～图 12-27 所示。

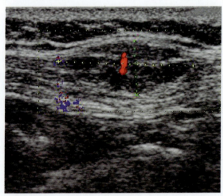

图 12-18　左下腹腹壁肌层内神经纤维瘤，境界清楚

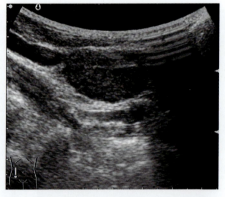

图 12-19　腹壁神经纤维瘤，右下腹腹壁肌层内低回声结节，境界清楚，形态规则

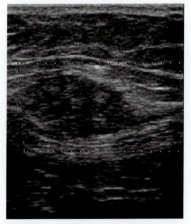

图 12-20　腹壁神经纤维瘤，腹壁肌层内低回声结节，境界清楚，内未探及明显血流信号

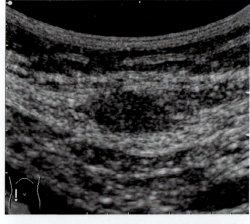

图 12-21　腹壁神经纤维瘤，右下腹腹壁肌层内低回声结节，境界清楚，形态规则

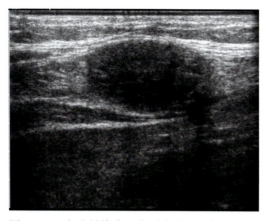

图 12-22 腹壁纤维瘤，右下腹壁肌层低回声结节，境界尚清楚，形态规则

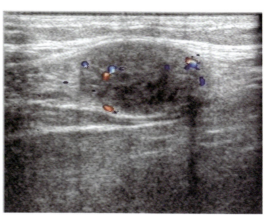

图 12-23 腹壁纤维瘤，与图 12-22 为同一患者，右下腹壁肌层结节内可探及中等量血流信号

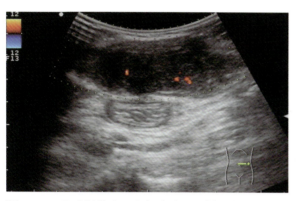

图 12-24 腹壁纤维瘤，左侧腹壁肌层低回声团块，境界清楚，略呈分叶状，内可探及少量血流信号

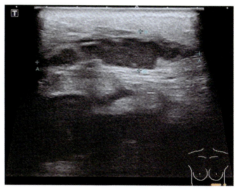

图 12-25 腹壁韧带样纤维瘤，腹壁肌层低回声团块，境界清楚，形态略不规则

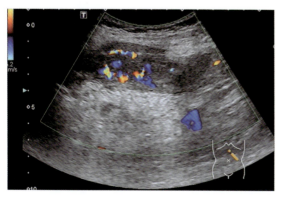

图 12-26 腹壁韧带样纤维瘤，与图 12-25 为同一患者，腹壁肌层低回声团块内可探及较丰富血流信号

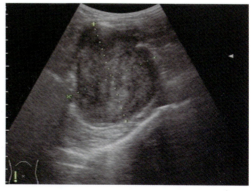

图 12-27 腹壁韧带样纤维瘤，腹壁肌层低回声团块，境界清楚，形态略不规则

四、腹壁疝

（一）临床与病理

腹腔内脏器或组织由一个先天性或后天性形成的腹壁裂孔脱出而形成腹壁疝，腹压增高时肿块出现，平卧时消失，咳嗽时有冲击感。

（二）超声表现

（1）腹壁连续性中断，可探及腹腔内容物突入腹壁内，不同的内容物具有不同的回声：当内容物为大网膜时，为不均匀的实性回声；当内容物为肠管时，可显示气体强回声，甚至可以见到肠蠕动；如果为膀胱疝则显示为液性暗区。

（2）包块随腹压的改变而增大或缩小，有时可见疝内容物在疝口滑动。

（三）鉴别诊断

本病应与腹腔肿块、腹壁肿瘤相鉴别。

（四）典型图像

典型图像如图 12-28 ～图 12-37 所示。

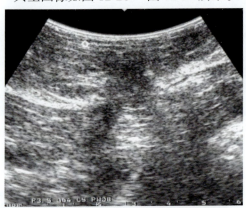

图 12-28　腹壁切口疝，腹壁连续性中断，可探及腹腔内容物突入腹壁内

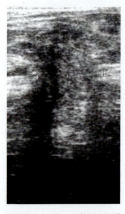

图 12-29　腹壁切口疝，腹壁连续性中断，可探及腹腔内容物突入腹壁内

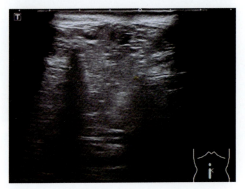

图 12-30　腹壁切口疝，腹壁连续性中断，可探及腹腔内容物突入腹壁内

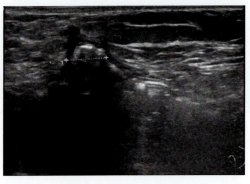

图 12-31　腹壁切口疝，腹壁连续性中断，可探及腹腔内容物突入腹壁内

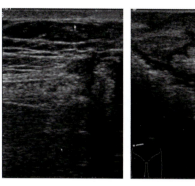

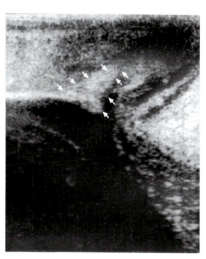

图 12-32　腹壁切口疝，腹壁连续性中断，可探及腹腔内容物突入腹壁内

图 12-33　脐疝，脐部腹壁连续性中断

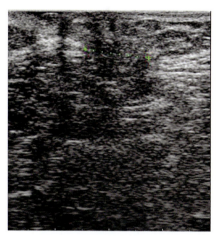

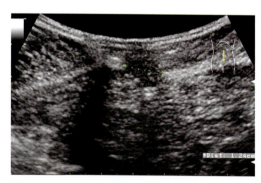

图 12-34　脐疝，脐部腹壁连续性中断，可探及腹腔内容物突入腹壁内

图 12-35　脐疝，脐部腹壁连续性中断，可探及腹腔内容物突入腹壁内

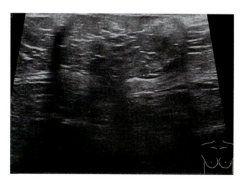

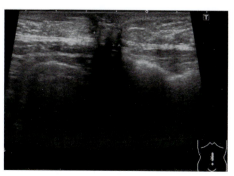

图 12-36　脐疝，脐部腹壁连续性中断，可探及腹腔内容物突入腹壁内

图 12-37　脐疝，脐部腹壁连续性中断，可探及腹腔内容物突入腹壁内

第三节　腹膜腔与腹膜疾病

一、腹腔积液

（一）临床与病理

正常情况下，腹膜腔可有少量积液起润滑作用。病理状态下，腹腔积液是指腹膜腔有多量液体聚积，根据性质分为渗出液和漏出液。渗出液多见于各种腹部炎症、恶性肿瘤晚期等；漏出液多见于肝硬化失代偿期，亦见于心源性或肾源性腹水等。此外，各种内脏损伤破裂、宫外孕破裂、肿瘤破裂、恶性肿瘤等可致血性腹水，而化脓性腹膜炎常可导致腹腔积液及腹腔脓肿形成。

（二）超声表现

（1）不同病因的腹腔积液超声表现具有多样性。
（2）腹膜腔液性区可多可少，局限性或游离性，内透声佳或差。
（3）包裹性积液，液性区内可见分隔带或絮状物回声，内透声差。

（三）鉴别诊断

游离性积液需初步判断积液的性质，而局限性积液需与邻近脏器的囊性病变、胃肠腔积液、过度充盈的膀胱等相鉴别。

（四）典型图像

典型图像如图 12-38 ～图 12-44 所示。

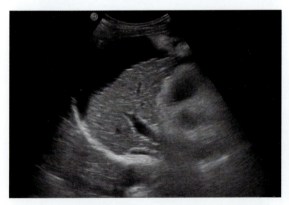

图 12-38　腹腔积液，肝硬化失代偿期，右肝周探及游离液性区，内透声佳

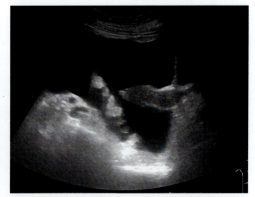

图 12-39　腹腔积液，肝硬化合并肝癌，腹腔探及大量游离液性区，内透声佳

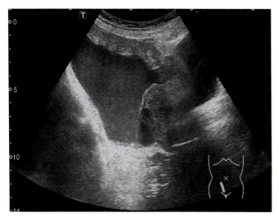

图 12-40 腹腔积液，卵巢恶性肿瘤晚期，腹腔探及大量游离无回声区，内透声差

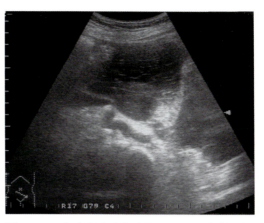

图 12-41 腹腔积液（包裹性积液），卵巢恶性肿瘤晚期，盆底探及一局限性无回声区，内透声差，可见众多细分隔回声

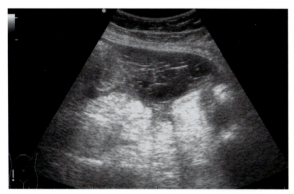

图 12-42 腹腔积液（包裹性积液），胰肠吻合口瘘伴腹腔感染，右下腹腔探及一局限性无回声区，内透声差，可见众多分隔回声

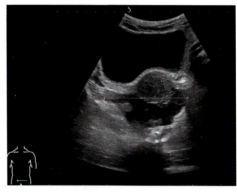

图 12-43 腹腔积液（血性），异位妊娠破裂出血，子宫后方探及一不规则游离无回声区，内透声欠佳，可见絮状高回声

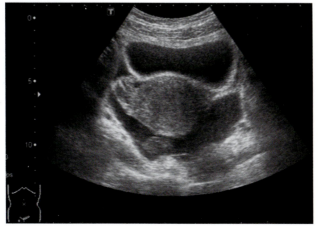

图 12-44 腹腔积液（出血性），异位妊娠破裂出血，子宫后方探及一不规则游离无回声区，透声欠佳，可见絮状高回声

二、腹膜肿瘤与转移癌

（一）临床与病理

　　原发性腹膜肿瘤罕见，包括腹膜间皮瘤、卵巢外腹膜浆液性乳头状癌、腹膜黏液性肿瘤等，其中腹膜间皮瘤多为恶性肿瘤，沿腹膜浸润生长导致腹膜不规则增厚；卵巢外腹膜浆液性乳头状癌的组织学和细胞学特征与卵巢浆液性乳头状癌相似，以浆液性为主，分化程度不限，且血清 CA125 表达增加，故本病易误诊为卵巢癌腹膜广泛转移。转移性腹膜肿瘤多由腹内脏器癌肿转移所致，多由胃、肝、胰腺、卵巢等脏器的晚期恶性肿瘤播散引起，可以导致腹部肿块、腹水。

（二）超声表现

（1）腹膜增厚粘连，呈不规则结节样增厚或形成囊性、囊实性结节或团块。
（2）脏腹膜与壁腹膜回声分界不清。
（3）腹膜腔内可见大量液性区。

（三）鉴别诊断

本病应与腹腔肿块、腹壁肿瘤相鉴别。

（四）典型图像

　　典型图像如图 12-45 ～图 12-54 所示。

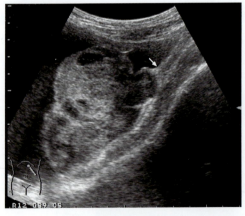

图 12-45　胃平滑肌肉瘤腹膜转移，腹膜不规则结节样增厚成一团块

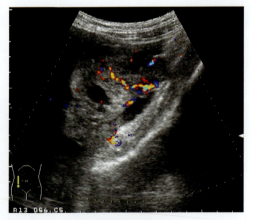

图 12-46　胃平滑肌肉瘤腹膜转移，与图 12-45 为同一患者，腹膜不规则结节样增厚，内探及丰富的血流信号

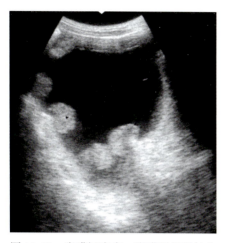

图 12-47　腹膜间皮瘤，腹膜不规则结节
样增厚

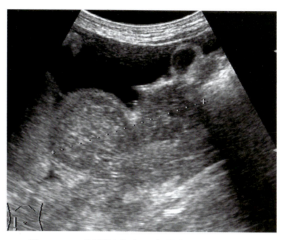

图 12-48　腹膜间皮瘤，腹膜大片结节样增厚

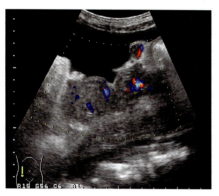

图 12-49　腹膜间皮瘤，腹膜不规则结节
样增厚，内探及丰富的血流信号

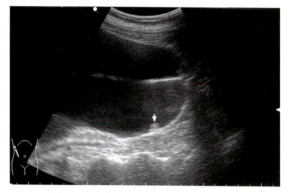

图 12-50　直肠癌术后腹膜转移小结节

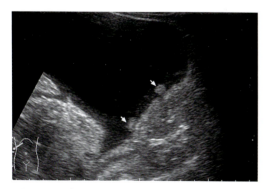

图 12-51　直肠癌术后两个腹膜转移小结节，并
见大量腹水

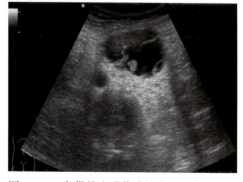

图 12-52　卵巢外腹膜浆液性乳头状癌（高度
恶性），左下腹囊实性团块，边界清晰，其
液性区内可见高回声分隔

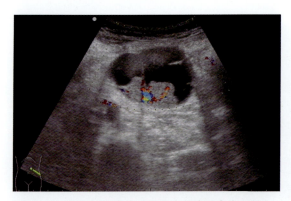

图 12-53　卵巢外腹膜浆液性乳头状癌（高度恶性），与图 12-52 为同一患者，团块内乳头状实性部分可探及较丰富血流信号

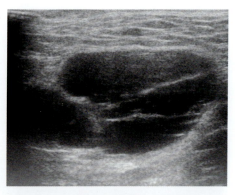

图 12-54　腹膜黏液性肿瘤（低级别），左下腹无回声团块，内透声差，可见众多高回声分隔

（林晓东　陈　舜）

第十三章 腹膜后间隙疾病

第一节 腹膜后间隙解剖

腹膜后间隙位于后腹膜与腹横筋膜之间，上起膈肌，向下延伸至髂窝，两侧以腰方肌外缘为界。腹膜后间隙的器官组织大多来自中胚层，位于腹膜后间隙的器官有胰腺、肾上腺、肾、输尿管及部分十二指肠、部分肝裸区等。此间隙内还有腹主动脉和下腔静脉及其分支，以及与血管伴行的淋巴管、淋巴结和交感神经干。包绕这些器官组织和充满各种间隙的为脂肪、疏松结缔组织、肌肉、胚胎残余组织等，这些器官和组织都可以成为肿瘤的起源，并且腹膜后间隙疏松、宽阔，故肿瘤可以生长巨大，如图 13-1 ～图 13-3 所示。

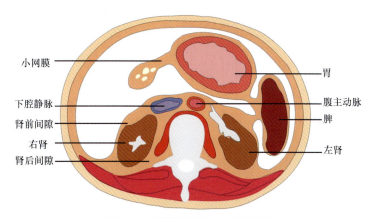

图 13-1 腹膜后间隙解剖示意图

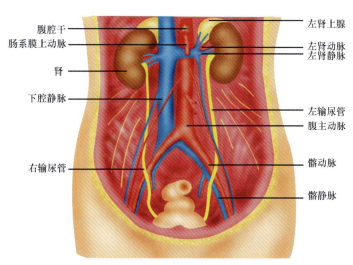

图 13-2 腹膜后间隙解剖示意图

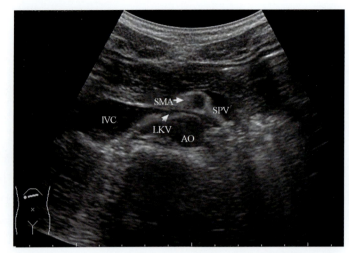

图 13-3　正常腹膜后大血管横切示意图，AO：腹主动脉；IVC：下腔静脉；SMA：肠系膜上动脉；
LKV：左肾静脉；SPV：脾静脉

第二节　腹膜后疾病

一、恶性淋巴瘤

（一）临床与病理

恶性淋巴瘤为单核 - 吞噬细胞系统的恶性肿瘤，病理上可以分为霍奇金病与非霍奇金病。病变好发于腹主动脉、腹腔干动脉、下腔静脉前面及左右及胰腺和肾周围。肿大病变的淋巴结切面为鱼肉样，质地细而脆，有时可见小坏死灶，患者发热并且有无痛性淋巴结肿大。

（二）超声表现

（1）在腹主动脉、腹腔动脉、下腔静脉及左右髂血管周围探及散在的大小不一的圆形或椭圆形低回声或类无回声团块，境界清晰，排列不规则。

（2）散在的病灶增大后可相互融合，呈花瓣状、分叶状低回声团块，甚至形成更大的团块，内部回声不均伴部分不规则坏死液化区，后方回声增强。

（3）病变常包绕血管呈厚鞘征，并且挤压大血管及其分支，使之移位、间距增宽及角度变大等。

（4）肿块位置深在，不随体位改变而移动。

（三）鉴别诊断

本病应与腹膜后的其他肿瘤，如腹膜后转移性恶性肿瘤、腹膜后囊肿、脂肪肉瘤、神经母细胞瘤、纤维肉瘤、平滑肌肉瘤相鉴别。

（四）典型图像

典型图像如图 13-4 ～图 13-13 所示。

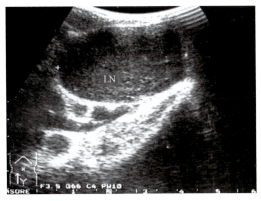

图 13-4　腹膜后淋巴瘤，腹膜后探及一巨大椭圆形低回声团块，周围可探及数个低回声小结节

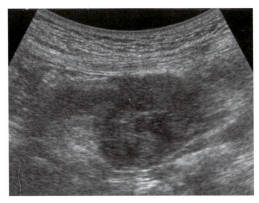

图 13-5　腹膜后淋巴瘤，腹膜后探及一类圆形低回声团块，内回声不均

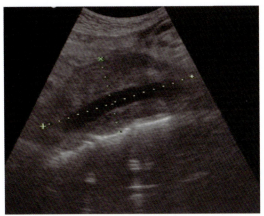

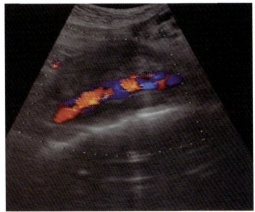

图 13-6　腹膜后淋巴瘤，腹膜后大血管旁见低回声团块，包绕腹主动脉生长，肿块内未见明显血流信号

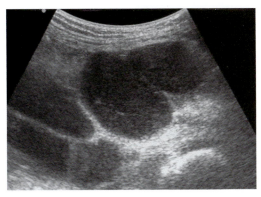

图 13-7　腹膜后淋巴瘤，腹膜后探及多发极低回声团块，部分团块融合成团

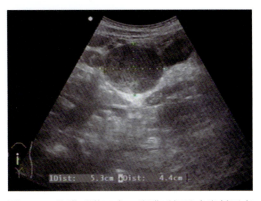

图 13-8　腹膜后淋巴瘤，腹膜后探及多发低回声团块，边界清楚

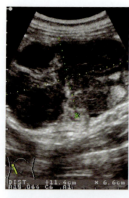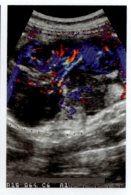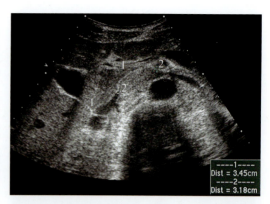

图 13-9　腹膜后淋巴瘤，腹膜后探及众多肿大淋　　　图 13-10　腹膜后淋巴瘤，腹膜后大血管旁见低
　　　巴结相互融合，内探及丰富的血流信号　　　　　　　　　回声结节

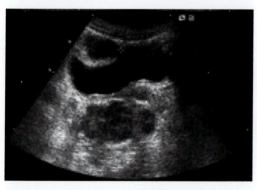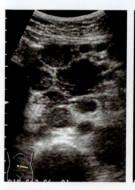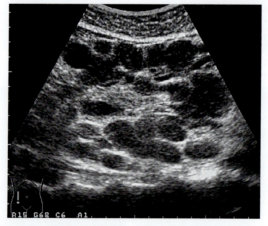

图 13-11　腹膜后淋巴瘤，腹膜后探及众多肿大　　　图 13-12　腹膜后淋巴瘤，腹膜后探及众多肿大
　　　淋巴结相互融合　　　　　　　　　　　　　　　　淋巴结，血流信号丰富

图 13-13　腹膜后淋巴瘤，腹膜后探及众多肿大淋巴结

二、腹膜后转移性恶性肿瘤

（一）临床与病理

胃肠道、子宫、卵巢、鼻咽、睾丸及腹腔和腹膜后各种癌肿和肉瘤均可经淋巴道转

移至腹膜后大血管周围。

（二）超声表现

（1）散在型淋巴结肿大。

（2）花瓣型淋巴结肿大。

（3）融合型淋巴结肿大。

（4）对各大血管及其分支造成挤压移位征象：如动、静脉受压抬高征及包绕血管征。

（三）鉴别诊断

本病应与腹膜后的其他肿瘤，如腹膜后囊肿、脂肪肉瘤、神经母细胞瘤、纤维肉瘤、平滑肌肉瘤、恶性淋巴瘤相鉴别。

（四）典型图像

典型图像如图 13-14 ～图 13-18 所示。

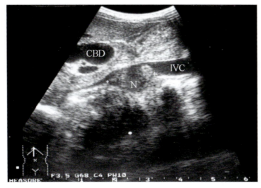

图 13-14　淋巴结转移，腹膜后下腔静脉旁探及一低回声结节

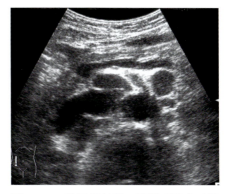

图 13-15　淋巴结转移，腹膜后腹主动脉旁淋巴结

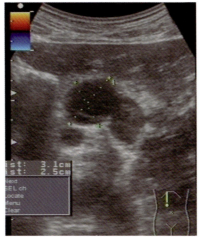
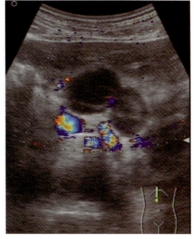

图 13-16　胃癌淋巴结转移，腹膜后大血管旁探及多发肿大淋巴结，部分淋巴结融合成团

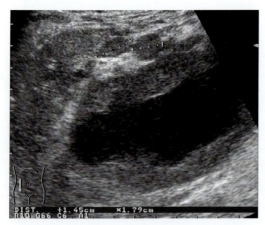

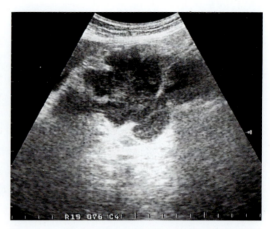

图 13-17　腹膜后平滑肌肉瘤周围淋巴结转移　　图 13-18　腹膜后淋巴结转移，腹膜后淋巴结相互融合呈花瓣状

三、腹膜后皮样囊肿

（一）临床与病理

本病为畸胎瘤的一种，较为常见，多发生于儿童，肿瘤来源于胚胎残余组织，成分只局限于皮肤及其附属物，囊腔内充满了皮脂。包块常呈椭圆形，有完整的包膜，为良性肿瘤，囊壁薄，光滑，多为单房性。

（二）超声表现

（1）肿物为椭圆形，壁薄，表面光滑，境界清楚，内部一般显示为液性区，液性区中可探及密集细点回声。

（2）改变体位时可显示液性区内细点漂浮移动征象，有时尚可见毛发样细条状强回声移动。

（3）肿块位置深在，不随体位改变而移动。

（三）鉴别诊断

本病应与腹膜后血肿、腹膜后脓肿、腹膜后囊肿相鉴别。

（四）典型图像

典型图像如图 13-19～图 13-22 所示。

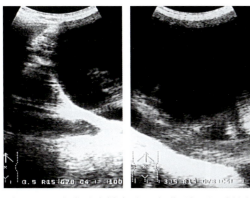

图 13-19　腹膜后皮样囊肿，腹膜后探及一椭圆形巨大无回声区，壁薄

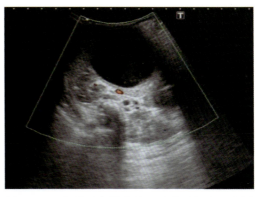

图 13-20　腹膜后皮样囊肿，腹膜后探及一类圆形液性区，壁薄，内透声差，未见明显血流信号

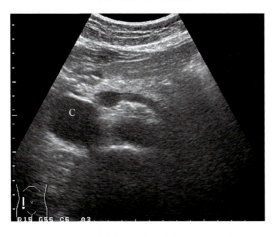

图 13-21　腹膜后皮样囊肿，腹膜后胰头旁探及一无回声区

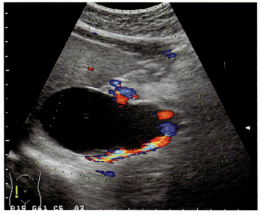

图 13-22　腹膜后皮样囊肿，腹膜后胰头旁探及一无回声区，内未探及血流信号

四、腹膜后精原细胞瘤

（一）临床与病理

　　腹膜后精原细胞瘤起源于腹膜后隐睾内睾丸原始生殖细胞，为低度恶性肿瘤，多发生于中年男性，切面肿瘤组织为淡黄色，往往可以见到不规则坏死区，由于睾丸白膜比较坚韧，不容易被肿瘤破坏，因此肿瘤多呈椭圆形。

（二）超声表现

　　（1）肿物多位于下侧腹部，位置较表浅。

　　（2）形态为椭圆形，境界清楚，包膜光滑。

　　（3）内部回声为不均匀低回声，可见结节样改变。

（三）鉴别诊断

　　本病应与腹膜后淋巴瘤、纤维肉瘤、平滑肌肉瘤相鉴别。

（四）典型图像

典型图像如图 13-23 ～图 13-28 所示。

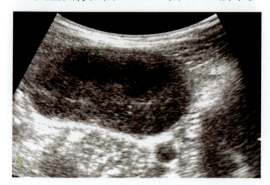

图 13-23　精原细胞瘤，腹膜后探及一椭圆形低回声团块，境界清楚，包膜光滑，形态规则

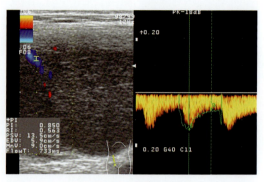

图 13-24　精原细胞瘤，腹膜后探及一椭圆形低回声团块，境界清楚，彩色多普勒超声可测及动脉血流信号

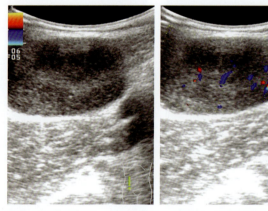

图 13-25　精原细胞瘤，腹膜后探及一椭圆形低回声团块，境界清楚，内探及较丰富的血流信号

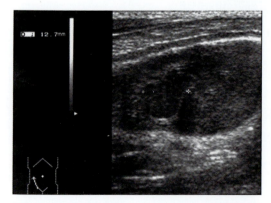

图 13-26　精原细胞瘤，腹膜后探及一椭圆形低回声团块，境界清楚，内可见结节样改变

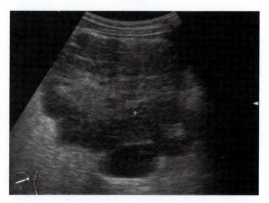

图 13-27　精原细胞瘤，腹膜后探及一巨大低回声团块，境界尚清，形态不规则，呈分叶状，内回声不均，呈结节样改变

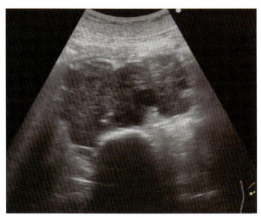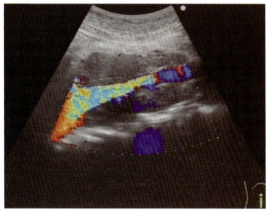

图 13-28　精原细胞瘤，腹膜后探及一低回声团块，包绕腹主动脉生长，境界欠清，形态不规则，呈分叶状

五、腹膜后脂肪肉瘤

（一）临床与病理

　　腹膜后脂肪肉瘤约 1/3 发生于肾周围脂肪组织，为最常见的腹膜后肿瘤之一。大多数肿瘤为分叶状，有完整的包膜，可包绕整个肾。肿块质地软，内部常有出血、坏死及黏液样变性。本病多发生于 50 岁以上男性，大多生长缓慢，无疼痛，一般无临床症状，大肿瘤可有压迫症状。

（二）超声表现

　　（1）腹膜后可探及椭圆形或不规则形的高回声或等回声团块，境界尚清。但当肿瘤无完整包膜或浸润邻近组织时，境界不清。

　　（2）当肿瘤内部坏死出血时回声不均匀，可探及不规则液性区。

　　（3）肿瘤较大时，肾可被挤压移位，甚至肾轮廓明显缩小；或出现肝肾或脾肾分离征。

　　（4）当肿瘤侵犯肾时，肾组织可见破坏。

（三）鉴别诊断

　　本病应与腹膜后黏液肉瘤、神经母细胞瘤、纤维肉瘤、平滑肌肉瘤相鉴别。

（四）典型图像

　　典型图像如图 13-29 ～图 13-43 所示。

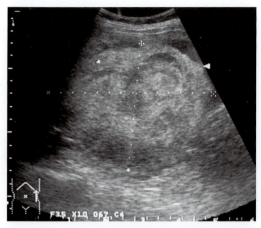

图 13-29 腹膜后脂肪肉瘤，腹膜后探及一高回声团块，内部回声不均匀

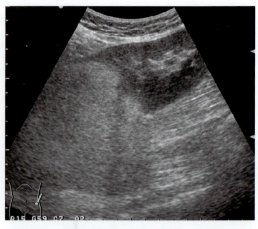

图 13-30 腹膜后脂肪肉瘤，腹膜后左肾旁探及一高回声团块，内部回声均匀

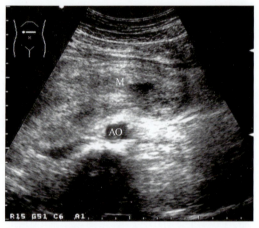

图 13-31 腹膜后脂肪肉瘤，腹膜后腹主动脉前方探及一高回声不均团块，中央见少量液性区

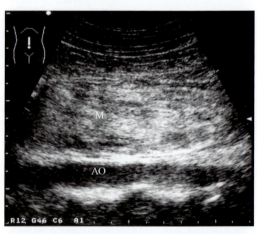

图 13-32 腹膜后脂肪肉瘤，腹膜后腹主动脉前方探及一梭形高回声不均团块

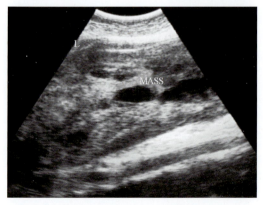

图 13-33 腹膜后脂肪肉瘤，腹膜后探及一高回声不均团块，中央见液性区

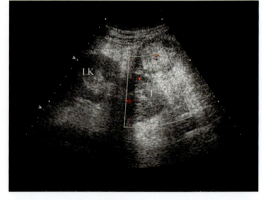

图 13-34 腹膜后脂肪肉瘤，腹膜后左肾旁探及一高回声团块，内回声不均匀，可探及少量血流信号

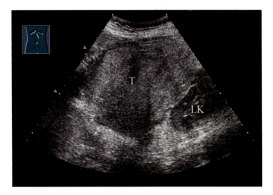

图 13-35　腹膜后脂肪肉瘤，腹膜后左肾旁探及一高回声团块，内回声欠均匀

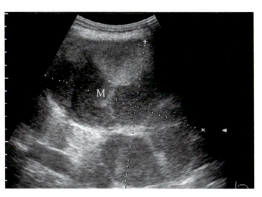

图 13-36　腹膜后脂肪肉瘤术后复发，腹膜后探及一巨大高回声不均团块

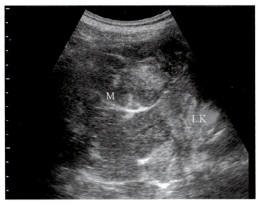

图 13-37　腹膜后脂肪肉瘤术后复发，腹膜后左肾旁探及一巨大高回声不均团块

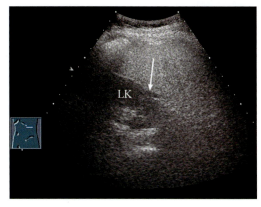

图 13-38　腹膜后脂肪肉瘤，腹膜后左肾旁探及一高回声团块，内回声均匀

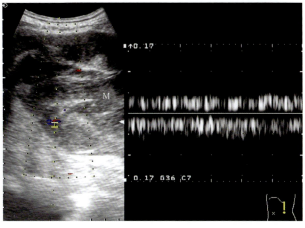

图 13-39　腹膜后脂肪肉瘤，腹膜后左肾旁探及一高回声团块，内回声不均匀，可测及静脉血流信号

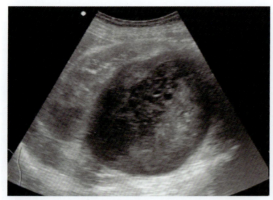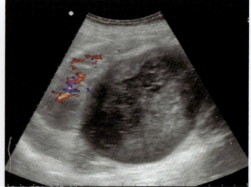

图 13-40　腹膜后脂肪肉瘤，腹膜后右肾旁探及一低回声团块，内回声不均匀，未见明显血流信号

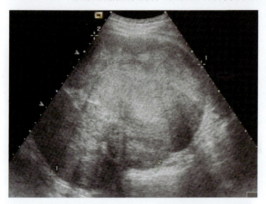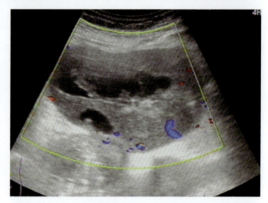

图 13-41　腹膜后脂肪肉瘤，腹膜后探及一高回声不均团块，境界清楚　　　图 13-42　腹膜后脂肪肉瘤，腹膜后探及一低回声团块，内部见坏死囊性变区，可见少量血流信号

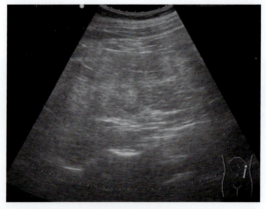

图 13-43　腹膜后脂肪肉瘤，腹膜后探及一高回声团块，内回声较均匀，境界不清，未见明显血流信号

六、神经母细胞瘤

（一）临床与病理

神经母细胞瘤源于神经嵴，80% 以上发生于 5 岁以下儿童。50% 发生于腹膜后。肿

瘤为椭圆形，表面为结节样，生长迅速，恶性度高，早期即可转移。瘤体大并且坚硬如石，常有钙化。

（二）超声表现

（1）肿瘤大，多显示为圆形、分叶状或不规则形，境界清楚，内部呈不均匀低回声。

（2）可出现局限性钙化灶，声像图上表现强回声伴后方声影。

（3）动态观察瘤体生长较快，常显示为较大的单个病灶并将肾向盆腔推移，但正常肾形态仍显示清楚。

（三）鉴别诊断

本病应与黏液肉瘤、脂肪肉瘤、肾母细胞瘤、纤维肉瘤、平滑肌肉瘤相鉴别。

（四）典型图像

典型图像如图 13-44 ～图 13-49 所示。

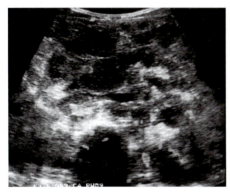

图 13-44　腹膜后神经母细胞瘤，腹膜后探及一回声杂乱团块，内可探及钙化灶强回声伴后方声影

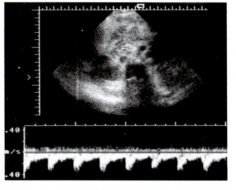

图 13-45　腹膜后神经母细胞瘤，腹膜后探及一回声杂乱团块，脉冲多普勒超声可测及动脉血流频谱

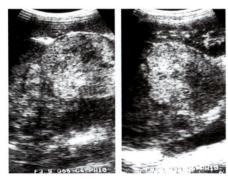

图 13-46　腹膜后神经母细胞瘤，腹膜后探及一回声杂乱团块，内探及散在的钙化灶强回声

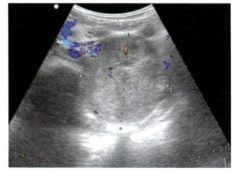

图 13-47　腹膜后神经母细胞瘤，腹膜后探及一类圆形低回声团块，境界清楚，内探及少量血流信号

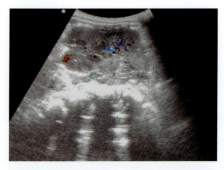 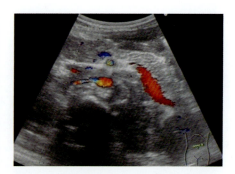

图 13-48　腹膜后神经母细胞瘤，腹膜后探及一低回声团块，境界尚清，形态不规则，呈分叶状，内探及散在液性区，可见少量血流信号　　图 13-49　腹膜后神经母细胞瘤，腹膜后胰腺后方探及一低回声团块，境界不清，形态不规则，未见明显血流信号

七、纤维肉瘤

（一）临床与病理

纤维肉瘤为较常见的软组织肉瘤，一般较大，生长较慢，大多发生于 20～50 岁男性，患者一般无疼痛，肿块质硬，有假包膜。切面有光泽，均匀呈鱼肉样，可有出血坏死形成。

（二）超声表现

（1）肿瘤多呈圆形或椭圆形，境界清楚，病灶深在，多位于脊柱旁。
（2）内部为不均匀低回声。
（3）当瘤体较大内部有坏死出血时，可探及不规则液性区。
（4）肿瘤侵犯输尿管时可引起肾积水。

（三）鉴别诊断

本病应与神经母细胞瘤、脂肪肉瘤、平滑肌肉瘤相鉴别。

（四）典型图像

典型图像如图 13-50～图 13-52 所示。

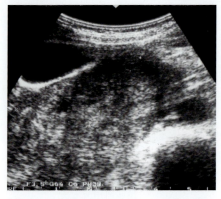 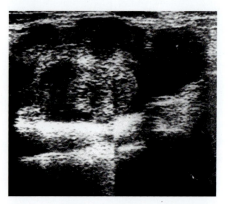

图 13-50　腹膜后纤维肉瘤，腹膜后探及一椭圆形低回声团块，境界清楚　　图 13-51　腹膜后纤维肉瘤，腹膜后探及一低回声团块，内回声不均

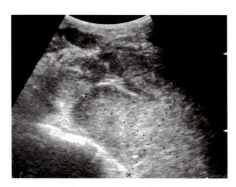

图 13-52　腹膜后纤维肉瘤，腹膜后见一椭圆形低回声团块，境界清楚

八、平滑肌肉瘤

（一）临床与病理

平滑肌肉瘤起源于腹膜后间隙，含平滑肌组织，肿瘤常较大，呈球形或分叶状，无包膜，境界不清，常向周围组织浸润，切面灰白色，呈鱼肉样，常伴有出血坏死。本病多见于 40～50 岁女性，患者常有腹痛。

（二）超声表现

（1）肿瘤多呈巨大球形或分叶状，境界清楚。

（2）边界不整齐呈高回声。

（3）内部为低回声，可探及细点及分隔样结构，分布尚均匀。

（4）当瘤体较大有坏死出血时，内部可探及大片不规则液性区。

（三）鉴别诊断

本病应与黏液肉瘤、神经母细胞瘤、纤维肉瘤相鉴别。

（四）典型图像

典型图像如图 13-53 ～图 13-64 所示。

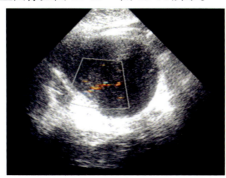

图 13-53　腹膜后平滑肌肉瘤，腹膜后探及一巨大球形低回声团块，境界清楚，内探及较丰富的血流信号

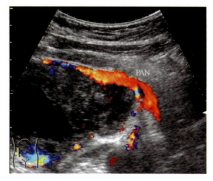

图 13-54　腹膜后平滑肌肉瘤，腹膜后探及一低回声团块，团块推移腹膜后血管，内可探及大片液性区

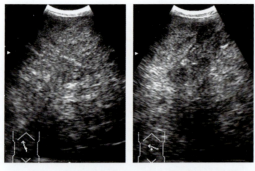

图 13-55　腹膜后平滑肌肉瘤，腹膜后探及一巨大低回声团块，内回声不均

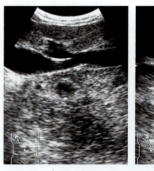

图 13-56　腹膜后平滑肌肉瘤，腹膜后探及一巨大低回声团块，内回声不均

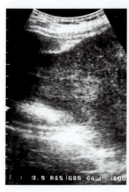
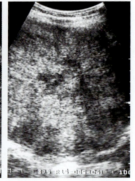

图 13-57　腹膜后平滑肌肉瘤，腹膜后探及一巨大低回声团块，内回声不均，境界清楚

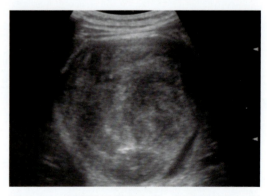

图 13-58　腹膜后平滑肌肉瘤，腹膜后探及一类圆形回声不均团块，境界清楚，内见杂乱排列的漩涡样回声

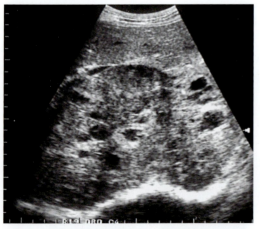

图 13-59　腹膜后平滑肌肉瘤，腹膜后探及一巨大低回声团块，内回声不均，可探及不规则液性区

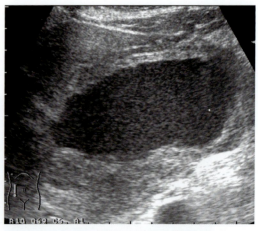

图 13-60　腹膜后平滑肌肉瘤，腹膜后探及一巨大低回声团块，内回声不均，可探及大片液性区

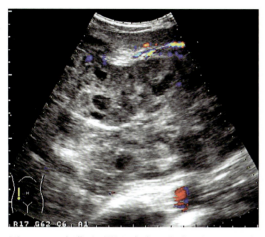

图 13-61 腹膜后平滑肌肉瘤，腹膜后探及一巨大低回声团块，内回声不均，未探及明显血流信号

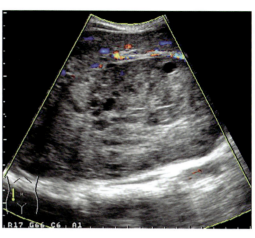

图 13-62 腹膜后平滑肌肉瘤，腹膜后探及一巨大低回声团块，内回声不均，境界清楚，未探及明显血流信号

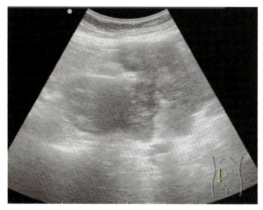

图 13-63 腹膜后平滑肌肉瘤，腹膜后探及一巨大低回声团块，内回声不均，境界尚清，形态不规则

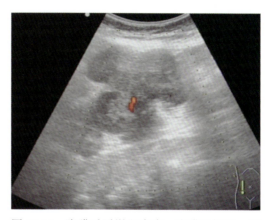

图 13-64 腹膜后平滑肌肉瘤，腹膜后探及一不规则低回声团块，境界清楚，内见少量血流信号

九、畸 胎 瘤

（一）临床与病理

本病常见，为三种原始胚层组织演变而来的先天性肿瘤，多发生于脊柱附近腹膜后间隙，右侧多于左侧，团块常呈椭圆形，有完整的包膜，多为良性肿瘤，但是有恶性变的趋势。囊壁薄、光滑，多为单房性，内为皮脂及皮肤附属物，混有毛发，有时可见牙齿及骨骼。

（二）超声表现

（1）肿瘤多呈单房性椭圆形，外壁光滑，内壁多不平，内部回声不均，多显示由囊性和实质性混合组成。

（2）因内部所含成分不同而呈现相应的不同声像特征，如脂液分层征、壁立乳头征、面团征及发球征等。

（3）肿块位置深在，不随体位改变而移动。

（三）鉴别诊断

本病应与腹膜后血肿、腹膜后脓肿、腹膜后囊肿相鉴别。

（四）典型图像

典型图像如图 13-65 ～图 13-67 所示。

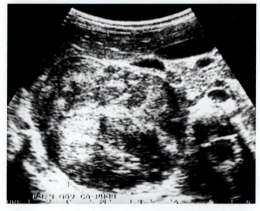 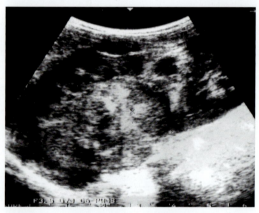

图 13-65　腹膜后畸胎瘤，腹膜后探及一巨大球　　　图 13-66　腹膜后畸胎瘤，腹膜后探及一巨大球
　　　　　形团块，内回声杂乱不均，可见钙化强回声　　　　　　　形团块，内回声杂乱不均，可见钙化强回声

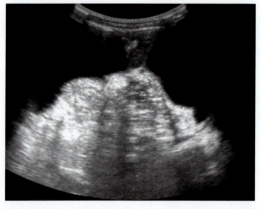

图 13-67　腹膜后畸胎瘤，腹膜后探及一巨大囊实性团块，实性区域回声不均

十、腹膜后血肿

（一）临床与病理

腹膜后血肿多为外伤或腹部手术后并发症，患者多有腹痛、腰痛。

（二）超声表现

（1）腹膜后出现无回声或低回声肿块，肿块前后径小于上下径。

（2）血肿内血块形成沉积时，可以在壁上出现结节样团块附着。

（3）血肿壁较厚不规则，动态观察可以发现血肿逐渐吸收演变过程。

（三）鉴别诊断

本病应与囊性淋巴管瘤、腹膜后脓肿、腹膜后囊肿相鉴别。

（四）典型图像

典型图像如图 13-68 ～图 13-74 所示。

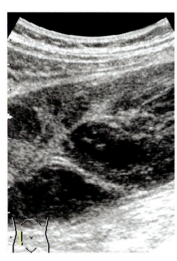
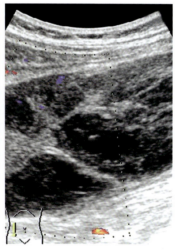

图 13-68　腹膜后血肿，腹膜后探及低回声肿块，内呈网格样改变，未探及明显血流信号

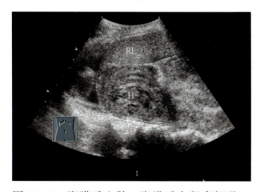

图 13-69　腹膜后血肿，腹膜后右肾旁探及一低回声团块

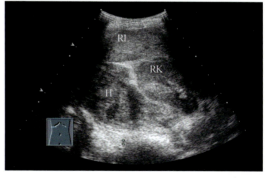

图 13-70　腹膜后血肿，腹膜后右肾旁探及一低回声团块

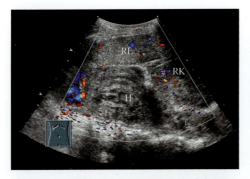

图 13-71　腹膜后血肿，腹膜后右肾旁探及一低回声团块，内部未探及明显血流信号

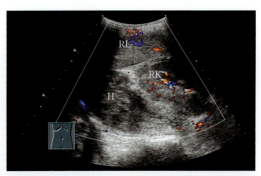

图 13-72　腹膜后血肿，腹膜后右肾旁探及一低回声团块，内部未探及明显血流信号

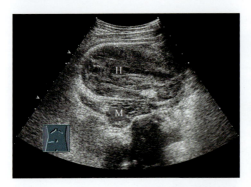

图 13-73　腹膜后血肿，腹膜后探及低回声团块，内呈网格样改变

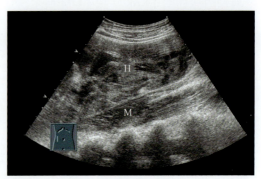

图 13-74　腹膜后血肿，腹膜后探及低回声团块，内呈网格样改变

十一、腹膜后脂肪瘤

（一）临床与病理

腹膜后脂肪瘤（retroperitoneal lipoma）是指来源于腹膜后间叶组织（脂肪源性）的一种良性肿瘤，其形态学类型包括纤维脂肪瘤、黏液脂肪瘤、软骨样脂肪瘤、肌脂肪瘤、血管脂肪瘤等。不同形态学类型的脂肪瘤，其超声表现差异很大，主要取决于瘤体内脂肪和其他结缔组织间的界面数。

腹膜后脂肪瘤可发生在任何年龄，男女比例为 1 ∶ 2。临床上主要以腹部包块或周围脏器受压出现相应症状而就诊。

（二）超声表现

（1）肿瘤多呈圆形或椭圆形，形态规则，界限清晰，可见包膜回声。

（2）肿瘤回声与病理形态学类型相关，可呈低至稍高回声或混合回声团块，脂肪组织成分越单纯，则瘤体回声越低。

（3）CDFI 示肿瘤内未见明显血流信号或少量血流信号。

（4）肿瘤位置深在，不随体位改变而移动，可压迫或推移周边正常组织。

（三）鉴别诊断

本病应与腹膜后脂肪肉瘤、腹膜后畸胎瘤、腹膜后孤立性纤维瘤、腹膜后平滑肌瘤、胃肠道气体相鉴别。

（四）典型图像

典型图像如图 13-75 所示。

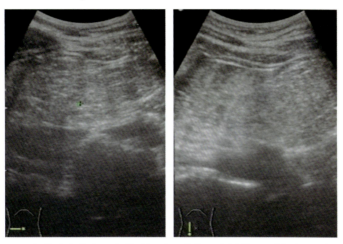

图 13-75　腹膜后脂肪瘤，腹膜后探及一稍高回声团块，呈椭圆形，境界清楚

十二、腹膜后平滑肌瘤

（一）临床与病理

腹膜后平滑肌瘤（retroperitoneal leiomyoma）极为罕见，在原发性腹膜后肿瘤中仅占0.5%～1.2%，好发于 20～50 岁女性，多位于肾门水平以下的腹膜后间隙，40%合并子宫肌瘤或既往行子宫肌瘤切除术后。临床表现无特异性，由于腹膜后间隙疏松，肿瘤较小时一般无症状。肿瘤较大时可出现疼痛及压迫症状，可出现腹痛、腹胀、恶心、呕吐或乏力等症状。

（二）超声表现

（1）肿瘤多呈椭圆形或形态不规则，边缘光滑或小分叶，界限清晰，可见包膜回声。

（2）肿瘤较小时，内部多为较均匀低回声；肿瘤较大时，内部回声不均匀，可见部分坏死液性区而呈囊实性。CDFI 示肿瘤内未见明显血流信号。

（3）肿瘤位置深在，不随体位改变而移动，可压迫或推移周边正常组织。

（三）鉴别诊断

本病应与腹膜后孤立性纤维瘤、腹膜后脂肪瘤、腹膜后平滑肌肉瘤、腹膜后淋巴瘤相鉴别。

（四）典型图像

典型图像如图 13-76 所示。

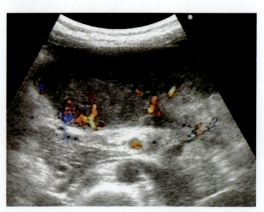

图 13-76　腹膜后平滑肌瘤，腹膜后探及一低回声团块，呈椭圆形，境界清楚，内见少量血流信号

十三、腹膜后神经纤维瘤

（一）临床与病理

腹膜后神经纤维瘤是来源于腹膜后神经组织的一种良性肿瘤，多见于青年人，男女发病率相似，可单发或多发，多发者又称为神经纤维瘤病，肿瘤位置常较深，病变常可深入腰大肌。本病无特定的临床表现，肿瘤较小时，一般无特异临床症状和体征；当肿瘤较大时，可出现腹痛、腹胀等压迫症状。

（二）超声表现

（1）腹膜后探及低回声或等回声团块，可单发或多发，多发者可大小不等。

（2）肿瘤多数呈圆形或椭圆形，少部分可呈小分叶状，表面光滑，境界清楚，内部回声均匀，肿瘤较大者内部可出现部分无回声区；CDFI 内见少量血流信号。

（3）肿块位置深在，不随体位改变而移动，腹压改变时，与腹腔内肠管间可存在相对滑动，呈"越峰"征。

（三）鉴别诊断

本病应与腹膜后脂肪瘤、腹膜后神经鞘瘤、腹膜后平滑肌瘤、卵巢恶性肿瘤相鉴别。

（四）典型图像

典型图像如图 13-77、图 13-78 所示。

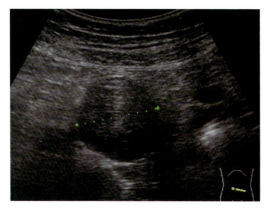 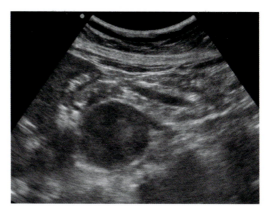

图 13-77　腹膜后平滑肌瘤，腹膜后探及一低回　　图 13-78　腹膜后平滑肌瘤，腹膜后见一低回声
　　　　　　声团块，呈类圆形，境界清楚　　　　　　　　　　　　团块，呈类圆形，境界清楚

十四、腹膜后神经鞘瘤

（一）临床与病理

　　腹膜后神经鞘瘤（retroperitoneal schwannoma）是来源于腹膜后神经鞘膜 Schwann 细胞的一种肿瘤，多发生于神经节或神经干周围，以恶性神经鞘瘤多见，良恶性比例为 1：7。良性神经鞘瘤可发生于任何年龄，以 20 ～ 50 岁多见，男女发生率相近。腹膜后良性神经鞘瘤体积一般不超过 5cm，位于神经鞘内，外面围以神经外膜构成的包膜，肿瘤切面灰白带黄，可显编织状。若肿瘤巨大可见瘤内出血、囊变和钙化。临床症状通常没有特异性且一般发现较晚，如腹部肿物、腹胀、腹痛等。

（二）超声表现

　　（1）肿瘤多为单发，有包膜，边界清晰，形态规则，呈圆形或椭圆形。
　　（2）肿瘤以实性低回声为主，在低回声背景下可见低回声区与不规则的稍强回声区交错排列，呈"漩涡状"改变；CDFI 内见少量血流信号。
　　（3）部分肿瘤内见部分液性区，极少部分呈无回声团块。
　　（4）肿块位置深在，不随体位改变而移动。

（三）鉴别诊断

　　本病应与腹膜后神经纤维瘤、腹膜后脂肪瘤、腹膜后平滑肌瘤、腹膜后恶性神经鞘瘤相鉴别。

（四）典型图像

　　典型图像如图 13-79 ～图 13-82 所示。

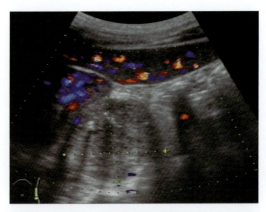

图 13-79　腹膜后神经鞘瘤，腹膜后见一低回声团块，呈类圆形，境界清楚，内见强回声钙化斑，未见明显血流信号

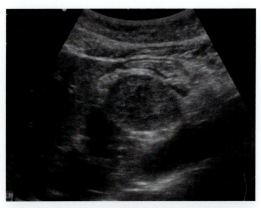

图 13-80　腹膜后神经鞘瘤，腹膜后见一低回声团块，呈类圆形，境界清楚，内部呈漩涡样回声

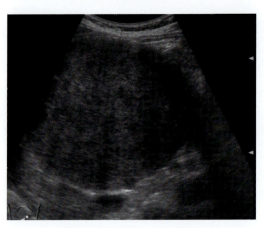

图 13-81　腹膜后神经鞘瘤，腹膜后见一巨大低回声团块，呈类圆形，境界清楚

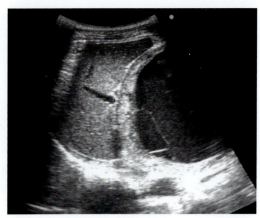

图 13-82　腹膜后神经鞘瘤囊性变，腹膜后脾下方见一囊实性团块，呈类圆形，境界清楚

十五、腹膜后淋巴管瘤

（一）临床与病理

　　腹膜后淋巴管瘤（retroperitoneal lymphangioma）系为淋巴管源性的一种罕见病变，由异常增生的淋巴管构成。目前研究认为是由先天性淋巴管发育异常或感染、肿瘤、外伤等后天因素所致的淋巴管损伤，使淋巴液回流受阻，淋巴管管腔异常扩张导致淋巴管呈瘤样增大，从而形成淋巴管瘤。

（二）超声表现

　　（1）腹膜后探及单房或多房囊性无回声区，紧贴后腹壁，壁薄，境界清楚，内部可伴有分隔带回声。

（2）伴有囊内出血、感染、机化时，囊壁可增厚，囊内可见细点状回声或伴有囊壁钙化。

（3）肿块位置深在，不随体位改变而移动。

（三）鉴别诊断

本病应与腹膜后囊性畸胎瘤、肠系膜囊肿、输尿管囊肿、卵巢囊肿、实性肿瘤囊性变相鉴别。

（四）典型图像

典型图像如图 13-83、图 13-84 所示。

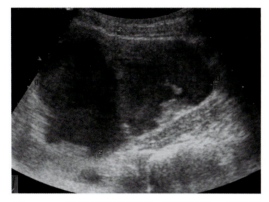 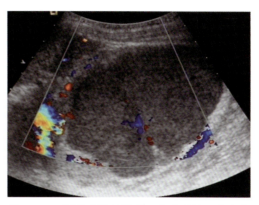

图 13-83　腹膜后淋巴管瘤，腹膜后见一囊性团块，形态不规则，境界清楚，内透声差，可见分隔带回声

图 13-84　腹膜后淋巴管瘤，腹膜后见一多房囊性团块，境界清楚，内透声差，分隔带上探及少量血流信号

十六、腹膜后纤维化

（一）临床与病理

腹膜后纤维化（retroperitoneal fibrosis，RPF）是由于腹膜后纤维脂肪组织异常增生，导致腹膜后广泛纤维化，使腹膜后脏器受累而发生病变，可分为原发性腹膜后纤维化（又称为特发性腹膜后纤维化，约占 70%）和继发性腹膜后纤维化，前者发病原因不明，目前多数学者研究认为可能与自身免疫反应有关；后者多有较明显的发病原因，多与恶性肿瘤、外伤手术、肠道或腺体炎症反应及对药物（主要是治疗头痛的麦角类衍生物）的过敏反应有关。本病好发年龄为 40 ～ 60 岁，男女比例（2 ～ 3）：1。肉眼下表现为致密灰白色的纤维斑块，常位于肾门与盆缘之间，包绕腹主动脉、下腔静脉、髂血管及输尿管，极少部分亦可跨越膈肌与纵隔纤维化相延续。镜下病理表现：胶原纤维组织增生伴大量毛细血管增生及多种炎症细胞浸润，如淋巴细胞、巨噬细胞及血管内皮细胞，晚期可发展成纤维瘢痕，组织为无血管、无细胞、胶原束间散在钙化状态。

腹膜后纤维化起病隐匿，早期缺乏特异的临床表现与体征；当病变发展到一定程度时，引起腹膜后空腔脏器压迫梗阻而引发症状，如腰部酸痛，腹痛、腹胀，恶心、恶吐等，压迫包绕输尿管严重者可引起肾积水、肾功能不全甚至肾衰竭，压迫下腔静脉及腹膜后淋巴管可导致下肢水肿、静脉血栓、阴囊壁水肿等。

（二）超声表现

（1）腹膜后脊柱前方及侧方见一厚薄不均的片状或团块状低/高回声区，范围广，边界不清，回声较均匀，极少数低回声区内可见团状钙化强回声，CDFI内未见明显血流信号。

（2）低回声区可包绕腹主动脉、髂动脉，与腹主动脉前壁分界不清，腹主动脉内膜尚清晰；累及范围多数位于肾动脉水平及髂动脉水平之间。

（3）包绕下腔静脉时，可使下腔静脉变窄。

（4）侵犯输尿管时可见输尿管局部变窄，狭窄上方输尿管扩张伴同侧肾积水。

（三）鉴别诊断

1. 腹主动脉瘤并血栓形成　表现为腹主动脉局限性扩张，外界清晰，血栓位于动脉管腔内，血栓附着处内膜显示不清；而腹膜后纤维化低回声团块位于腹主动脉前方及两侧方，范围较广，很难探及边界，腹主动脉内膜尚清晰。

2. 与腹膜后肿瘤、转移性淋巴结、淋巴瘤鉴别　表现为腹膜后低回声团块，边界较清楚，少部分可融合成片状，可不包绕腹主动脉，亦可使腹主动脉移位，内可见较丰富血流信号；腹膜后纤维化多分布在动脉前方及两侧，很少引起主动脉移位，范围广，边界不清，内未见明显血流信号。

3. 与多发性大动脉炎鉴别　多见于中青年女性，动脉正常结构消失，层次不清，管壁不规则增厚，管腔狭窄或闭塞；腹膜后纤维化多见于中老年男性，动脉周围被低回声区包绕，动脉内膜清晰。

（四）典型图像

典型图像如图 13-85 ～图 13-87 所示。

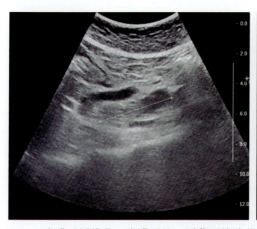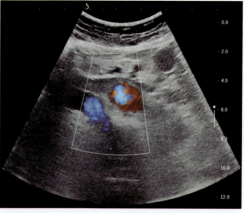

图 13-85　腹膜后纤维化，腹膜后见一厚薄不均片状低回声区，边界不清，包绕腹主动脉、下腔静脉，内未见明显血流信号

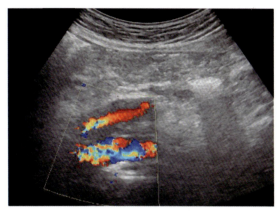

图 13-86　腹膜后纤维化，腹膜后见一团块状低回声区，边界不清，包绕腹主动脉、肠系膜上动脉，内未见明显血流信号

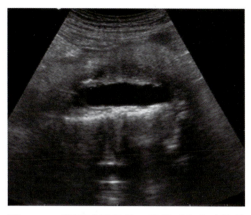

图 13-87　腹膜后纤维化，腹膜后腹主动脉前见一厚薄不均片状高回声区，边界不清

十七、腹膜后间隙脓肿

（一）临床与病理

腹膜后间隙脓肿多由邻近脏器炎症蔓延或损伤穿孔所致，如肾外伤尿液外渗，肾表面脓肿直接侵入或破溃入周围组织；部分腹膜后位的结肠病理性或损伤穿孔等。临床上除原发病表现外，还表现为全身寒战高热、全身酸痛、白细胞计数升高等严重炎症反应，并伴有腰大肌刺激征。

（二）超声表现

（1）腹膜后间隙探及囊性肿块，常呈圆形或椭圆形，境界清楚。

（2）肿块囊壁厚，边缘不规则，内部呈无回声，可见许多细点状或絮状低回声，随体位的改变而移动，后壁及后方组织回声增强。

（3）脓肿较大时可向上、下蔓延，并推压周围组织移位或压迫输尿管引起尿路梗阻。

（4）如有腹腔内邻近脏器的炎症病灶并存时，则有相应的声像图改变。

（5）随着时间的推移，脓肿大小及内部回声会有一定的改变，恢复期脓肿逐渐吸收变小。

（三）鉴别诊断

本病应与腹膜后血肿、阑尾脓肿、囊性畸胎瘤、囊性淋巴管瘤、肾周尿囊肿、结核寒性脓肿相鉴别。

（四）典型图像

典型图像如图 13-88、图 13-89 所示。

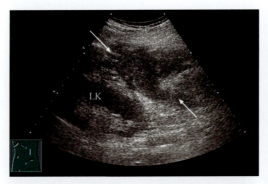

图 13-88　腹膜后脓肿，腹膜后间隙探及低回声
　　　　　不均区，形态不规则

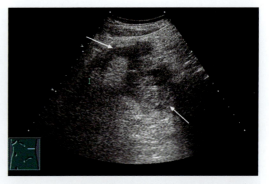

图 13-89　腹膜后脓肿，腹膜后间隙探及低回声
　　　　　不均区，形态不规则

（林晓东　梁荣喜）

第十四章　腹部血管疾病

第一节　腹部血管解剖

一、腹膜后大血管解剖

腹主动脉主要分支有腹腔动脉、肠系膜上动脉、肠系膜下动脉、肾动脉、肾上腺动脉。腹腔动脉又分为肝总动脉、脾动脉、胃左动脉。肠系膜下动脉、肾上腺动脉与胃左动脉于超声检查中不易显像。下腔静脉主要属支有肾静脉、肝静脉、肾上腺静脉等，如图 14-1 所示。

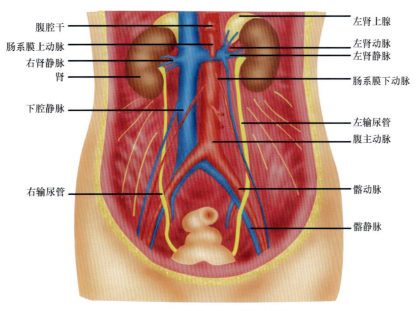

左肾上腺
左肾动脉
左肾静脉
肠系膜下动脉
左输尿管
腹主动脉
髂动脉
髂静脉

腹腔干
肠系膜上动脉
右肾静脉
肾
下腔静脉
右输尿管

图 14-1　腹膜后大血管解剖图

二、肝门静脉系统解剖

肝门静脉由脾静脉和肠系膜上静脉在胰头后方汇合后斜向右上，行于肝十二指肠韧带中，位于胆总管、肝动脉之后，在肝门处分为左、右两支入肝，如图 14-2 所示。

三、腹膜后大血管与门静脉系统正常声像图

腹膜后大血管与门静脉系统正常声像图如图 14-3 ～图 14-14 所示。

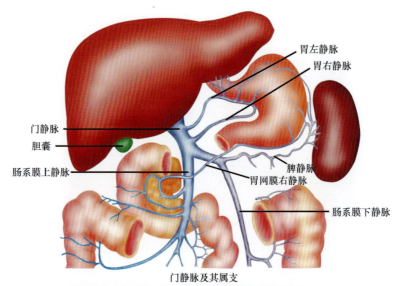

门静脉及其属支

图 14-2　门静脉系统解剖图

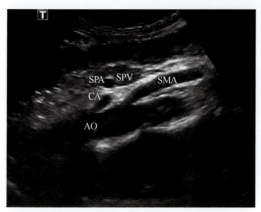

图 14-3　正常腹膜后大血管纵切声像图，AO：
腹主动脉；CA：腹腔动脉；SMA：肠系膜上动脉；
SPA：脾动脉；SPV：脾静脉

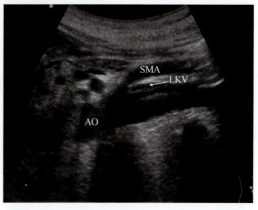

图 14-4　正常腹膜后大血管纵切声像图，AO：腹
主动脉；SMA：肠系膜上动脉；LKV：左肾静脉

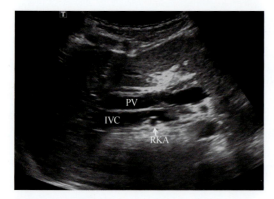

图 14-5　正常腹膜后大血管纵切声像图，IVC：
下腔静脉；PV：门静脉；RKA：右肾动脉

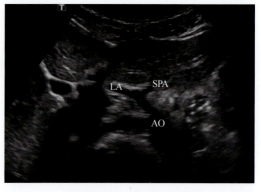

图 14-6　正常腹膜后大血管横切声像图，AO：腹
主动脉；LA：腹腔动脉与肝总动脉；SPA：脾动脉

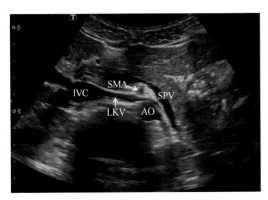

图 14-7　正常腹膜后大血管横切声像图，AO：腹主动脉；IVC：下腔静脉；SMA：肠系膜上动脉；LKV：左肾静脉；SPV：脾静脉

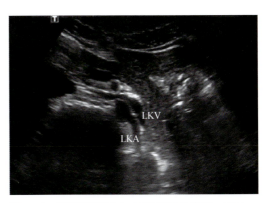

图 14-8　正常腹膜后大血管横切声像图，LKA：左肾动脉；LKV：左肾静脉

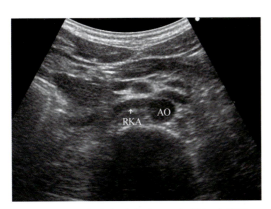

图 14-9　正常右肾动脉（RKA）横切声像图

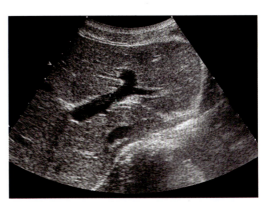

图 14-10　正常门静脉左支肋缘下斜切声像图

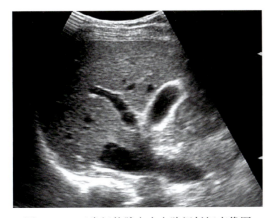

图 14-11　正常门静脉右支右肋间斜切声像图

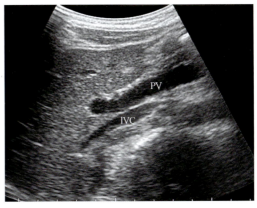

图 14-12　正常门静脉、下腔静脉肋缘下斜纵切声像图

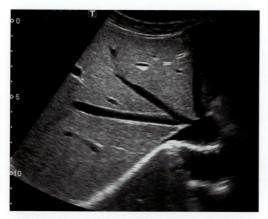
图 14-13　正常第二肝门肋缘下斜切声像图

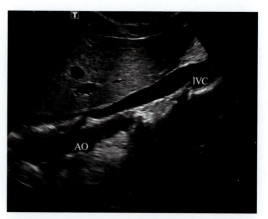
图 14-14　正常腹膜后大血管纵切声像图

第二节　腹主动脉及其主要分支疾病

一、腹主动脉瘤

（一）临床与病理

因动脉粥样硬化或外伤、感染、中膜破坏、梅毒、先天性异常等引起动脉管壁变薄弱，动脉壁中层弹力纤维损坏、变性，动脉壁顺应性降低，在血流冲击下，血管逐渐膨大，形成动脉瘤。本病好发于老年男性，多数患者无临床症状，体瘦者中上腹可扪及一搏动性包块，夹层动脉瘤可出现剧烈胸腹痛，可伴有血栓形成、瘤体破裂等严重并发症。

腹主动脉瘤可分为以下三类。

1. 真性动脉瘤　局部动脉壁全层膨大。

2. 假性动脉瘤　多由外伤引起，血液从动脉破损处流出，在动脉周围形成血肿。

3. 夹层动脉瘤　动脉内膜破损，中层撕开，收缩期血液从内膜破损处流入中层，形成一个假腔，舒张期再从假腔流回真腔，形成血流通道。

（二）超声表现

1. 真性动脉瘤

（1）腹主动脉壁全层呈局限性囊状或梭形扩张，一般位于肾动脉分支水平以下，可延续至髂动脉分叉处以下，最大外径大于 3cm 或超过正常段管径的 50%。

（2）常伴有血栓形成，可于动脉管壁上见附壁实体回声，向管腔内突起，表面不平整，回声均匀。

（3）彩色多普勒超声于管腔内见收缩期流速缓慢的暗红色血流信号，瘤体较大时见红蓝相间的涡流信号。

2. 假性动脉瘤

（1）于腹主动脉旁见一无回声区，壁厚，不光滑，血栓形成时可见附壁实体回声，与腹主动脉壁不延续，无回声区通过腹主动脉壁上的断口与其相通。

（2）彩色多普勒超声检测见收缩期血流信号呈高速射流状经断口流入瘤体，色彩呈明亮五彩镶嵌状，血流于瘤体内呈旋涡状，舒张期转换血流色彩后经断口流回腹主动脉。

（3）多普勒频谱于断口处可测及高速湍流频谱，收缩期与舒张期血流方向相反，于瘤体中间可测及双向血流频谱。

3. 夹层动脉瘤

（1）动脉壁内中膜分离，形成假腔，纵切见腹主动脉为相邻的两条平行的管腔，横切见两个椭圆形的无回声区。腹主动脉内膜上见破损断口，断口上见撕裂内膜高回声带飘动。

（2）彩色多普勒超声检测见收缩期血液从真腔流入假腔，真腔内血流信号回声比假腔内高。

（3）脉冲多普勒超声于真腔与假腔内均测及动脉血流频谱，真腔内见高速血流，假腔内血流速度缓慢。

（4）假腔内血栓形成时于管腔内见实体回声，实体内无血流信号显示。

（三）鉴别诊断

本病需与腹膜后囊肿、肠系膜囊肿相鉴别。真性动脉瘤、假性动脉瘤与夹层动脉瘤之间需相互鉴别。

（四）典型图像

典型图像如图 14-15 ～图 14-58 所示。

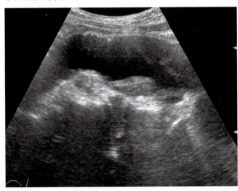

图 14-15　腹主动脉瘤伴血栓形成，腹主动脉呈梭形扩张，内壁不光滑，可见附壁强回声斑与实体

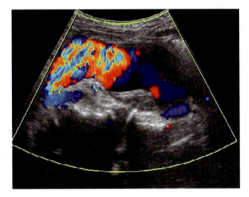

图 14-16　与图 14-15 为同一患者，多普勒超声见血流束增宽，边缘不光整，流速增大，血流紊乱

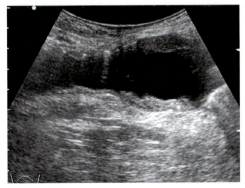

图 14-17　腹主动脉瘤，腹主动脉梭形扩张，管壁上见斑块与附壁血栓

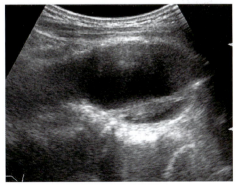

图 14-18　腹主动脉瘤伴血栓形成，腹主动脉梭形扩张，后壁见实体，实体与壁之间见无回声间隙

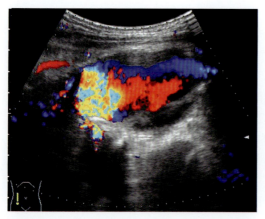

图 14-19　与图 14-18 为同一患者，彩色多普勒超声见血栓与后壁间隙内无血流信号，为血栓与壁部分离，但未与血管腔相通

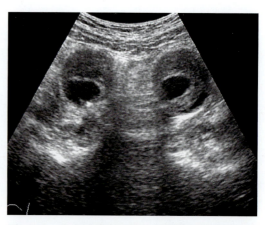

图 14-20　腹主动脉瘤延伸至双侧髂总动脉伴血栓形成，双侧髂总动脉扩张，血管附壁实体为血栓

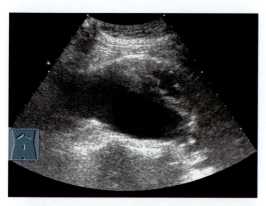

图 14-21　腹主动脉瘤，腹主动脉梭形扩张，前壁见附壁血栓

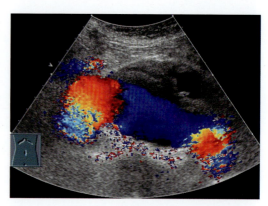

图 14-22　与图 14-21 为同一患者，彩色多普勒超声表现

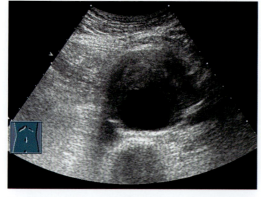

图 14-23　与图 14-21 为同一患者，腹主动脉瘤横切面

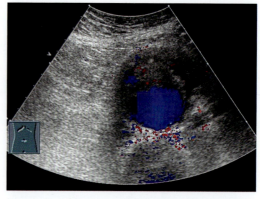

图 14-24　与图 14-21 为同一患者，腹主动脉瘤横切面彩色多普勒超声表现

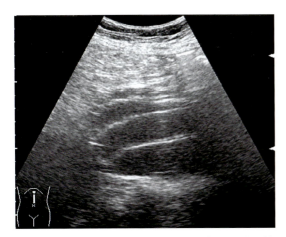 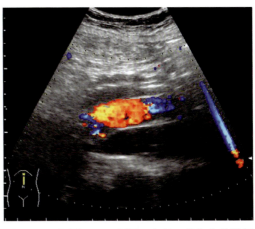

图 14-25　腹主动脉瘤替换人工血管术后，梭形扩张的腹主动脉内见一管状回声

图 14-26　与图 14-25 为同一患者，彩色多普勒超声见血液于人工血管中流动

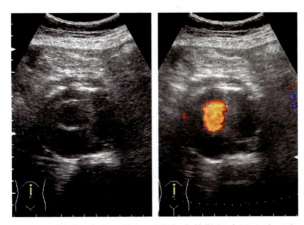

图 14-27　与图 14-25 为同一患者，横切面彩色多普勒超声见血液于人工血管中流动

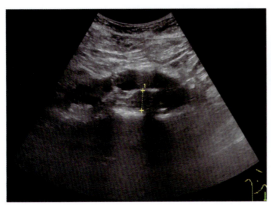 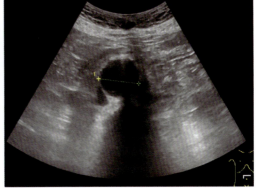

图 14-28　腹主动脉瘤，左图为纵切面见腹主动脉梭形扩张，后壁见血栓形成；右图为腹主动脉瘤横切面

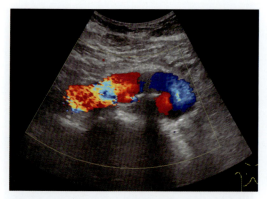

图 14-29　与图 14-28 为同一患者，腹主动脉瘤纵切彩色多普勒超声表现

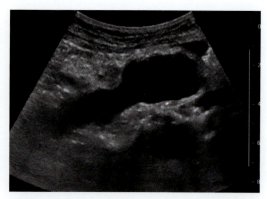

图 14-30　腹主动脉瘤，腹主动脉呈梭形扩张

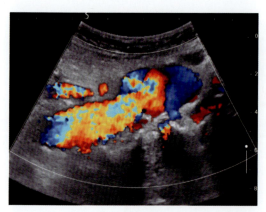

图 14-31　与图 14-30 为同一患者，彩色多普勒超声见紊乱的血流信号

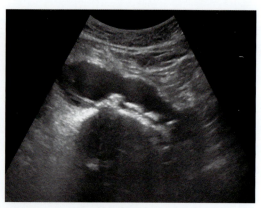

图 14-32　腹主动脉瘤，腹主动脉梭形扩张，管壁上见斑块与附壁血栓

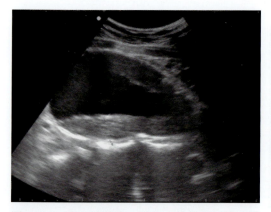

图 14-33　腹主动脉瘤，腹主动脉梭形扩张，前后壁见附壁血栓

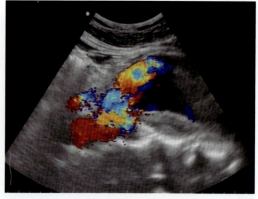

图 14-34　与图 14-33 为同一患者，腹主动脉瘤彩色多普勒超声表现

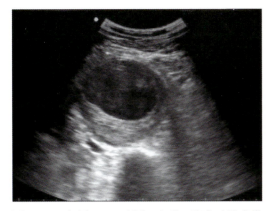

图 14-35 与图 14-33 为同一患者，腹主动脉瘤横切面

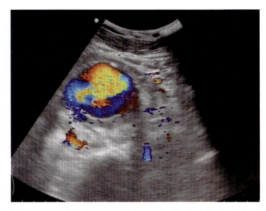

图 14-36 与图 14-33 为同一患者，腹主动脉瘤彩色多普勒超声表现

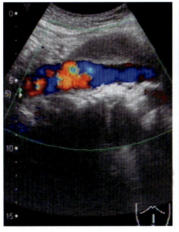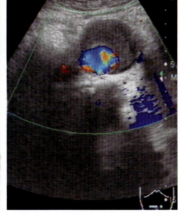

图 14-37 腹主动脉瘤，横切面与纵切面的彩色多普勒超声表现

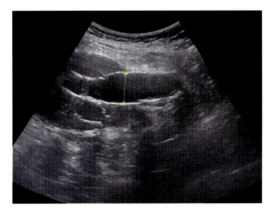

图 14-38 腹主动脉瘤替换人工血管术后，梭形扩张的腹主动脉内见一管状回声，周边见血栓

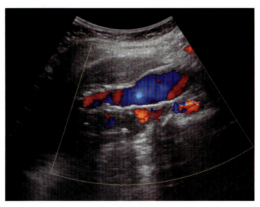

图 14-39 与图 14-38 为同一患者，彩色多普勒超声见血液于人工血管中流动

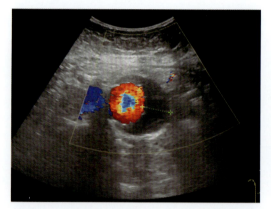

图 14-40　与图 14-38 为同一患者，横切面彩色多普勒超声见血液于人工血管中流动

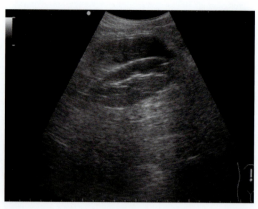

图 14-41　腹主动脉瘤替换人工管术后，梭形扩张的腹主动脉内见一管状回声

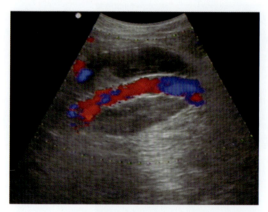

图 14-42　与图 14-41 为同一患者，彩色多普勒超声见血液于人工血管中流动

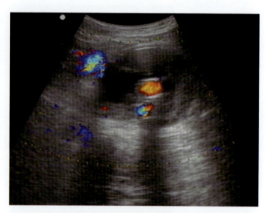

图 14-43　与图 14-41 为同一患者，横切面彩色多普勒超声见血液于人工血管中流动

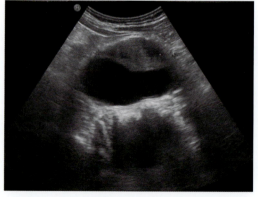

图 14-44　腹主动脉瘤，腹主动脉囊状扩张，前壁见血栓形成

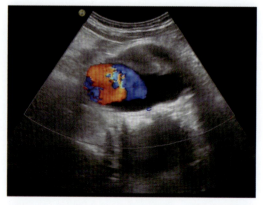

图 14-45　与图 14-44 为同一患者，彩色多普勒超声纵切面见杂乱血流信号

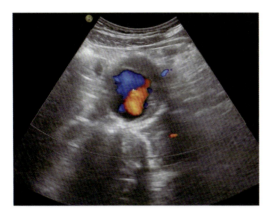

图 14-46　与图 14-44 为同一患者，彩色多普勒超声横切面见杂乱血流信号

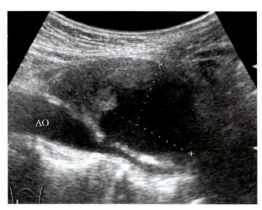

图 14-47　腹主动脉假性动脉瘤，腹主动脉前方见一无回声区，其上方见附壁血栓，无回声区通过腹主动脉前壁一断口与血管腔相通，断口下方动脉管腔变细

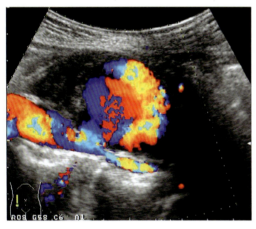

图 14-48　与图 14-47 为同一患者，彩色多普勒超声见血流自腹主动脉流入假性动脉瘤，形成涡流，再回流入腹主动脉

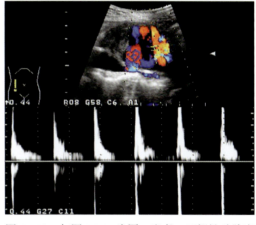

图 14-49　与图 14-47 为同一患者，于假性动脉瘤内测及高速多普勒动脉血流频谱

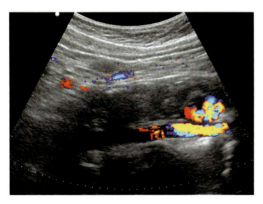

图 14-50　腹主动脉夹层动脉瘤，腹主动脉前壁形成假腔，内见血栓实体回声，彩色多普勒超声见真腔内血流经断口射流入假腔

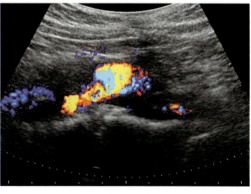

图 14-51　与图 14-50 同一患者，彩色多普勒超声见真腔内血流经断口射流入假腔

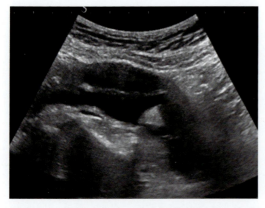

图 14-52　夹层动脉瘤，腹主动脉纵切面，内中膜分离，管腔分为真假两腔

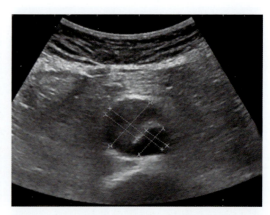

图 14-53　与图 14-52 为同一患者，腹主动脉横切面，管腔呈两个椭圆形

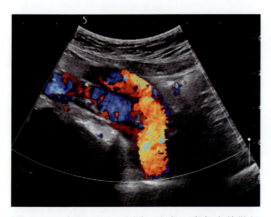

图 14-54　与图 14-53 为同一患者，彩色多普勒超声见真腔内血流经断口射流入假腔

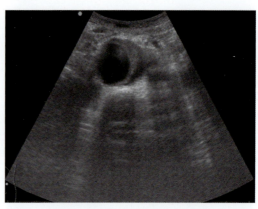

图 14-55　腹主动脉夹层动脉瘤，横切面见带状回声将管腔分隔为真假两腔

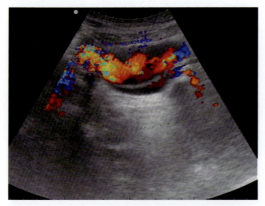

图 14-56　与图 14-55 为同一患者，纵切面真腔充满血流信号

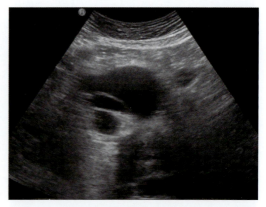

图 14-57　腹主动脉夹层动脉瘤，横切面见带状回声将管腔分隔为真假两腔

二、腹主动脉硬化

（一）临床与病理

腹主动脉硬化为全身动脉粥样硬化的一部分，早期动脉内膜上出现脂斑和脂质条纹，随着病变的发展，在脂质斑纹周围特别是表面的结缔组织增生，形成突出于内膜表面的斑块。病变进一步发展，纤维斑块深层因脂质浸润而增生的结缔组织发生坏死，形成粥样斑块。动脉粥样硬化斑块可出现斑块内出血、斑块破裂或溃疡形成、钙化、血栓形成等继发性改变。动脉粥样硬化病变严重的患者可出现心绞痛、心肌梗死等冠心病症状，并出现脑、肾、四肢动脉硬化的相应脏器病变。

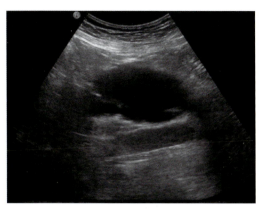

图 14-58　与图 14-57 为同一患者，纵切面内中膜分离，管腔分为真假两腔

（二）超声表现

（1）腹主动脉管壁增厚，回声增强，内膜不光滑，可见许多强回声附壁斑块凸起，大小不一，部分后方见声影。

（2）严重者血管内径狭窄，可见附壁等回声实体，为血栓形成。

（3）彩色多普勒超声探测见血流束边缘不光整。

（4）严重者血流速度下降，脉冲多普勒见低速单相频谱，严重狭窄者可探及高速湍流频谱。

（5）动脉硬化严重者可发生腹主动脉瘤，可见真性动脉瘤与夹层动脉瘤，并见血栓形成。

（三）典型图像

典型图像如图 14-59 ～图 14-63 所示。

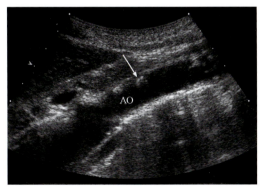

图 14-59　腹主动脉粥样硬化斑块形成，管壁上见许多附壁强回声斑块（箭头所示）

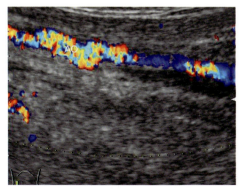

图 14-60　腹主动脉硬化狭窄，腹主动脉管腔变窄，管壁增厚，可见附壁等回声实体，彩色多普勒超声见血流束细窄，不光整

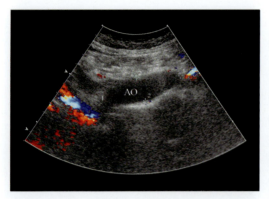

图 14-61　腹主动脉闭塞，腹主动脉内见血栓实体堵塞，彩色多普勒超声未探及血流信号

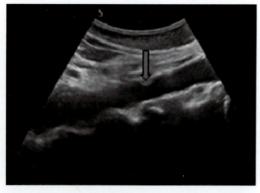

图 14-62　腹主动脉粥样硬化斑块形成，管壁上见附壁强回声斑块（箭头所示）

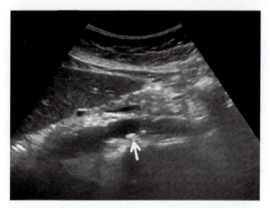

图 14-63　腹主动脉粥样硬化斑块形成，管壁上见附壁强回声斑块（白色箭头所示）

三、肠系膜上动脉血栓形成

（一）临床与病理

　　肠系膜上动脉血栓形成是由动脉硬化引起的，血栓形成导致小肠坏死，患者出现腹痛、腹胀、呕吐等。

（二）超声表现

　　（1）肠系膜上动脉内径增大，内见等回声实体填塞。
　　（2）彩色多普勒超声于血管内未探及血流信号。
　　（3）腹腔内探及大量气体回声，为肠胀气表现。

（三）典型图像

　　典型图像如图 14-64 ～图 14-66 所示。

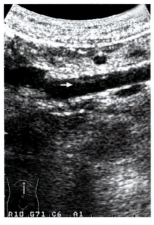 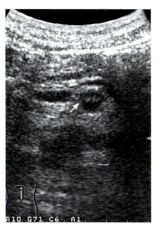

图 14-64　肠系膜上动脉血
栓，肠系膜上动脉内见附壁
实体，纵切（箭头所示）

图 14-65　肠系膜上动脉血
栓，横切（箭头所示）

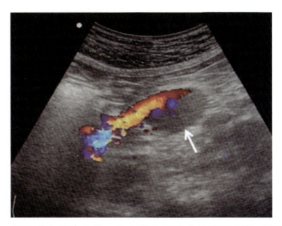

图 14-66　肠系膜上动脉血栓，肠系膜上动脉内见附壁实体（箭头所示）

四、肾动脉狭窄

（一）临床与病理

　　肾动脉狭窄常见病因为动脉粥样硬化、纤维肌肉增生、多发性大动脉炎。肾动脉狭窄时因肾供血减少而引起肾素 - 血管紧张素 - 醛固酮分泌增加，钠、水潴留，导致血压持续升高，严重者出现肾功能损害。

（二）超声表现

　　肾动脉因位置较深，二维超声不易准确测量内径，肾动脉狭窄的诊断主要根据多普勒超声测量血流动力学指标，内径减小 ≥ 60% 的肾动脉狭窄主要多普勒超声诊断标准如下。

（1）狭窄处彩色血流信号紊乱，可见明亮杂色血流信号。

（2）狭窄处峰值流速 ≥ 180cm/s。

（3）狭窄处峰值流速与肾动脉开口处腹主动脉峰值流速之比 ≥ 3。

（4）狭窄处峰值流速与肾内动脉分支峰值流速之比明显增高。

（5）肾内动脉加速时间延长，为 ≥ 0.07s，加速度 < 3m/s²。

（三）鉴别诊断

本病需与肾动脉先天发育细小、肾动静脉瘘、主动脉闭塞性疾病相鉴别。

（四）典型图像

典型图像如图 14-67 ～图 14-80 所示。

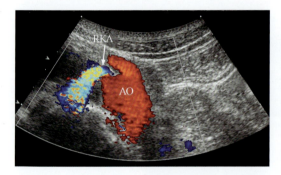

图 14-67　右肾动脉狭窄，彩色多普勒超声于右肾动脉内见高速血流信号

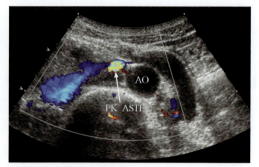

图 14-68　右肾动脉狭窄，彩色多普勒超声于右肾动脉起始段见高速血流信号

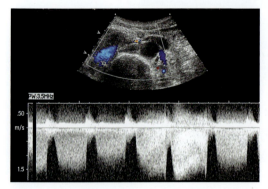

图 14-69　右肾动脉狭窄，于右肾动脉起始段测及高速湍流多普勒频谱

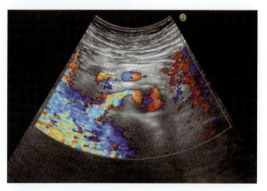

图 14-70　右肾动脉狭窄，彩色多普勒超声于右肾动脉内见高速血流信号

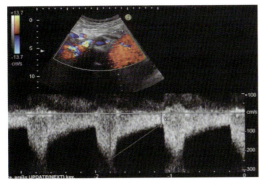

图 14-71 与图 14-70 为同一患者，于右肾动脉起始段测及高速湍流多普勒频谱

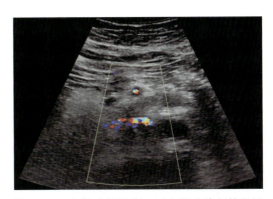

图 14-72 右肾动脉狭窄，于右肾动脉起始段见高速血流信号

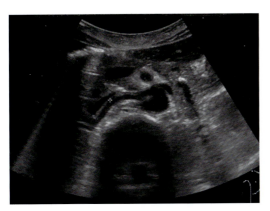

图 14-73 右肾动脉狭窄

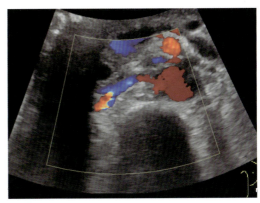

图 14-74 与图 14-73 为同一患者，彩色多普勒超声于右肾动脉探及细窄血流信号

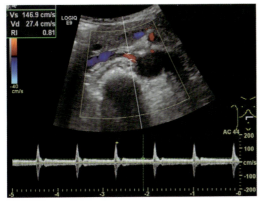

图 14-75 与图 14-73 为同一患者，彩色多普勒超声于右肾动脉探及高速高阻血流频谱

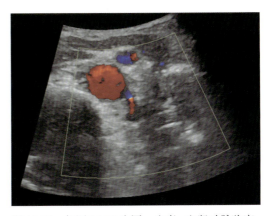

图 14-76 与图 14-73 为同一患者，左肾动脉狭窄，探及细窄血流信号

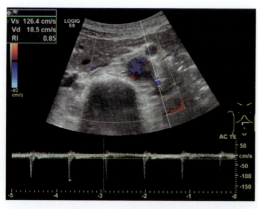

图 14-77　与图 14-73 为同一患者，彩色多普勒超声于左肾动脉探及高速高阻血流频谱

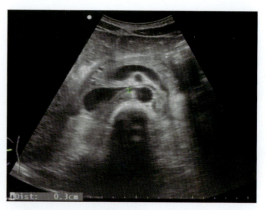

图 14-78　右肾动脉狭窄，右肾动脉内径约为 0.3cm

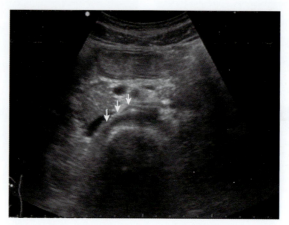

图 14-79　与图 14-78 为同一患者，右肾动脉狭窄（箭头所示）

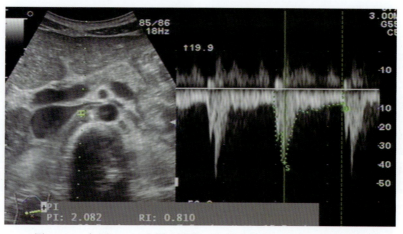

图 14-80　与图 14-78 为同一患者，右肾动脉内探及高阻血流频谱

五、腹主动脉下腔静脉瘘

（一）临床与病理

腹主动脉下腔静脉瘘少见，主要由外伤造成，腹主动脉血液通过瘘口射流入下腔静脉，下腔静脉扩张，腹主动脉瘘口下段内径缩小，血流量减少，下腔静脉血液回流量增大。

（二）超声表现

（1）彩色多普勒超声于腹主动脉与下腔静脉相邻处探及五彩镶嵌的明亮血流信号，多普勒测及高速低阻动脉样血流频谱。

（2）瘘口以下腹主动脉管腔缩小，下腔静脉管腔增大。

（3）瘘口较大时二维超声可探及腹主动脉与下腔静脉之间以一断口相通。

（三）典型图像

典型图像如图 14-81 ～图 14-84 所示。

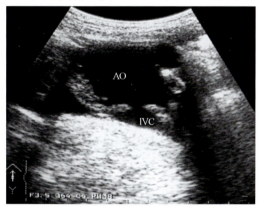

图 14-81　腹主动脉瘤下腔静脉瘘，腹主动脉梭形扩张，后壁通过一断口与下腔静脉相通

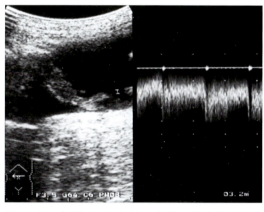

图 14-82　与图 14-81 为同一患者，多普勒于断口测及高速动脉血流频谱

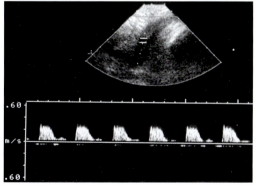

图 14-83　与图 14-81 为同一患者，多普勒于瘘口下方髂外静脉内测及低速动脉型脉冲血流频谱

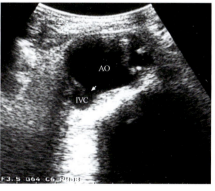

图 14-84　与图 14-81 为同一患者，横切面见腹主动脉瘤伴血栓并与下腔静脉通过一断口相通

第三节　下腔静脉及其主要分支疾病

一、下腔静脉阻塞综合征

（一）临床与病理

下腔静脉阻塞性疾病为肝静脉流出道或下腔静脉肝段梗阻所引起的一组综合征，常见病因为下腔静脉先天性隔膜或狭窄，血液病、肿瘤、炎症、寄生虫病等引起的血栓或瘤栓阻塞。肝静脉或下腔静脉的阻塞可引起肝脏淤血、肝硬化、门静脉高压等一系列肝脏血流运行障碍所引起的综合征。因肝尾叶血液另有单独静脉流入下腔静脉，因此尾叶可代偿性增大。本病发病大多缓慢，患者可出现肝脾大、食管下段静脉曲张破裂出血、腹水、下肢浮肿、腹壁浅表静脉曲张等临床表现。

（二）超声表现

1. 下腔静脉阻塞型　可分为膜型阻塞、管壁增厚型阻塞、血栓或肿块型阻塞、炎性狭窄型阻塞、外压性梗阻等。根据不同的阻塞性质可出现不同的超声表现。

（1）膜型阻塞：于下腔静脉肝段见一与前后壁相连的带状回声，厚薄不等，厚者可＞2mm。

（2）管壁增厚型阻塞：下腔静脉肝段局部管壁增厚，可达5～10mm，管腔狭窄处仅2～3mm。

（3）血栓或肿块型阻塞：于下腔静脉管腔内见实体回声。

（4）炎性狭窄型阻塞：下腔静脉血管壁欠光滑，不规则增厚，回声增强。

（5）外压性梗阻：于血管外见肿块回声，血管壁内凸致管腔狭窄。

2. 肝静脉阻塞型　见第二肝门处肝静脉汇入下腔静脉处阻塞，可分为膜性狭窄、血栓或肿块阻塞、先天性闭塞或狭窄等。

3. 彩色多普勒超声于狭窄处见明亮的纤细血流束　并可测及持续性单相高速湍流频谱。

4. 下腔静脉阻塞型可见阻塞下段的下腔静脉扩张　并测及低速持续性多普勒频谱，不受呼吸与心脏搏动影响。

5. 肝静脉扩张，走向变异，并可见血管交通支形成　彩色多普勒超声见血流走向异常，可见反向血流，肝静脉阻塞型于闭塞段未测及彩色多普勒血流信号。

6. 肝脏增大　肝内回声增粗、不均，呈肝硬化声像表现，肝尾叶增大。

7. 门静脉扩张

8. 脾大、脾门静脉扩张

9. 腹水

（三）鉴别诊断

本病需与门脉性肝硬化、胆汁性肝硬化、右心衰竭所致淤血肝、其他原因所致大量腹水相鉴别。

（四）典型图像

典型图像如图 14-85～图 14-113 所示。

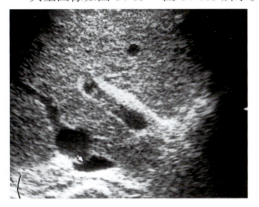

图 14-85　下腔静脉阻塞综合征，肝右静脉膜型狭窄（箭头所示）

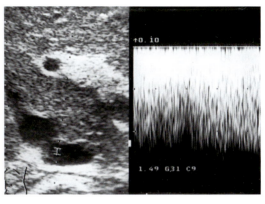

图 14-86　与图 14-85 为同一患者，多普勒超声于肝静脉狭窄处测及高速湍流频谱

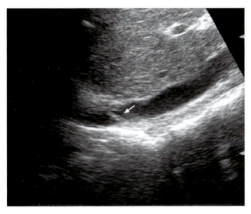

图 14-87　下腔静脉阻塞综合征，下腔静脉膜性狭窄（箭头所示）

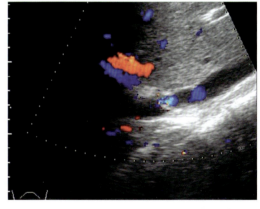

图 14-88　与图 14-87 为同一患者，彩色多普勒超声于膜性狭窄处见血流受阻

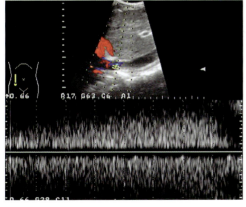

图 14-89　与图 14-87 为同一患者，多普勒超声于膜性狭窄处探及湍流频谱

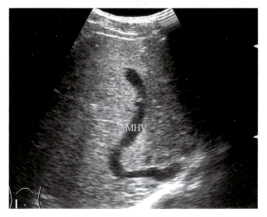

图 14-90　与图 14-87 为同一患者，肝中静脉走行扭曲

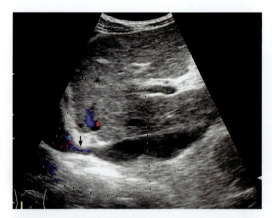

图 14-91　下腔静脉阻塞综合征，下腔静脉入心端处管壁增厚型狭窄，彩色多普勒超声见血流束细窄

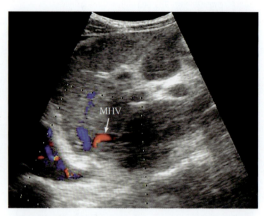

图 14-92　与图 14-91 为同一患者，彩色多普勒超声见肝中静脉呈红色反流信号

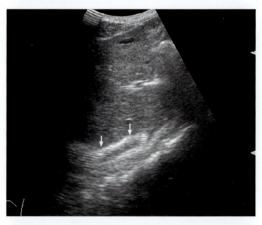

图 14-93　下腔静脉阻塞综合征，下腔静脉放置支架术后于下腔静脉内见平行金属管征（箭头所示）

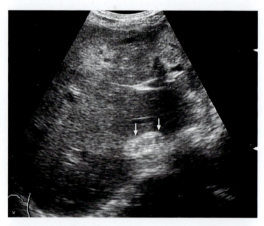

图 14-94　与图 14-93 为同一患者，下腔静脉横切见金属支架回声

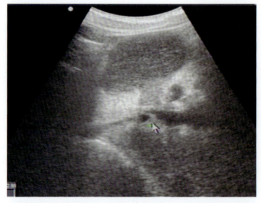

图 14-95　下腔静脉阻塞综合征，下腔静脉膜性狭窄（箭头所示）

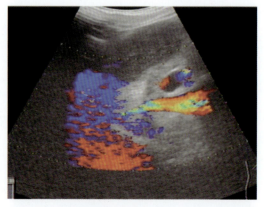

图 14-96　与图 14-95 为同一患者，彩色多普勒超声于膜性狭窄处见血流受阻

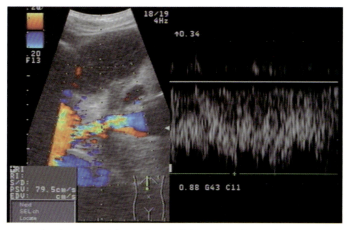

图 14-97　与图 14-95 为同一患者，多普勒超声于膜性狭窄处探及湍流频谱

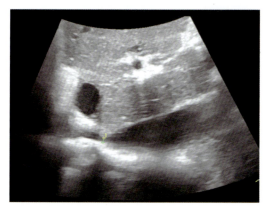

图 14-98　下腔静脉阻塞综合征，下腔静脉近心
端处管壁增厚型狭窄

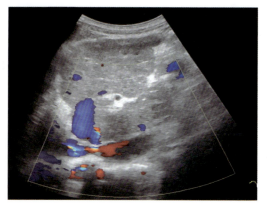

图 14-99　与图 14-98 为同一患者，彩色多普勒超
声见血流束细窄

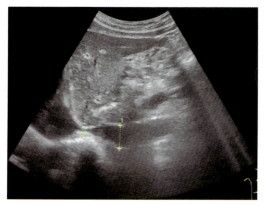

图 14-100　下腔静脉阻塞综合征，下腔静脉近心
端狭窄，远心端扩张

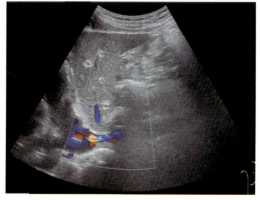

图 14-101　与图 14-100 为同一患者，彩色多普勒
超声见血流束细窄

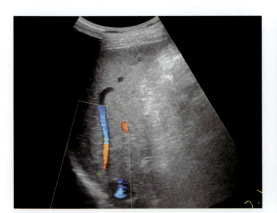

图 14-102　与图 14-100 为同一患者，肝右静脉近
　　　　　　心端狭窄，未探及血流信号

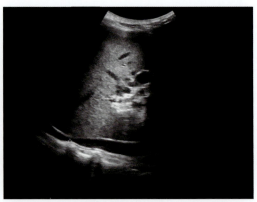

图 14-103　下腔静脉阻塞综合征，下腔静脉近心
　　　　　　端狭窄，远心端扩张

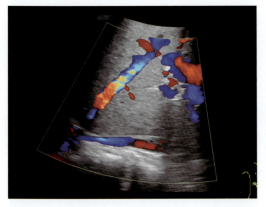

图 14-104　与图 14-103 为同一患者，彩色多普勒
　　　　　　超声见血流束细窄

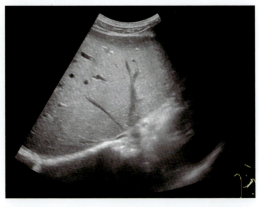

图 14-105　与图 14-103 为同一患者，肝静脉近心
　　　　　　端狭窄

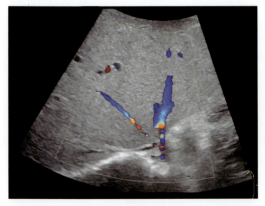

图 14-106　与图 14-103 为同一患者，肝静脉近心
　　　　　　端血流细窄

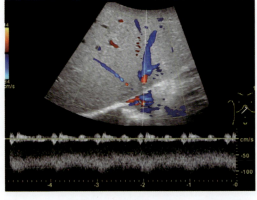

图 14-107　与图 14-103 为同一患者，肝静脉近心
　　　　　　端血流速度增快

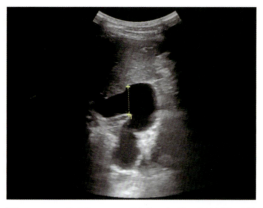

图 14-108　与图 14-103 为同一患者，门静脉迂曲扩张

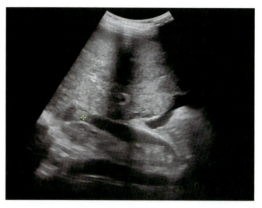

图 14-109　下腔静脉阻塞综合征，下腔静脉近心端血栓形成

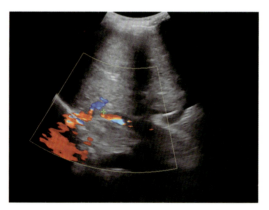

图 14-110　与图 14-109 为同一患者，下腔静脉近心端血流束变细

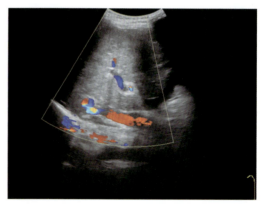

图 14-111　与图 14-109 为同一患者，下腔静脉近心端血流束变细

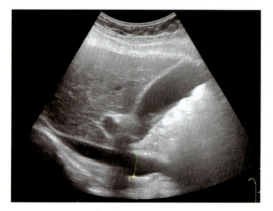

图 14-112　下腔静脉阻塞综合征，下腔静脉近心端狭窄，远心端扩张

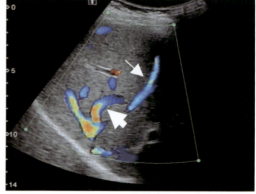

图 14-113　与图 14-112 为同一患者，肝中静脉（细箭头）近心端闭塞，经交通支（粗箭头）与肝右静脉相通

二、髂静脉血栓栓塞

（一）临床与病理

髂静脉血栓形成多因长期卧床、肢体固定、外伤、手术、产褥、充血性心力衰竭等引起，患者因血管受损、血流速度减慢而导致血栓形成。患侧外阴部与下肢肿胀、疼痛。

（二）超声表现

（1）髂总静脉、髂外静脉和（或）髂内静脉增宽。

（2）二维超声见体外加压时血管不变形，内径不缩小。

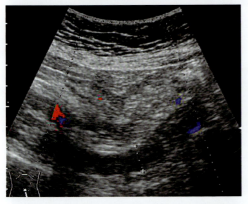

（3）血管腔内见实体回声。

（4）彩色多普勒于管腔内未探及彩色血流束，或仅见散在的零星血流信号。

（5）脉冲多普勒于管腔内未测及正常血流频谱。

（6）下肢深静脉内径增大，血流速度减慢，二维超声于管腔内见缓慢流动的血流回声。

（三）鉴别诊断

本病应与血管外肿物压迫所致管腔内彩色多普勒血流信号消失，以及因探测角度原因导致多普勒血流信号消失相鉴别。

图 14-114　髂静脉血栓，髂总静脉与髂外静脉内充满实体回声，彩色多普勒超声于管腔内未见血流信号

（四）典型图像

典型图像如图 14-114～图 14-118 所示。

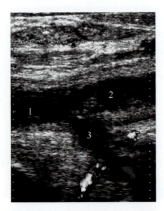

图 14-115　髂静脉血栓，髂总静脉（1）、髂外静脉（2）与髂内静脉（3）内见实体回声

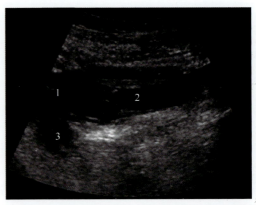

图 14-116　髂静脉血栓，髂总静脉（1）、髂外静脉（2）与髂内静脉（3）内见实体回声

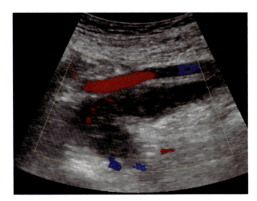 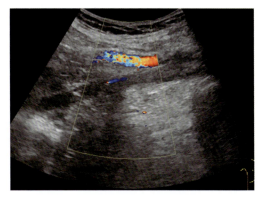

图 14-117 与图 14-116 为同一患者，彩色多普勒超声于管腔内未见血流信号

图 14-118 左侧髂总静脉、髂外静脉内见实体回声，局部边缘可见血流通过

三、胡桃夹现象

（一）临床与病理

胡桃夹现象又称为左肾静脉压迫综合征，为左肾静脉穿过腹主动脉与肠系膜上动脉形成的夹角时受到挤压而引起一系列临床症状的一种疾病。患者出现血尿、直立性蛋白尿、腹痛和精索静脉曲张。

（二）超声表现

（1）肠系膜上动脉与腹主动脉夹角变小。

（2）仰卧位左肾静脉远端内径比狭窄处内径宽 2 倍以上，脊柱后伸位 15 ～ 20min 后，左肾静脉远端内径比狭窄部位内径宽 4 倍以上，取两个体位即可诊断。

（3）狭窄处血流细窄，流速加快，远端流速减慢。

（三）典型图像

典型图像如图 14-119 ～图 14-129 所示。

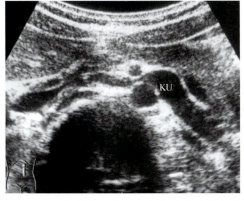 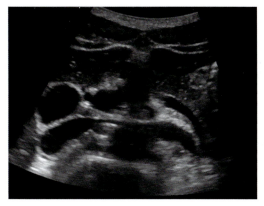

图 14-119 胡桃夹现象，左肾静脉穿过腹主动脉与肠系膜上动脉之间时受压变窄，远端肾静脉扩张，内径达狭窄段 2 倍以上

图 14-120 胡桃夹现象，左肾静脉穿过腹主动脉与肠系膜上动脉之间时受压变窄

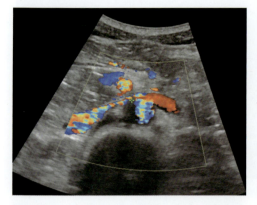

图 14-121 与图 14-120 为同一患者，彩色多普勒超声显示左肾静脉受压段血流束细窄，受压近端血流减慢，远端血流速度增高，呈五彩样血流信号

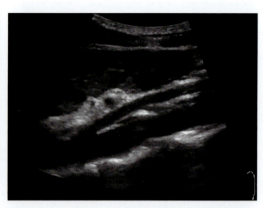

图 14-122 与图 14-120 为同一患者，肠系膜上动脉与腹主动脉之间夹角变小

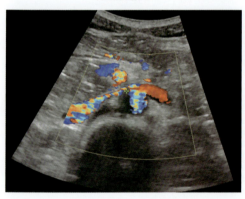

图 14-123 胡桃夹现象，左肾静脉穿过腹主动脉与肠系膜上动脉之间时受压变窄

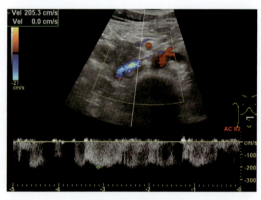

图 14-124 与图 14-123 为同一患者，左肾静脉狭窄处血流速度加快

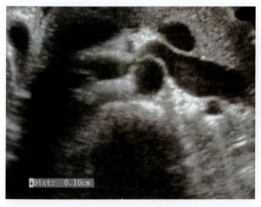

图 14-125 胡桃夹现象，左肾静脉近心端狭窄，远心端扩张

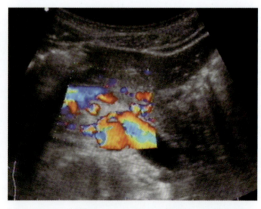

图 14-126 与图 14-125 为同一患者，左肾静脉彩色多普勒超声表现

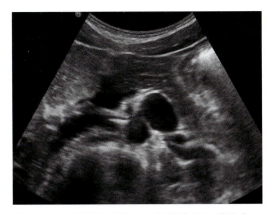

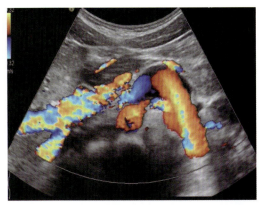

图 14-127　胡桃夹现象，左肾静脉近心端狭窄，
远心端扩张

图 14-128　与图 14-127 为同一患者，左肾静脉彩
色多普勒超声表现

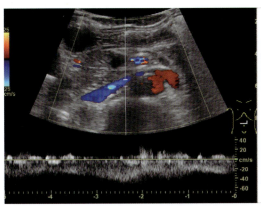
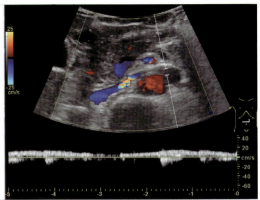

图 14-129　胡桃夹现象，左肾静脉远心端血流速度较近心端减慢

四、髂静脉压迫综合征

（一）临床与病理

由于左髂静脉受到跨越其前方的右髂动脉与后方的第 5 腰椎的双重压迫，引起下肢和盆腔静脉回流障碍，产生一系列临床症状的综合征。患者可继发受压狭窄处及远心端的血栓形成。

（二）超声表现

（1）左髂总静脉受压变窄，管腔减少＞ 50%，同侧髂外静脉扩张。

（2）受压狭窄处及远心端可以继发血栓形成。

（3）彩色多普勒超声显示受压处血流束变细，血流速度增快。

（4）脉冲多普勒超声显示远心端血流频谱振幅受呼吸影响消失，而呈平坦状。

（三）典型图像

典型图像如图 14-130～图 14-135 所示。

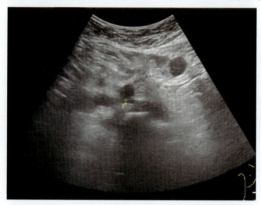

图 14-130　髂静脉压迫综合征，左髂静脉受压管腔局限性狭窄

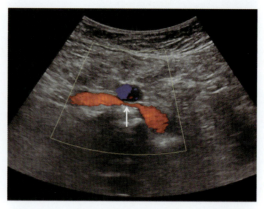

图 14-131　与图 14-130 为同一患者，左髂静脉受压处（箭头所示）彩色血流束细窄

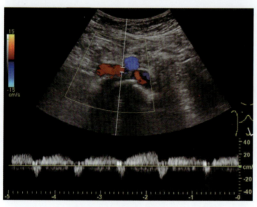

图 14-132　与图 14-130 为同一患者，狭窄近心段测及正常血流频谱

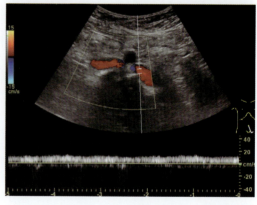

图 14-133　与图 14-130 为同一患者，狭窄远心段测及平坦型血流频谱

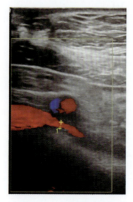

图 14-134　髂静脉压迫综合征，左髂静脉受压彩色血流束细窄

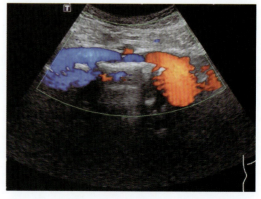

图 14-135　髂静脉压迫综合征，左髂静脉受压彩色血流束细窄

第四节　门静脉系统血管病变

一、门静脉高压

（一）临床与病理

门静脉高压大部分由肝疾病引起，尤其是肝硬化。其他引起门静脉高压的病因还有特发性门静脉高压症、门静脉血栓与瘤栓、下腔静脉阻塞综合征等。门静脉压力增高可致门静脉系统血管扩张、血流速度下降、脾大、腹水等。

（二）超声表现

（1）门静脉扩张，主干内径＞13mm，脾静脉、肠系膜上静脉扩张，前者内径＞7mm，后者内径＞6mm。

（2）可见门静脉侧支循环形成，于门静脉左支矢状段前方可探及脐静脉扩张，并见腹壁静脉曲张。

（3）多普勒超声见门静脉血流速度下降，严重者见门静脉出现反向出肝血流。

（4）脾大。

（5）腹水。

（6）各种引起门静脉高压病因的相应声像图表现。

（三）典型图像

典型图像如图 14-136 ～图 14-159 所示。

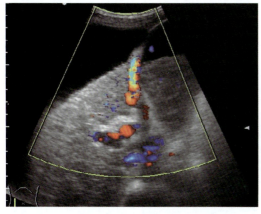

图 14-136　肝硬化门静脉高压，脐静脉扩张，彩色多普勒超声见脐静脉内血流束

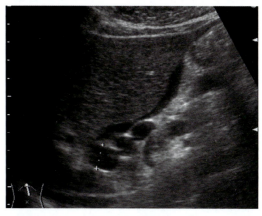

图 14-137　肝硬化门静脉高压，食管下段静脉迂曲扩张成多个圆形无回声区

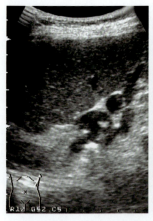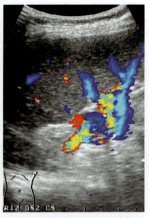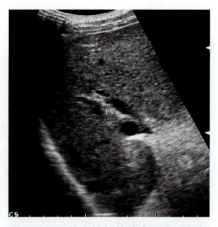

图 14-138　肝硬化门静脉高压，脾门静脉迂曲扩张

图 14-139　特发性门静脉高压症，门静脉右支管腔消失，管壁增厚，回声增强

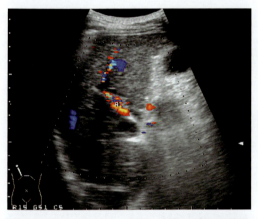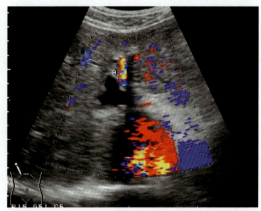

图 14-140　与图 14-139 为同一患者，彩色多普勒超声见门静脉右支血流消失，肝动脉血流束增宽

图 14-141　与图 14-139 为同一患者，门静脉左支消失，肝动脉血流束增宽

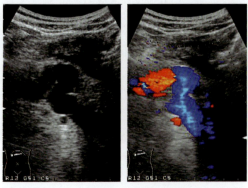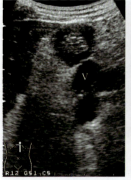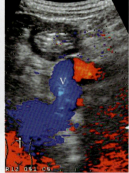

图 14-142　门静脉高压致脾静脉扩张扭曲

图 14-143　与图 14-142 为同一患者，门静脉高压致脾静脉扩张扭曲

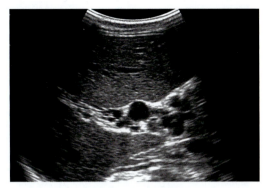

图 14-144 门静脉高压致门静脉主干扩张迂曲

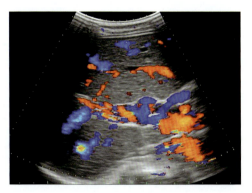

图 14-145 与图 14-144 为同一患者，扩张的门静脉主干彩色多普勒超声血流丰富

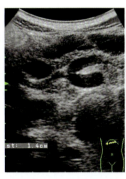 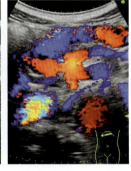

图 14-146 门静脉高压致门静脉属支扩张，彩色多普勒超声血流丰富

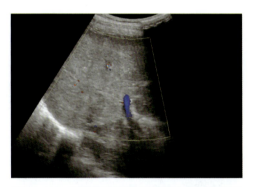

图 14-147 门静脉高压致门静脉出现反向血流

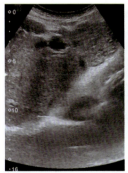 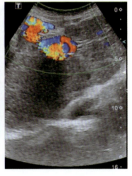

图 14-148 肝硬化门静脉高压致脐静脉扩张，彩色多普勒超声见脐静脉内血流束

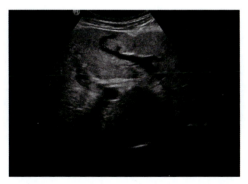

图 14-149 肝硬化门静脉高压致脐静脉扩张

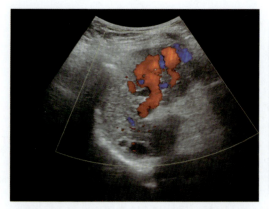

图 14-150　肝硬化门静脉高压致脐静脉扩张

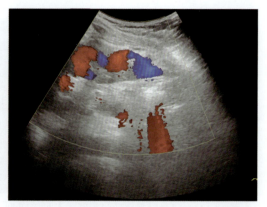

图 14-151　与图 14-150 为同一患者，脐静脉扩张彩色多普勒超声表现

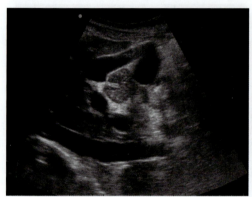

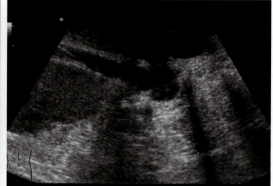

图 14-152　门静脉高压致脐静脉扩张

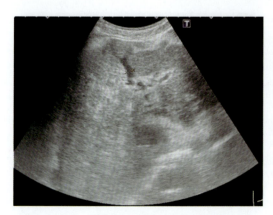

图 14-153　肝硬化门静脉高压致脐静脉扩张

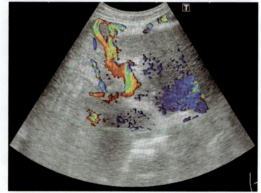

图 14-154　与图 14-153 为同一患者，脐静脉扩张彩色多普勒超声表现

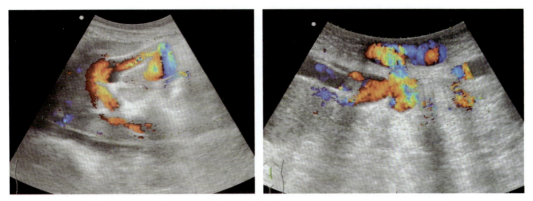

图 14-155　与图 14-153 为同一患者，脐静脉扩张彩色多普勒超声表现

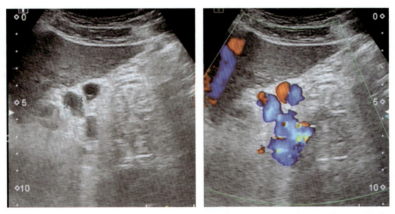

图 14-156　肝硬化门静脉高压，食管下段静脉迂曲扩张成多个圆形无回声区，彩色多普勒超声探及血流信号

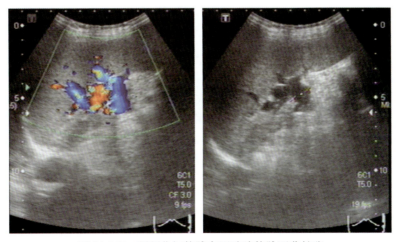

图 14-157　肝硬化门静脉高压致脾静脉迂曲扩张

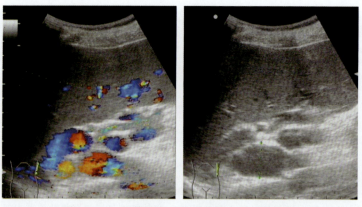

图 14-158　门静脉高压致门静脉主干迂曲扩张

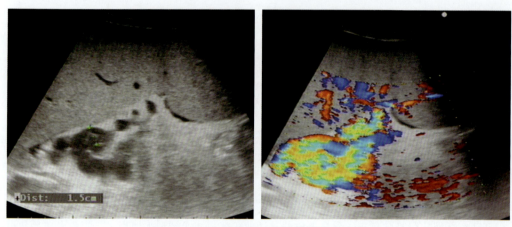

图 14-159　门静脉高压致脾静脉迂曲扩张

二、门静脉血栓

（一）临床与病理

门静脉血栓多并发于肝硬化，因门静脉高压、血流速度下降而形成血栓。脾功能亢进患者在脾切除术后可因血小板短时间内增多而于术后形成门静脉、脾静脉、肠系膜上静脉血栓。血液病患者，如真性红细胞增多症也可因红细胞容量增高而出现门静脉血栓。患者可因门静脉血栓形成而进一步增加门静脉压力，因胃肠道淤血水肿、消化吸收障碍而出现食欲减退、腹胀、腹泻等症状。

（二）超声表现

（1）门静脉增宽，管腔内探及实体回声，实体可较松散，也可充填管腔。

（2）彩色多普勒超声检测于门静脉管腔内未探及血流信号或血流束变细，或间断血流信号。

（3）实体回声可延伸至脾静脉与肠系膜上静脉。

（4）栓塞远侧静脉扩张。

（三）鉴别诊断

本病应与门静脉癌栓、特发性门静脉高压症相鉴别。

（四）典型图像

典型图像如图 14-160～图 14-175 所示。

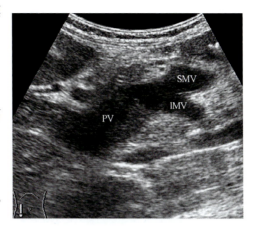

图 14-160　门静脉血栓，门静脉增宽，门静脉（PV）与肠系膜上静脉（SMV）和肠系膜下静脉（IMV）管腔内见实体充填

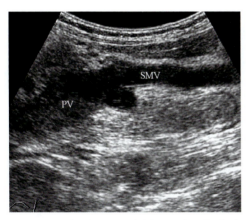

图 14-161　与图 14-160 为同一患者，门静脉（PV）与肠系膜上静脉（SMV）增宽，内见血栓实体

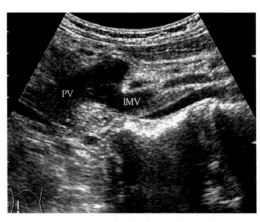

图 14-162　与图 14-160 为同一患者，门静脉（PV）与肠系膜下静脉（IMV）内见血栓实体

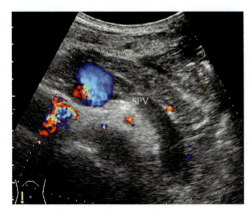

图 14-163　脾静脉血栓，脾静脉（SPV）内见实体回声，无彩色多普勒血流信号

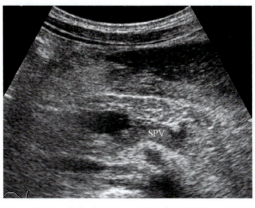

图 14-164　脾静脉血栓，脾静脉（SPV）内见实体回声

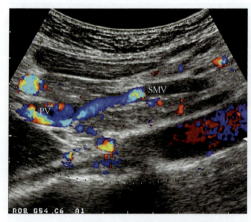

图14-165　门静脉（PV）与肠系膜上静脉（SMV）陈旧性血栓，彩色多普勒超声见血流束细窄，边缘不规整，部分管腔内无血流信号

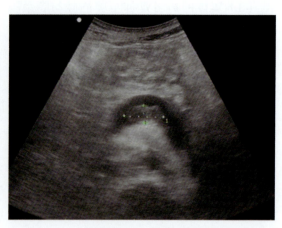

图14-166　脾静脉血栓，脾静脉内见实体回声

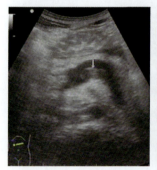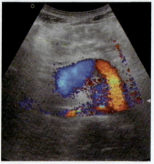

图14-167　与图14-166为同一患者，脾静脉内见实体回声，血流信号充盈缺损

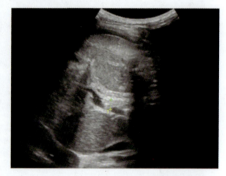

图14-168　门静脉血栓，门静脉内见实体回声

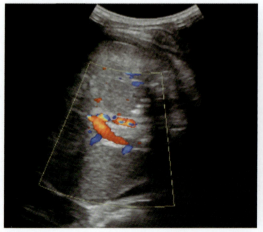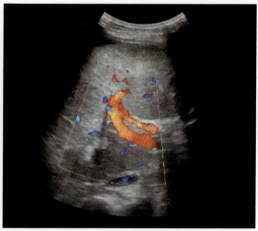

图14-169　与图14-168为同一患者，门静脉血流出现充盈缺损

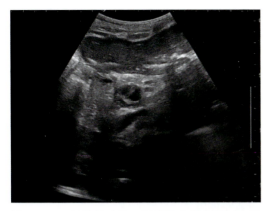

图 14-170　门静脉血栓，门静脉主干短轴面内见实体回声

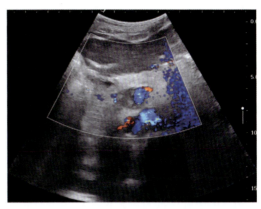

图 14-171　与图 14-170 为同一患者，门静脉主干血流出现充盈缺损

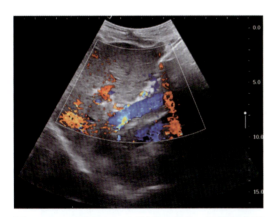

图 14-172　与图 14-170 为同一患者，门静脉主干血流出现充盈缺损

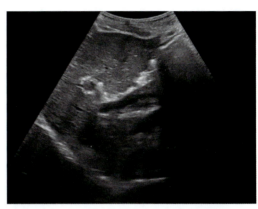

图 14-173　与图 14-170 为同一患者，门静脉主干长轴面内见实体回声

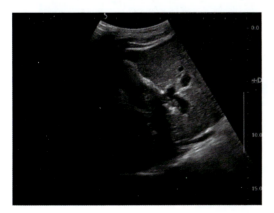

图 14-174　与图 14-170 为同一患者，门静脉左支内见实体回声

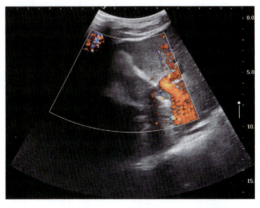

图 14-175　与图 14-170 为同一患者，门静脉左支血流充盈缺损

三、门静脉癌栓

（一）临床与病理

门静脉癌栓多为肝内恶性肿瘤通过血行或直接转移至门静脉内形成，并逐步向对侧肝叶门静脉分支及主干延伸，门静脉癌栓的出现提示肝内恶性肿瘤已为晚期。

（二）超声表现

（1）门静脉增宽，内见实体回声。早期仅于管壁一侧见实体回声，短期内充填管腔，并向对侧肝叶门静脉分支与主干延伸，呈树枝状改变。

（2）彩色多普勒超声检测见实体内出现丰富血流信号，脉冲多普勒可测及高速动脉频谱。

（3）于肝内探及肿瘤回声，大部分位于门静脉癌栓旁。

（4）栓塞远侧门静脉扩张。

（三）鉴别诊断

本病应与门静脉血栓、特发性门静脉高压症相鉴别。

（四）典型图像

典型图像如图 14-176～图 14-192 所示。

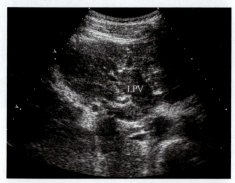

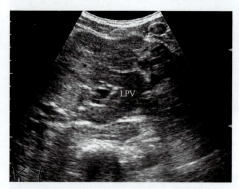

图 14-176　肝细胞癌门静脉左支癌栓，门静脉左支内见实体回声充填

图 14-177　肝细胞癌门静脉左支癌栓，门静脉左支内见实体回声充填

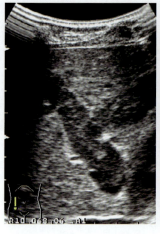
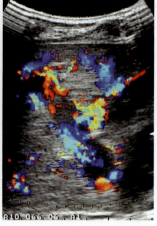

图 14-178　肝细胞癌门静脉右支癌栓，左图见门静脉右支管腔内充满实体回声；右图见实体内丰富彩色多普勒血流信号

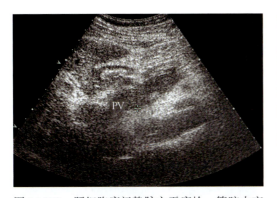

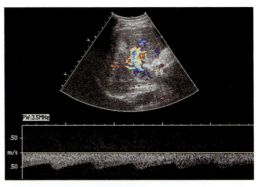

图 14-179　肝细胞癌门静脉主干癌栓，管腔内充
满实体回声

图 14-180　肝细胞癌门静脉左支癌栓内测及丰富
动脉多普勒频谱

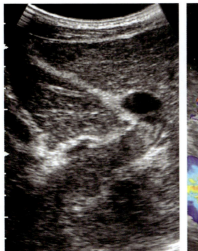

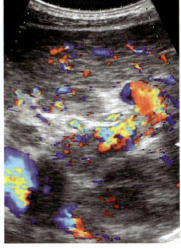

图 14-181　肝细胞癌门静脉左支癌栓，左图见门静脉左支内充填实体回声，右图见实体内丰富彩色多普
勒血流信号

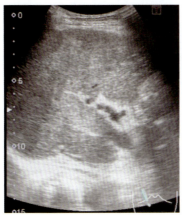

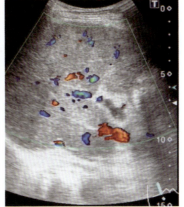

图 14-182　肝细胞癌门静脉主干癌栓，左图见管腔内充填实体回声，右图实体回声内见血流信号

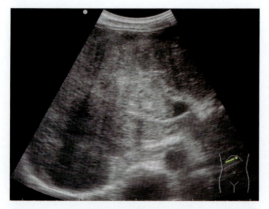

图 14-183　肝细胞癌门静脉右支癌栓，管腔内充填实体回声

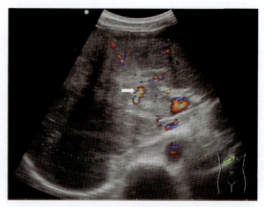

图 14-184　与图 14-183 为同一患者，实体内探及血流信号（白色箭头）

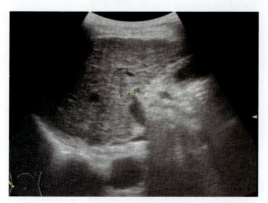

图 14-185　肝细胞癌门静脉右支癌栓，管腔内探及实体回声

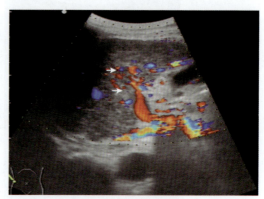

图 14-186　与图 14-185 为同一患者，实体内探及血流信号（白色箭头）

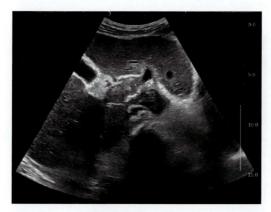

图 14-187　肝细胞癌门静脉左支癌栓，门静脉左支内见实体回声充填

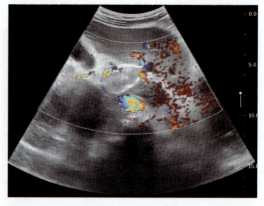

图 14-188　与图 14-187 为同一患者，门静脉左支癌栓边缘可见血流信号

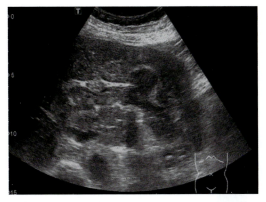

图14-189　肝细胞癌门静脉左支癌栓，门静脉左支内见实体回声充填

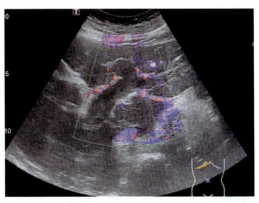

图14-190　与图14-189为同一患者，彩色多普勒超声表现

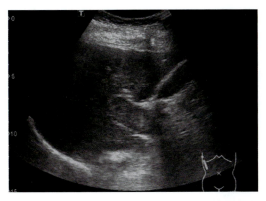

图14-191　肝细胞癌门静脉主干癌栓，管腔内充满实体回声

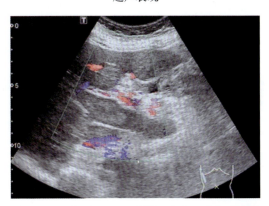

图14-192　与图14-191为同一患者，彩色多普勒超声表现

四、门静脉海绵样变性

（一）临床与病理

门静脉血栓、癌栓或其他原因引起门静脉栓塞后，其周围形成大量侧支静脉，或栓塞部位再通，称为海绵样变性。

（二）超声表现

（1）门静脉管腔堵塞，可因血栓或癌栓形成，管腔内见实体充填；也可为管腔闭塞，如特发性门静脉高压症。

（2）堵塞的门静脉旁见许多迂曲扩张的小静脉。

（3）彩色多普勒超声于小静脉内见五彩缤纷的血流信号，脉冲多普勒超声测及静脉血流频谱。

（4）如为栓塞后再通，可见栓塞实体较松散，彩色多普勒超声于其内见细小血流信号，脉冲多普勒超声测及静脉血流频谱。

（三）鉴别诊断

本病需与胆管扩张、正常肝动脉相鉴别。

（四）典型图像

典型图像如图 14-193～图 14-205 所示。

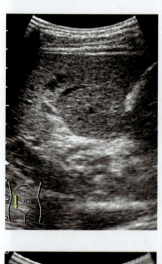
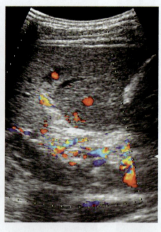

图 14-193　肝癌门静脉癌栓海绵样变性，左图为门静脉实体充填，实体旁见小血管断面回声；右图见小血管内彩色多普勒超声血流信号

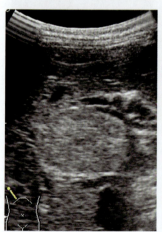
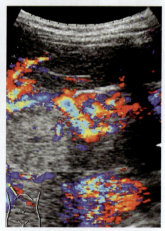

图 14-194　肝癌门静脉癌栓海绵样变性，左图为门静脉实体充填，实体旁见扩张的小血管；右图见小血管内丰富彩色多普勒超声血流信号

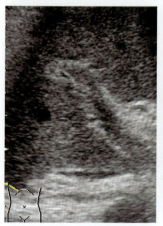
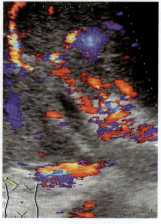

图 14-195　门静脉血栓海绵样变性，左图见门静脉右支实体栓塞；右图见其旁扩张的小静脉血流丰富

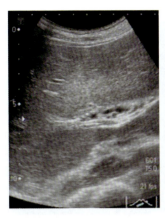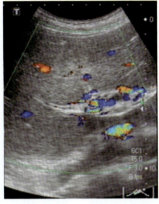

图 14-196　门静脉血栓海绵样变性，左图见门静脉左支实体栓塞；右图见其旁扩张的小静脉血流丰富

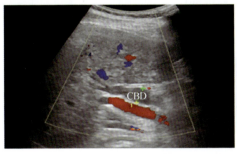

图 14-197　胆总管（CBD）扩张，扩张的胆总管未探及血流信号，可与门静脉海绵样变性相鉴别

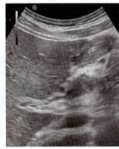

图 14-198　肝癌门静脉癌栓海绵样变性，左图为门静脉实体充填，实体旁见扩张的小血管；右图见小血管内彩色多普勒血流信号

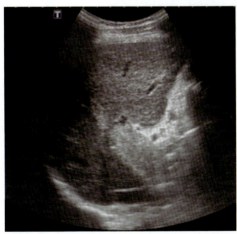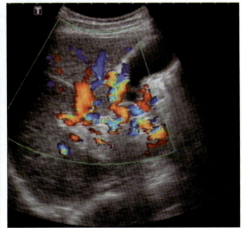

图 14-199　肝癌门静脉癌栓海绵样变性，左图为门静脉实体充填，实体旁见小血管断面回声；右图见小血管内彩色多普勒血流信号

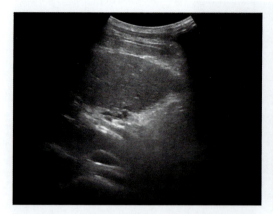

图 14-200　门静脉主干狭窄，管腔周边见许多迂曲管状无回声区

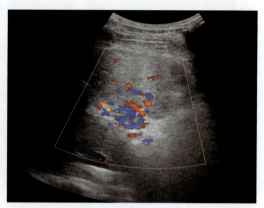

图 14-201　与图 14-200 为同一患者，迂曲管状无回声区内见多彩镶嵌血流信号

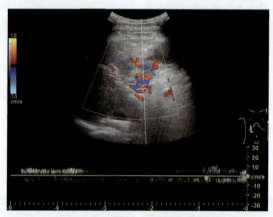

图 14-202　与图 14-200 为同一患者，脉冲多普勒超声示门脉型血流频谱

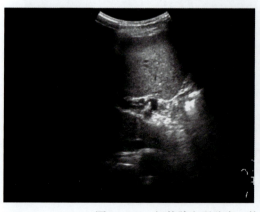
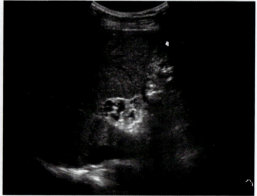

图 14-203　门静脉主干狭窄，管腔周边见许多迂曲管状无回声区

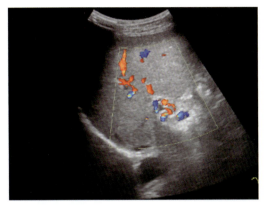

图 14-204　与图 14-203 为同一患者，迂曲管状无回声区内见多彩镶嵌血流信号

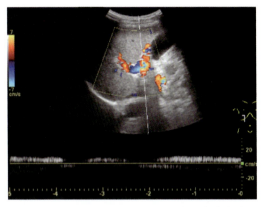

图 14-205　与图 14-203 为同一患者，脉冲多普勒超声示门脉型血流频谱

五、特发性门静脉高压症

（一）临床与病理

特发性门静脉高压症又称为班替综合征、良性肝内门静脉高压、肝门静脉硬化症、非硬化性门静脉纤维化，其病因不明，可能与接触有毒物质（砷、铜、氯乙烯等）、腹腔感染引起的门静脉炎症、免疫因素等有关。不明原因的脾大、贫血、门静脉高压，除外肝硬化、血液疾病、肝胆系统的寄生虫病、肝静脉及门静脉阻塞，以及先天性肝纤维化等，其诊断即可明确。其病理表现为肝内门静脉（主要是中小分支）的纤维化和闭塞，伴随末梢支数量的减少；门静脉主干及大分支有显著的血管周围纤维化，管径可正常、狭窄甚至扩张，常伴血栓形成；中晚期被膜下肝实质萎缩，假小叶少见；肝实质明显萎缩处常伴有肝静脉的硬化及狭窄。

（二）超声表现

（1）不同程度肝实质回声增粗，肝表面光整，有不同程度萎缩。

（2）门静脉肝内分支管壁增厚、回声增强、管腔狭窄甚至闭塞呈条索状高回声，门静脉主干管壁增厚回声增强，可狭窄或扩张。

（3）肝动脉代偿性扩张、肝静脉多显示清晰。

（4）脾大、脾静脉扩张。

（5）彩色多普勒超声示肝内门静脉内细小或点状断续的血流信号；脉冲多普勒超声示血流速度低或无血流信号。

（6）常伴有门静脉海绵样变性。

（三）鉴别诊断

本病应与肝硬化、肝外门静脉梗阻相鉴别。

（四）典型图像

典型图像如图 14-206 ～图 14-212 所示。

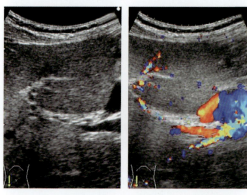

图 14-206 特发性门静脉高压症，门静脉右支闭塞呈条索状高回声，仅见星点状血流信号

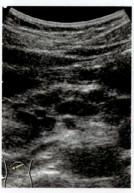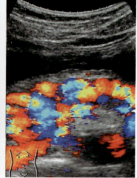

图 14-207 特发性门静脉高压症门静脉及脾静脉迂曲扩张，中上腹部见迂曲管状无回声区，彩色多普勒超声示其内五彩镶嵌血流信号

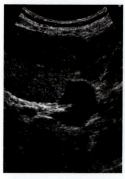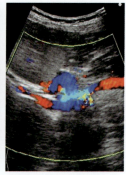

图 14-208 特发性门静脉高压症，门静脉主干囊状扩张彩色多普勒超声示囊状扩张的门静脉内五彩血流信号

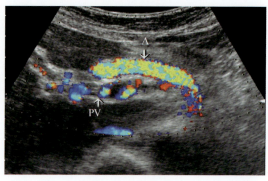

图 14-209 特发性门静脉高压症，肝动脉代偿性扩张

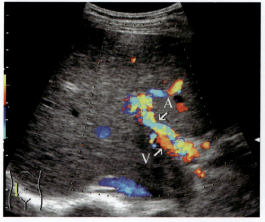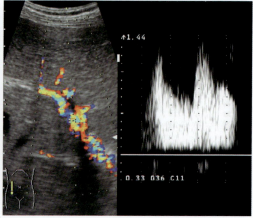

图 14-210 特发性门静脉高压症，肝动脉代偿性扩张

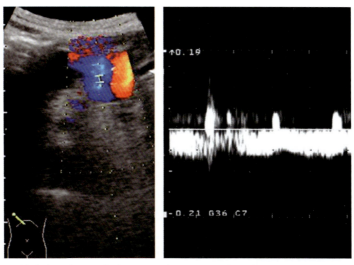

图 14-211 特发性门静脉高压症，门静脉主干迂曲扩张，脉冲多普勒超声测及连续低速静脉血流频谱

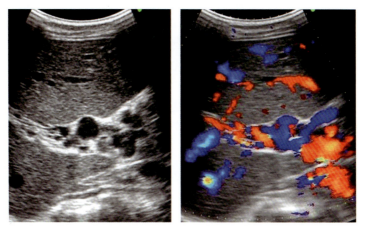

图 14-212 特发性门静脉高压症，门静脉海绵样变性，未见正常门静脉右支图像，沿其走行见众多迂曲管状无回声区，彩色多普勒超声示五彩血流信号

（高上达　张　宇　林礼务）

第十五章 妇科疾病

第一节 女性内生殖器解剖

　　女性内生殖器包括阴道、子宫、卵巢、输卵管。阴道为前后略扁的肌性管道，上端包绕宫颈周围形成阴道穹隆部。阴道壁由黏膜、肌层、纤维膜构成。子宫为一肌性空腔脏器，呈倒梨形，分为宫底、宫体、宫颈三部。上端圆凸部分为宫底，中部为宫体，下端缩窄部为宫颈，呈圆柱状，下半部分突入阴道为宫颈阴道部，宫颈与宫体之间的狭窄部分称为子宫峡部。

　　子宫体腔呈前后略扁的倒置三角形，子宫颈中央为宫颈管，有内口和外口。子宫壁由内膜、肌层、外膜构成，宫底、宫体外膜为浆膜，宫颈外膜为纤维膜。

　　成年女性子宫常为轻度前倾前屈位，亦可呈中位或后倾后屈位。

　　子宫动脉发自左右侧髂内动脉前支，沿两侧盆壁下行至阔韧带基底部，于宫颈内口水平外侧2cm处横跨输尿管前方，到达子宫两旁，沿双侧宫旁上行，沿途发出许多分支伸入宫壁。

　　输卵管为一对细长、弯曲肌性管道，内侧端与子宫角相连，内腔与宫腔相通，外侧端开口于腹膜腔。输卵管由宫壁段至外侧段分为间质部、峡部、壶腹部、漏斗部。管壁由黏膜、肌层、浆膜层构成。输卵管黏膜有许多纵行分支皱襞。

　　卵巢位于子宫两旁输卵管下方，呈扁椭圆形。卵巢表面覆盖着生发上皮，上皮下为结缔组织形成的白膜，内部实质周围为皮质，由卵泡和间质组成，中央为髓质，由疏松结缔组织组成。卵巢皮质内含有众多不同发育阶段的卵泡，包括始基卵泡、初级卵泡、生长卵泡、成熟卵泡，以及排卵后形成的血体、黄体和白体，如图15-1～图15-6所示。

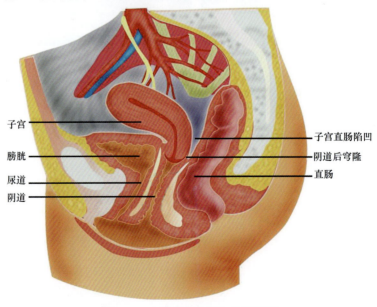

图 15-1　女性内生殖器矢状断面图

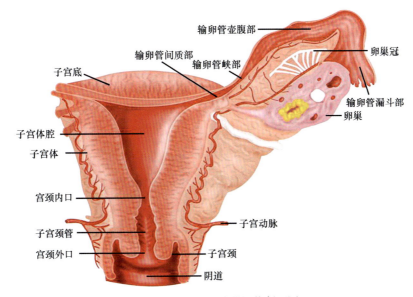

图 15-2 女性内生殖器冠状断面图

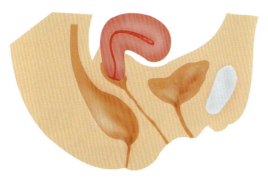

图 15-3 前倾前屈位子宫示意图

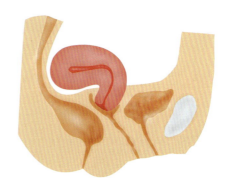

图 15-4 后倾后屈位子宫示意图

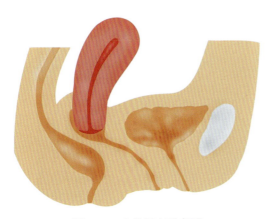

图 15-5 中位子宫示意图

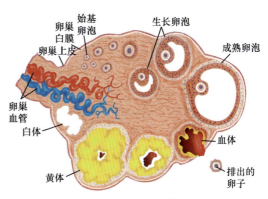

图 15-6 卵巢构造模式图

（何以救）

第二节　正常女性内生殖器声像图

正常女性内生殖器声像图如图 15-7～图 15-18 所示。

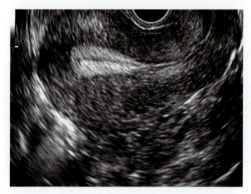

图 15-7　正常子宫经阴道超声纵切面，子宫大小形态正常，宫壁回声均匀，内膜线居中

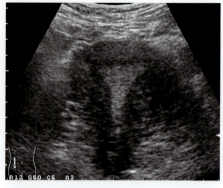

图 15-8　正常子宫冠状切面，宫腔冠状面呈倒三角形高回声

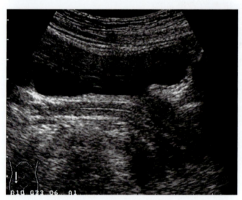

图 15-9　正常阴道纵切面，阴道前后壁为两条低回声带，前后壁之间可见一高回声带，阴道前方低回声带为尿道回声

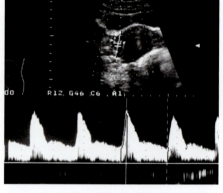

图 15-10　子宫动脉多普勒频谱，收缩期尖峰、舒张期驼峰状，两者之间有一切迹，频谱为高阻型，RI=0.88

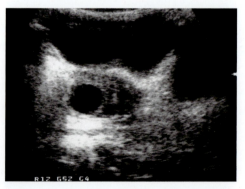

图 15-11　正常卵巢，为椭圆形稍低回声团块，内见数个大小不等的无回声区，即卵泡，连续观察近排卵期可见一生长速度最快、最大的圆形无回声区，壁薄，内透声好，即优势卵泡

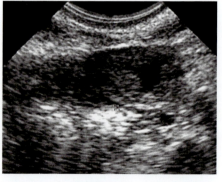

图 15-12　正常卵巢黄体，排卵后卵泡萎缩、塌陷，呈一皱缩的不规则形液性区，壁厚、内透声差

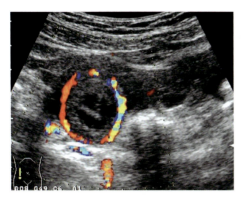

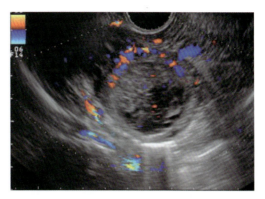

图 15-13　正常卵巢黄体血流，排卵后彩色多普勒超声显示黄体周围环状彩色血流信号

图 15-14　正常卵巢黄体血流，排卵后彩色多普勒超声显示黄体周围弧形彩色血流信号

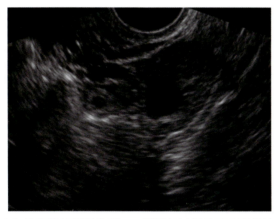

图 15-15　正常卵巢黄体应与输卵管妊娠相鉴别，一侧附件区探及两个囊状液性区，囊壁厚、回声高的为输卵管妊娠，囊壁薄、回声弱的为卵巢黄体回声

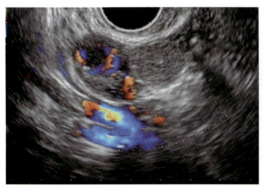

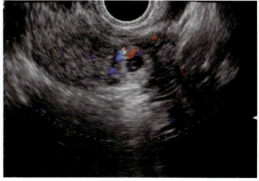

图 15-16　正常卵巢黄体应与输卵管妊娠相鉴别，左图为正常卵巢黄体，周围见环状彩色血流信号；右图与左图为同一患者的输卵管妊娠，附件区见一近圆形厚壁液性区，内见卵黄囊回声，周边见局灶性多彩镶嵌血流信号

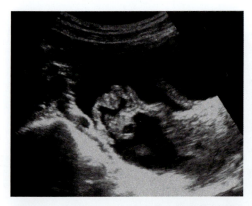
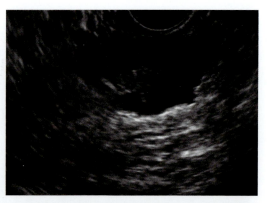

图 15-17　腹水中显示正常卵巢与输卵管，在腹水背景中，右侧附件区见一迂曲条索状高回声带为输卵管，其后为卵巢回声，内见数个无回声区　　图 15-18　腹水中显示正常输卵管伞端，在腹水背景中，左侧附件区见一条索状高回声表面见数个指状突起

（何以枚）

第三节　子宫疾病

一、子宫先天发育异常

（一）临床与病理

自胚胎第 6 周开始，双侧副中肾管（苗勒管）向下延伸，向中线靠拢、下降，下段汇合，末端形成盲端，末端的中胚层形成苗勒结节，随后两条实管自下而上空腔化，其后中隔消失，至胚胎第 12 周分化完成。副中肾管分为三段：头段、中段和尾段。头段形成输卵管，中段形成宫体，尾段形成宫颈和阴道上 1/3。苗勒结节突到尿殖窦，形成阴道下 2/3，末端形成处女膜。在上述任一阶段停止发育，即可形成生殖道各种先天畸形。

1. 副中肾管停止发育　双侧副中肾管未达中线即停止发育，形成先天性无子宫；双侧副中肾管汇合后短时间内停止发育，形成始基子宫、幼稚型子宫；副中肾管仅一侧发育，另一侧发育停止或发育不良，形成单角子宫或残角子宫。

2. 副中肾管汇合不良　形成双子宫和双角子宫。

3. 副中肾管汇合后中隔不退化或未完全退化　形成纵隔子宫或不全纵隔子宫。

4. 混合缺陷　由上述几种不同类型发育异常同时存在所致。

5. 处女膜中央未重吸收　形成处女膜闭锁。

6. 阴道斜隔综合征　多数患者为双宫体、双宫颈，少数为双角子宫、纵隔子宫，阴道内有一膜状组织，起源于两个宫颈之间，斜向附着于一侧的阴道壁，形成一个盲管遮蔽该侧宫颈，隔与宫颈之间的阴道腔称为隔后腔。临床上分为三型：Ⅰ 型（无孔斜隔）、Ⅱ 型（有孔斜隔）和 Ⅲ 型（无孔斜隔合并宫颈瘘管）。多数患者伴有阴道斜隔侧的肾缺如。

子宫发育异常者临床上可表现为月经失调、闭经、不孕、流产、早产等，处女膜闭锁或阴道斜隔综合征可因经血潴留或排出不畅，表现为青春期后原发闭经、下腹周期性疼痛或痛经、经期延长、阴道流脓、盆腔包块，严重者可出现急腹症。

（二）超声表现

1. 子宫缺如、始基子宫、幼稚型子宫　前者于膀胱后方未探及子宫声像，后两者子宫体积小，始基子宫内膜线显示不清，幼稚型子宫内膜线可显示。

2. 单角子宫　子宫呈梭状，宫体偏向一侧；残角子宫，一侧为单角子宫表现，另一侧多呈圆形实质性回声与对侧宫体相连，部分患者残角子宫中央可见内膜回声。

3. 双子宫　盆腔内探及两个子宫回声，左右各一。双角子宫，当子宫呈前倾前屈位时，冠状切面可显示子宫底部汇合不全，可见两个角状突起呈蝶形，横切面仅见一个宫颈回声。

4. 纵隔子宫　子宫外形正常，底部稍宽，宫内可见条状实质性低回声自宫底中央伸入宫腔达宫颈，使宫腔线分为左右两条，呈倒"八"字形；若纵隔伸入宫腔未达宫颈内口，内膜线呈"Y"形分布者为不全纵隔子宫。

5. 处女膜闭锁　青春期之后，因经血潴留导致阴道、宫腔甚至输卵管积液扩张，液性区内可见点状回声。

6. 阴道斜隔综合征　子宫发育异常：表现为双子宫、双角子宫、纵隔子宫等。本病分为三型，不同的分型声像图不尽相同。Ⅰ型（无孔斜隔）：因斜隔无孔，经血潴留造成隔后阴道腔积液、患侧宫颈管、宫腔甚至患侧输卵管积液扩张；Ⅱ型（有孔斜隔）和Ⅲ型（无孔斜隔合并宫颈瘘管）：因经血可通过斜隔孔或瘘管排入对侧阴道，故积液量少或不出现积液声像。多数患者伴有斜隔侧肾缺如，对侧肾代偿性增大。

（三）鉴别诊断

本病应与子宫肌瘤、卵巢肿瘤、盆腔炎、盆腔脓肿相鉴别。

（四）典型图像

典型图像如图 15-19 ～图 15-59 所示。

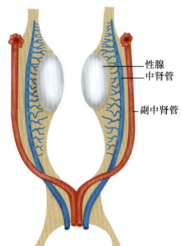

图 15-19　胚胎期性腺、中肾管、副中肾管示意图，胚胎期双侧副中肾管向中线延伸、靠拢、下降，下段汇合，实管空腔化

性腺
中肾管
副中肾管

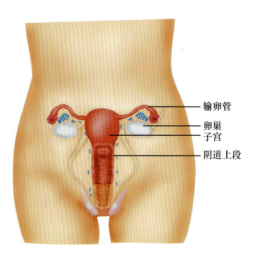

图 15-20　胚胎期子宫附件发育示意图，女胎中肾管退化，副中肾管头段、中段和尾段分别发育形成输卵管、子宫体和宫颈及阴道上段

输卵管
卵巢
子宫
阴道上段

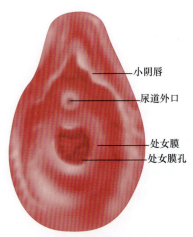

图 15-21 正常处女膜示意图，处
女膜中央吸收形成孔状

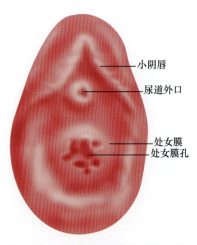

图 15-22 正常处女膜示意图，处
女膜中央吸收形成筛孔状

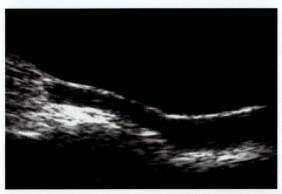

图 15-23 始基子宫，子宫明显小于正常，多无宫腔内膜线

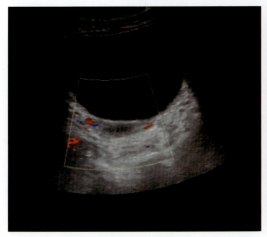
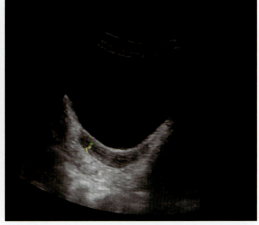

图 15-24 幼稚型子宫，子宫明显小于正常子宫，可见内膜线回声

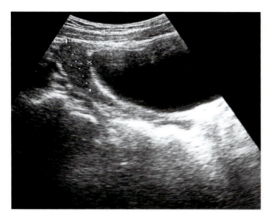

图 15-25 单角子宫伴发育不全，患者 20 岁，原发闭经，子宫位于膀胱右后上方，宫体小，无内膜线，宫颈细长

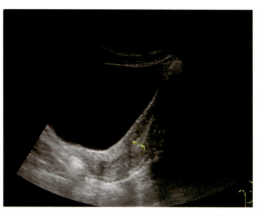

图 15-26 单角子宫，子宫狭小，偏向左侧，内膜线可见

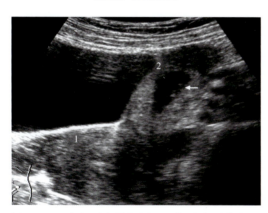

图 15-27 残角子宫横切图，左侧残角子宫与发育侧子宫体中段相连，1 为发育子宫，2 为残角子宫伴宫腔积液

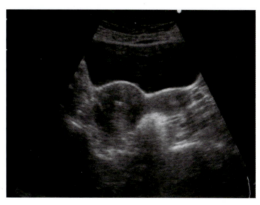

图 15-28 残角子宫横切图，左侧残角子宫与发育侧子宫体相连

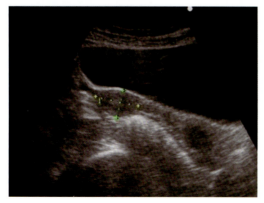

图 15-29 残角子宫纵切图，与图 15-28 为同一患者，左侧残角子宫体积小，内膜线可见

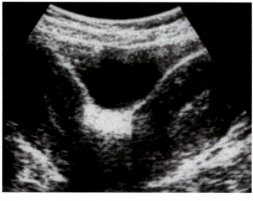

图 15-30 双子宫，盆腔探及两个子宫回声，左右各一

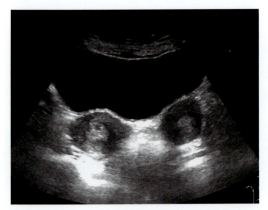

图 15-31　双子宫，盆腔探及两个子宫回声，左右各一

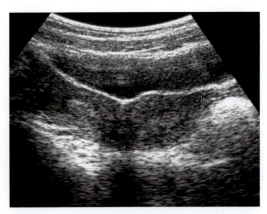

图 15-32　双角子宫，双侧分离的子宫体与一个宫颈相连，宫底呈蝶形

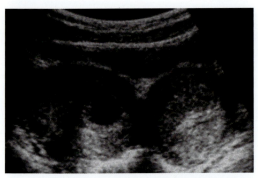

图 15-33　双子宫伴右侧子宫早期妊娠，双子宫，右侧宫腔内见妊娠囊，左侧子宫内膜增厚

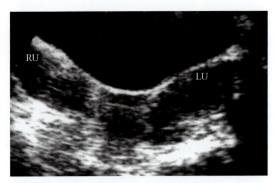

图 15-34　阴道斜隔综合征子宫横切图，双子宫，斜隔侧（左侧）子宫腔积液

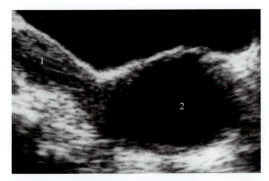

图 15-35　阴道斜隔综合征斜隔侧阴道上段横切图，与图 15-34 为同一患者，1 为右侧正常阴道，2 为斜隔侧阴道（隔后腔）积液

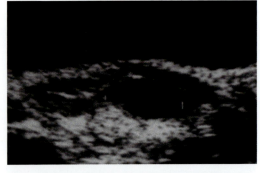

图 15-36　阴道斜隔综合征阴道下段横切图，与图 15-34 为同一患者，斜隔侧阴道（隔后腔）积液（"+…+"号所示）

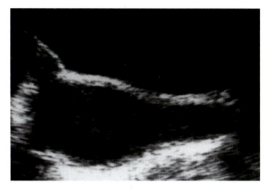

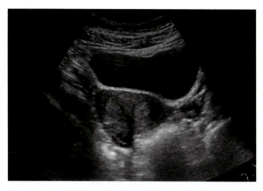

图 15-37　阴道斜隔综合征阴道纵切图，与图 15-34 为同一患者，斜隔侧阴道（隔后腔）积液

图 15-38　纵隔子宫冠状切图，宫腔见两条内膜线呈倒"八"字形分布

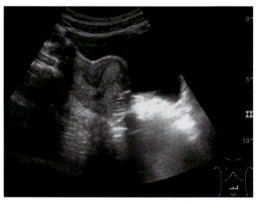

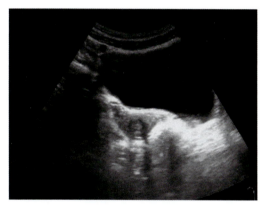

图 15-39　不全纵隔子宫宫体冠状切图，宫腔内膜线呈"Y"形

图 15-40　不全纵隔子宫宫颈横切图，与图 15-39 为同一患者，仅见一个宫颈管回声

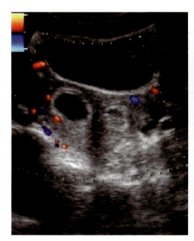

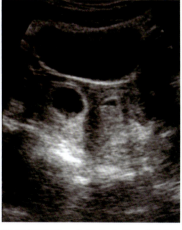

图 15-41　纵隔子宫伴右侧宫腔早期妊娠横切图，子宫底部增宽，宫体中央见一低回声纵隔，右侧宫腔内见一妊娠囊回声，左侧宫腔内膜增厚

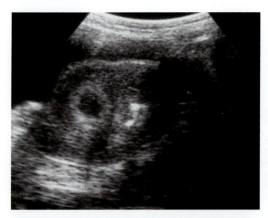

图15-42　纵隔子宫上节育环后早期妊娠横切图，右侧宫腔妊娠，左侧宫腔见节育环回声

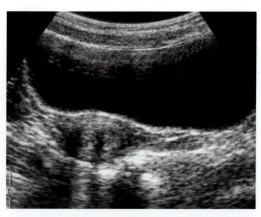

图15-43　纵隔子宫宫颈横切图，宫颈内见两个宫颈管回声

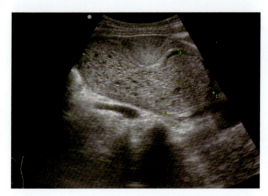

图15-44　不全纵隔子宫合并葡萄胎横切图，子宫底部可见等回声纵隔伸入宫腔，宫腔内充满密集细小无回声区

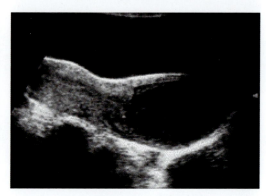

图15-45　处女膜闭锁子宫阴道纵切图，宫颈下方见阴道积液扩张，内透声差

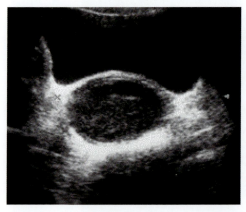

图15-46　处女膜闭锁阴道横切图，阴道积液扩张

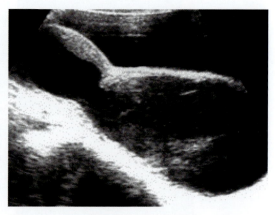

图15-47　处女膜闭锁子宫阴道纵切图，与图15-46为同一患者，阴道、宫腔及宫颈管积液扩张

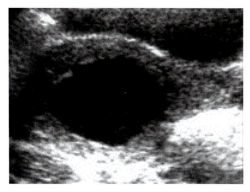

图 15-48　处女膜闭锁子宫横切图，与图 15-46 为同一患者，宫腔积液扩张

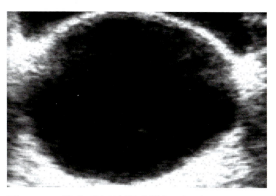

图 15-49　处女膜闭锁阴道横切图，与图 15-46 为同一患者，阴道积液扩张

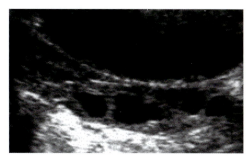

图 15-50　处女膜闭锁输卵管长轴切面图，与图 15-46 为同一患者，输卵管积液扩张，内见分隔回声

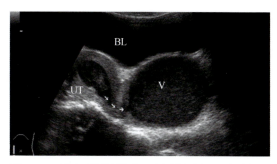

图 15-51　处女膜闭锁阴道 - 子宫纵切图，子宫腔与阴道腔积液扩张，两者经宫颈管（箭头所指）相延续

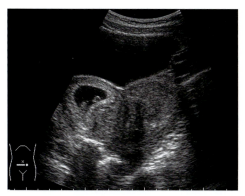

图 15-52　阴道斜隔综合征伴右侧子宫妊娠横切图，双子宫，右侧子宫内见妊娠囊

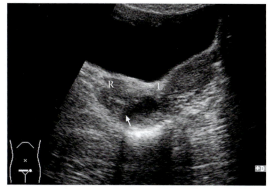

图 15-53　阴道斜隔综合征，阴道隔后腔积液，箭头所指为阴道斜隔

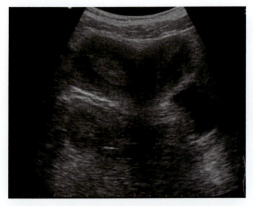

图 15-54 阴道斜隔综合征右侧宫腔妊娠流产，斜冠状切面显示双角子宫，右侧子宫下方见一回声不均包块

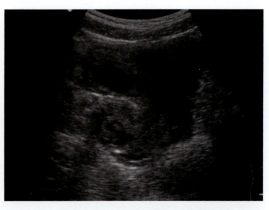

图 15-55 与图 15-54 为同一患者，斜冠状切面显示双角子宫，宫颈向右侧扭曲偏斜，右侧宫颈外口下方见一回声不均包块（流产后妊娠物排入隔后腔）

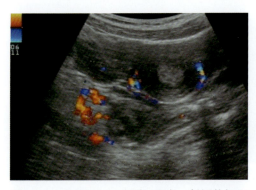

图 15-56 与图 15-54 为同一患者，斜冠状切面显示双角子宫，宫颈向右侧扭曲偏斜，右侧宫颈外口下方见一回声不均包块（流产后妊娠物排入隔后腔），彩色多普勒超声显示内部未见明显血流信号

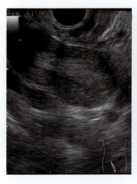

图 15-57 与图 15-54 为同一患者，经阴道超声显示双角子宫两侧宫腔内膜

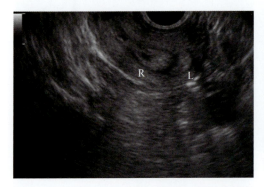

图 15-58 与图 15-54 为同一患者，经阴道超声显示双角子宫单宫颈横切面可见低回声纵隔及左右侧宫颈管回声（L、R 所示）

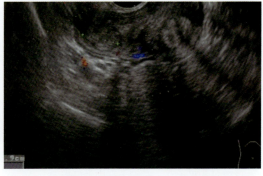

图 15-59 与图 15-54 为同一患者，经阴道超声显示宫颈右侧可见一回声不均团块（流产后妊娠物排入隔后腔），彩色多普勒超声显示内部未见血流信号

二、子宫肌瘤

（一）临床与病理

子宫肌瘤为平滑肌细胞增生而成，由平滑肌和纤维结缔组织组成，为女性生殖器最常见的良性肿瘤，以 30 ～ 50 岁多见。根据肌瘤发生部位分为宫体肌瘤和宫颈肌瘤。宫体肌瘤可分为肌壁间肌瘤、浆膜下肌瘤及黏膜下肌瘤。子宫肌瘤可发生玻璃样变、囊性变、脂肪变性、红色变性、钙化等继发变性。临床表现：黏膜下肌瘤和肌壁间肌瘤可引起月经过多、经期延长、不规则阴道出血，此外，肌瘤较大时出现盆腔肿块、膀胱和直肠压迫等症状。

（二）超声表现

1. 肌壁间肌瘤 子宫增大、变形、包膜不光滑、宫壁见低回声或高回声团块，较大肌瘤可见内膜线偏移。

2. 浆膜下肌瘤 瘤体向包膜突出，带蒂的瘤体似与子宫分开，突向阔韧带的称为阔韧带肌瘤，于宫旁探及低回声团块。

3. 黏膜下肌瘤 瘤体突向宫腔、宫颈管或宫颈外口处，形成低回声或高回声结节。

4. 彩色多普勒超声 瘤体内见星点状、树枝状、彩球状或周边环状血流信号，带蒂的黏膜下肌瘤可显示蒂部血流束自宫壁穿入瘤体。

5. 脉冲多普勒超声 肌瘤的动脉血流 RI 值下降，但一般不小于 0.5。

6. 继发变性 肌瘤囊性变和玻璃样变，瘤体内部结构消失，呈低至无回声区；红色变性多发生于妊娠期或产后，内部回声减弱不均，可发生急腹症；脂肪变性，瘤内回声增强呈高回声区；发生钙化时，瘤内出现强回声团或弧形强回声带，后方见声影。

（三）鉴别诊断

本病应与子宫腺肌症、卵巢肿瘤、妊娠子宫壁局限性收缩、残角子宫、不全纵隔子宫、不全流产和过期流产、陈旧性宫外孕等相鉴别。

（四）典型图像

典型图像如图 15-60 ～图 15-90 所示。

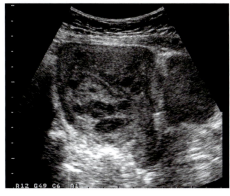

图 15-60　子宫多发性肌瘤纵切图，宫壁见许多大小不等结节

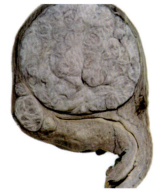

图 15-61　子宫多发性肌瘤病理标本图，子宫肌壁间多发大小不等的肿瘤，境界清楚，可见包膜，切面呈编织状、灰白色

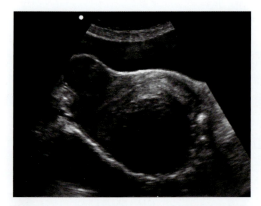

图 15-62　子宫肌瘤纵切图，子宫前后壁各见一低回声结节，内膜线受压弯曲

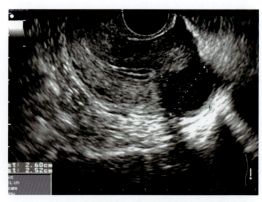

图 15-63　子宫肌瘤，经阴道超声可清晰显示子宫壁低回声小结节

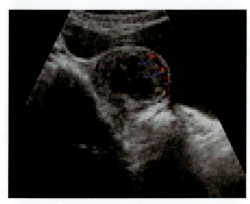

图 15-64　子宫肌瘤，肌瘤周边见环状血流信号

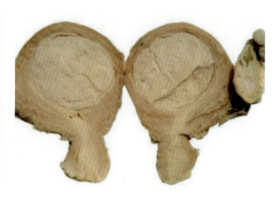

图 15-65　子宫肌壁间肌瘤病理标本图，子宫肌壁间见一圆形肿瘤，切面呈编织状，有包膜

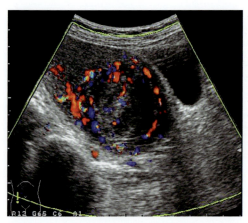

图 15-66　子宫肌瘤，肌瘤周边及内部均见丰富血流信号

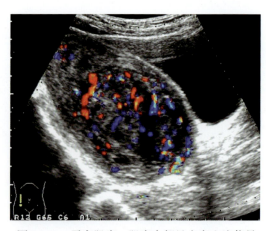

图 15-67　子宫肌瘤，肌瘤内部见丰富血流信号

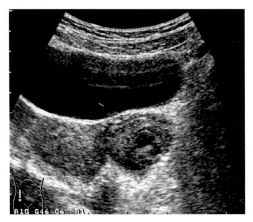

图 15-68　子宫阔韧带肌瘤横切图，子宫左侧低回声团块

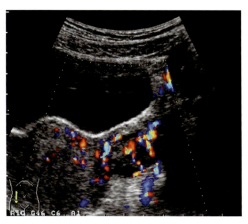

图 15-69　子宫阔韧带肌瘤横切图，与图 15-68 为同一患者，子宫左侧低回声团块，可见彩色血流束自宫壁穿入团块

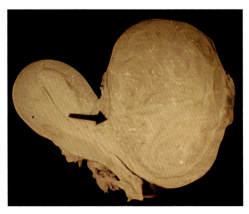

图 15-70　子宫浆膜下肌瘤病理标本图，子宫壁见一肿瘤向外突出，被覆浆膜

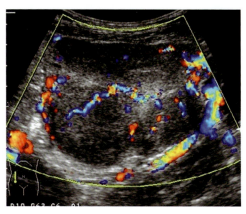

图 15-71　子宫后壁肌瘤，子宫后壁低回声团块，可见彩色血流束穿入团块

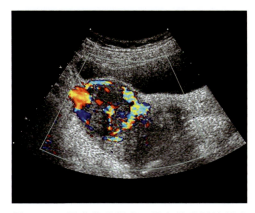

图 15-72　子宫前壁肌瘤，子宫前壁团块周边及内部均见丰富血流信号

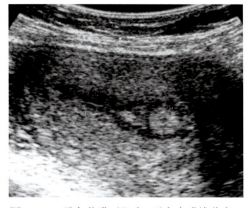

图 15-73　子宫黏膜下肌瘤，子宫内膜线分离，宫腔内见高回声结节

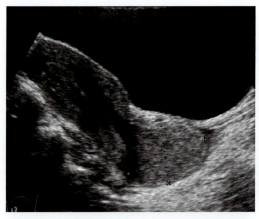

图 15-74 子宫黏膜下肌瘤，宫颈管扩张呈喇叭口状，局部见一低回声结节突向宫颈外口

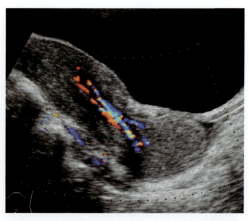

图 15-75 与图 15-74 为同一患者，子宫黏膜下肌瘤，宫颈管低回声结节内见发自子宫前壁的彩色血流束穿入结节

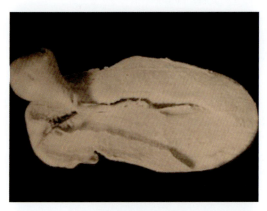

图 15-76 子宫黏膜下肌瘤病理标本图，宫内见一带蒂肿物突向宫颈外口

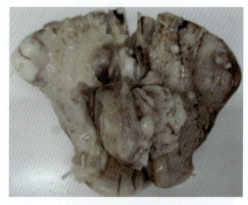

图 15-77 多发性子宫肌瘤病理标本图，子宫黏膜下、肌壁间及浆膜下多发平滑肌瘤

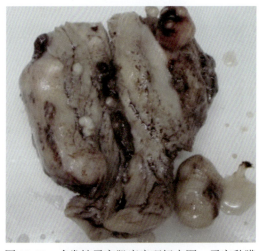

图 15-78 多发性子宫肌瘤病理标本图，子宫黏膜下、肌壁间及浆膜下多发平滑肌瘤

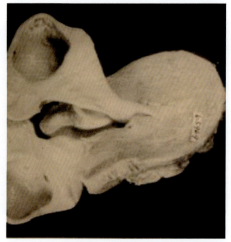

图 15-79 子宫黏膜下肌瘤囊性变病理标本图，宫腔内见带蒂肿物突向宫颈外口，内见一囊腔

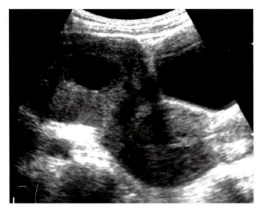

图 15-80 子宫肌瘤囊性变，子宫前壁肌瘤内部
见无回声区

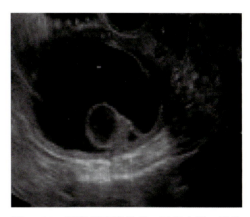

图 15-81 子宫肌瘤囊性变，子宫内见一囊状
液性区

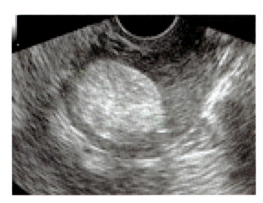

图 15-82 子宫肌瘤脂肪变性，肌瘤内见高回声区

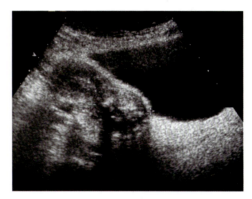

图 15-83 子宫肌瘤钙化，肌瘤内见点状团块
强回声

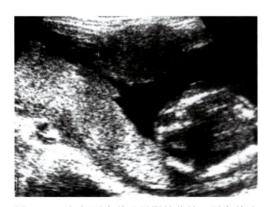

图 15-84 妊娠子宫前壁局限性收缩，子宫前壁
见一低回声团块，周边无包膜，与肌瘤相似

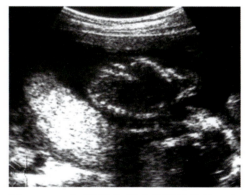

图 15-85 妊娠子宫前壁局限性收缩，与
图 15-84 为同一患者，1 小时后复查，子宫前
壁团块消失，可与肌瘤相鉴别

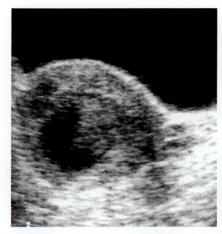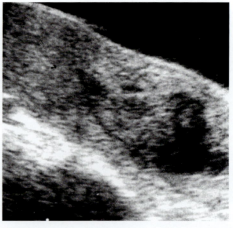

图 15-86　不全流产，左图为子宫下段横切图，右图为子宫纵切图，宫腔下段及宫颈管内见不规则形团块，与黏膜下肌瘤相似，本病常伴有宫腔积液

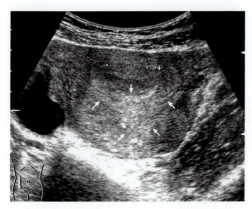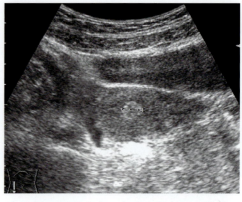

图 15-87　子宫前壁肌瘤，前壁见一结节，宫腔内膜线受压呈"Y"形，结节周边可见包膜回声，应与不全纵隔子宫相鉴别

图 15-88　不全流产，宫腔内见高回声结节，边界欠清，应与黏膜下肌瘤相鉴别

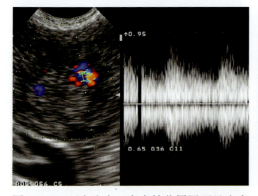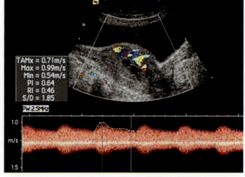

图 15-89　不全流产，宫内结节周围可见丰富血流信号，脉冲多普勒超声测及高速低阻的滋养层血流信号，肌瘤血流无此特征

图 15-90　不全流产，宫腔内见低回声团块，病灶周围内膜至肌层可见丰富血流信号，脉冲多普勒超声测及高速低阻的滋养层血流信号，可与子宫肌瘤相鉴别

三、子宫腺肌症

（一）临床与病理

基底层子宫内膜直接良性侵入肌层，引起肌纤维反应性增生，使子宫壁弥漫型或不对称性增厚，以后壁增厚多见，可分为弥漫型和局限型两种类型，临床上多见于 40 ～ 50 岁患者，表现为继发性痛经，并逐渐进行性加重，疼痛呈痉挛性，伴经量增多、经期延长，常合并子宫肌瘤、子宫内膜异位症。

（二）超声表现

弥漫型：子宫增大，呈球形改变，或呈非对称性增大，病变部位宫壁增厚、回声增粗，有时可见小无回声区。局限型：子宫壁局限性增厚，呈回声不均区，但无假包膜回声，边界欠清，内部血流信号丰富或不丰富，但周边无环状血流信号。

（三）鉴别诊断

本病应与子宫肌瘤相鉴别。

（四）典型图像

典型图像如图 15-91 ～图 15-99 所示。

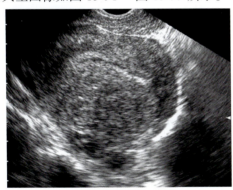

图 15-91　子宫肌腺症，子宫增大呈球形改变，后壁增厚呈回声不均区，未见包膜回声

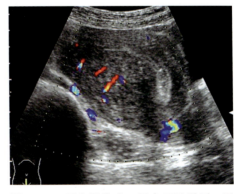

图 15-92　子宫肌腺症，子宫后壁增厚，回声不均，内见散在血流信号

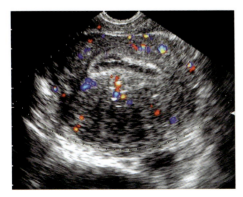

图 15-93　子宫肌腺症，子宫后壁增厚，回声不均，内见散在点状血流信号

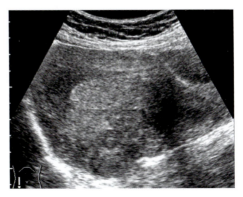

图 15-94　子宫肌腺症，子宫增大，呈近球形改变，后壁增厚，回声不均

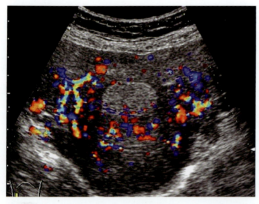

图 15-95　子宫肌腺症，宫壁增厚，并可见丰富点状血流信号

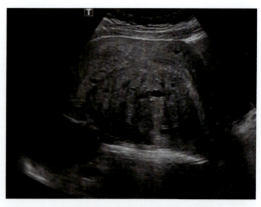

图 15-96　子宫肌腺症伴卵巢巧克力囊肿，子宫增大，后壁增厚，回声不均，内见条状低回声带呈栅栏样，并见数个小液性区

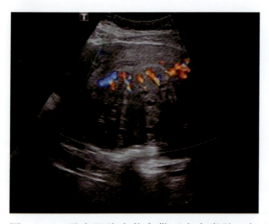

图 15-97　子宫肌腺症伴卵巢巧克力囊肿，与图 15-96 为同一患者，子宫后壁可见放射状分布的血流信号

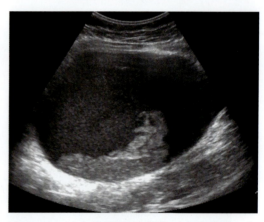

图 15-98　子宫肌腺症伴卵巢巧克力囊肿，与图 15-96 为同一患者，附件区探及囊性包块，内透声差，可见点状絮状高回声漂动

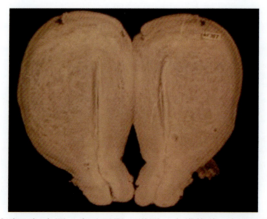

图 15-99　子宫肌腺症病理标本图，宫壁局限型增厚，内膜偏移，切面不均匀，但无包膜边界

四、子宫内膜疾病

（一）子宫内膜增生症

1. 临床与病理 内膜长期受大量的雌激素刺激产生过度增生。临床表现为月经过多或不规则阴道出血。

2. 超声表现 子宫稍增大或正常，内膜增厚呈高回声区，部分病例内膜区可见小无回声区，宫腔积液时可见黏膜表面不光滑，一般无血流信号或有稀疏血流信号，多伴有卵巢囊肿。

3. 鉴别诊断 本病应与子宫内膜息肉、黏膜下肌瘤、子宫内膜癌相鉴别。

4. 典型图像 如图 15-100、图 15-101 所示。

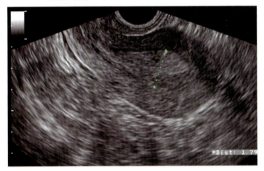 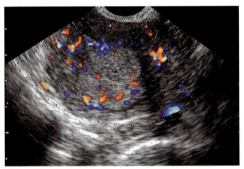

图 15-100 子宫内膜增生症，子宫内膜增厚，回声增强，与肌层界限尚清　　图 15-101 子宫内膜增生症，增厚的子宫内膜区仅见稀疏血流信号

（二）子宫内膜息肉

1. 临床与病理 由局部增生的子宫内膜腺体与间质组成，形成带蒂的圆形或椭圆形结节突向宫腔，蒂较长的可突至宫颈口，可继发感染、坏死、出血、溃疡，可发生于任何年龄。临床表现为不规则子宫出血、月经过多、经期延长、不孕、阴道排液或绝经后出血等。

2. 超声表现 子宫增大或正常，宫腔见稍高回声结节，边界回声增强，结节蒂部可见星状血流或细条状血流信号。

3. 鉴别诊断 本病应与子宫内膜增生、子宫黏膜下肌瘤、子宫内膜癌相鉴别。

4. 典型图像 如图 15-102 ～图 15-105 所示。

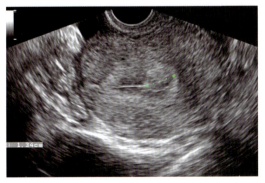 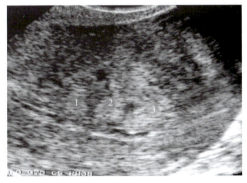

图 15-102 子宫内膜息肉，内膜区可见高回声结节，局部宫腔线中断　　图 15-103 子宫内膜息肉，内膜区见数个高回声结节

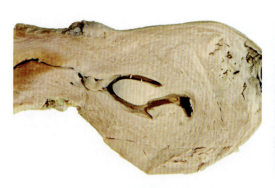

图 15-104　子宫内膜息肉病理标本图，宫腔内见带蒂的肿物

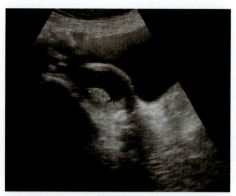

图 15-105　子宫内膜息肉，有宫腔积液时可清晰显示内膜息肉呈高回声结节

（三）子宫内膜癌

子宫内膜癌又称为子宫体腺癌。

1. 临床与病理　发生于子宫内膜的上皮性恶性肿瘤，根据病变累及子宫内膜范围可分为弥漫型、局灶型。80% 为 50 岁以上妇女，常表现为绝经后阴道出血。

2. 超声表现　弥漫型：病变累及大部分或整个子宫内膜，使内膜不规则增厚，并向肌层浸润，与肌层界限不清；局灶型：多见于宫腔底部或宫角部，内膜局限性增厚，增厚处回声杂乱不均，境界不清，癌灶较小，呈息肉样或菜花状突向宫腔，易浸润肌层。

当病变阻塞宫颈管时，可伴宫腔积液，病变处血流信号多较丰富，动脉血流阻力指数 RI ≤ 0.4。

3. 鉴别诊断　本病早期应与子宫内膜增生、子宫内膜息肉、子宫内膜良性肿瘤相鉴别。

4. 典型图像　如图 15-106 ～图 15-121 所示。

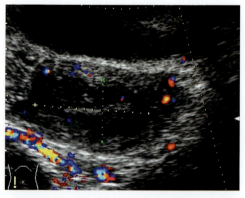

图 15-106　子宫内膜癌，子宫内膜增厚，呈低回声区，边缘不规则，与肌层界限不清

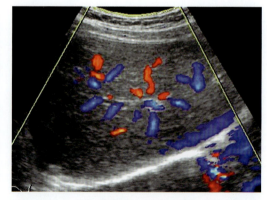

图 15-107　子宫内膜癌，子宫内膜区见丰富血流信号

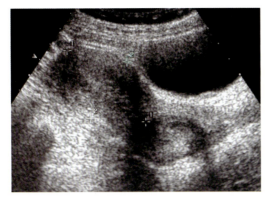

图 15-108　子宫内膜癌伴卵巢支持 - 间质细胞瘤，早期子宫内膜癌无临床症状，67 岁患者体检时超声显示子宫大小及内膜厚度如育龄期，提示子宫增大、内膜增厚

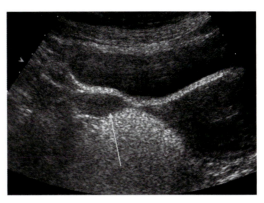

图 15-109　子宫内膜癌伴卵巢支持 - 间质细胞瘤，与图 15-108 为同一患者，67 岁患者体检时超声显示右侧卵巢可探及，提示卵巢增大

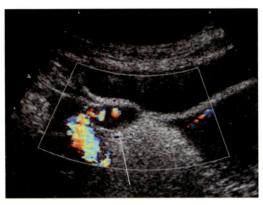

图 15-110　子宫内膜癌伴卵巢支持 - 间质细胞瘤，与图 15-108 为同一患者，右侧卵巢内见丰富血流信号，术后病理证实为子宫内膜癌伴右侧卵巢支持 - 间质细胞瘤

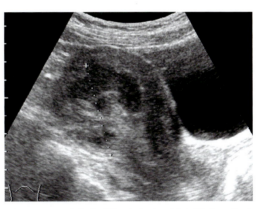

图 15-111　子宫内膜间叶肉瘤，子宫增大，宫腔内见不规则形团块

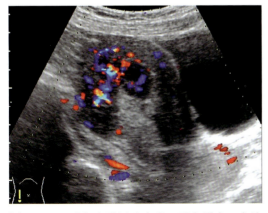

图 15-112　子宫内膜间叶肉瘤，子宫增大，宫腔团块内见丰富血流信号

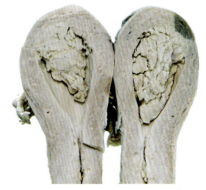

图 15-113　子宫内膜癌病理标本图，宫腔底部见灰白色、结节状肿物，几乎充满宫腔

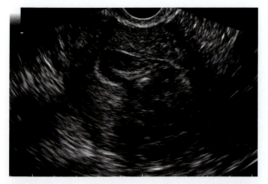

图 15-114　子宫内膜癌，子宫增大，宫腔后壁内膜至肌层见一不规则形低回声团块，边缘不规则，边界欠清

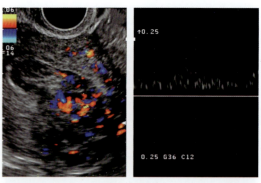

图 15-115　子宫内膜癌，与图 15-114 为同一患者，子宫内膜至肌层低回声团块内见丰富血流信号

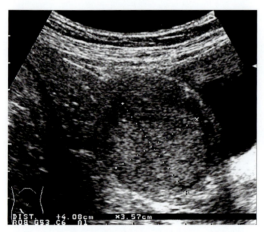

图 15-116　子宫内膜腺瘤，60 岁患者，子宫腔内见一稍高回声团块，形态规则，边界清晰，可与子宫内膜癌鉴别

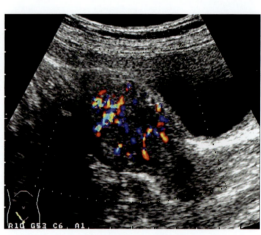

图 15-117　子宫内膜腺瘤，与图 15-116 为同一患者，瘤体内见丰富血流信号

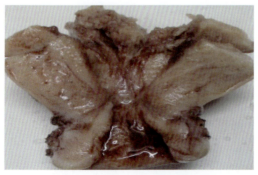

图 15-118　子宫内膜样腺癌病理标本图（全子宫），子宫内膜样腺癌，Ⅰ级

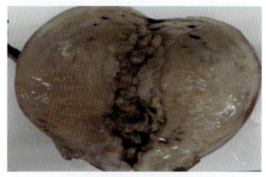

图 15-119　子宫内膜样腺癌病理标本图（全子宫），子宫内膜样腺癌，Ⅰ级

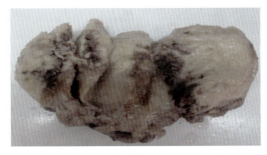 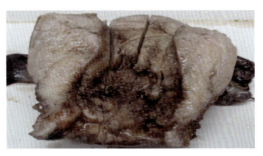

图 15-120 子宫内膜样腺癌病理标本图（全子宫），子宫内膜样腺癌，Ⅰ级　　图 15-121 子宫内膜样腺癌病理标本图（全子宫＋双附件），子宫内膜样腺癌，Ⅱ级

（何以牧　杨映红）

五、滋养细胞疾病

（一）临床与病理

滋养细胞疾病是由绒毛膜滋养细胞过度增生而来。按增生程度、绒毛结构及其生物学特性分为葡萄胎、恶性葡萄胎和绒毛膜癌。

1. 葡萄胎　增生的滋养细胞仍保留绒毛结构，侵蚀力小，局部破坏轻。

2. 恶性葡萄胎　侵蚀能力强，有远处转移，并造成病灶周围某种程度的破坏。

3. 绒毛膜癌　滋养细胞高度增生，完全失去绒毛结构，为高度恶性肿瘤，有更广泛的侵蚀和转移能力。滋养细胞直接侵犯宫壁肌层和血管形成血窦，造成局部血管扩张、动静脉瘘、出血、坏死，形成宫壁内单个或多个结节，结节增大可突向宫腔或浆膜层，并可侵犯邻近器官组织甚至远处转移。

临床表现：①葡萄胎，有停经及阴道出血、子宫异常增大等症状，可并发妊娠中毒症，卵巢黄素囊肿等。②恶性葡萄胎，表现为阴道出血，或葡萄胎排出后仍有症状，发生转移者出现相应的症状，或腹腔内出血。③绒毛膜癌，多继发于正常妊娠或异常妊娠，如葡萄胎、流产、足月产、异位妊娠之后，表现为不规则阴道出血、盆腔肿块、腹痛及远处转移症状。

（二）超声表现

1. 葡萄胎　子宫增大，大于停经周数，宫内充满蜂窝状液性区，或见密集粗点状回声，呈落雪征。完全性葡萄胎未见胎儿回声，部分性葡萄胎可见胎儿回声，部分胎盘实质出现蜂窝状液性区。本病常伴有双侧卵巢黄素囊肿。

2. 恶性葡萄胎　病灶超出宫腔范围，宫壁回声不均，子宫穿孔时，形成宫旁包块、腹水，可有远处转移声像表现。

3. 绒毛膜癌　宫内有稍高回声团块，可见液性区，病灶侵入宫壁及周围器官，子宫穿孔时可见腹水，可有远处转移。病灶内多见极丰富的多彩镶嵌血流信号，脉冲多普勒检测为低阻型动脉血流频谱，$RI < 0.4$。转移灶超声表现与原发灶相类似。

（三）鉴别诊断

本病应与子宫内膜炎、不全流产或稽留流产相鉴别。

1. 子宫内膜炎　表现为内膜增厚、回声不均，可伴宫腔积液与宫壁分界清晰，且子宫增大不明显，无停经史，结合血 HCG 结果还是较易鉴别的。

2. 不全流产或稽留流产　不全留产胚胎已死亡，胎儿及部分胎盘排出。稽留流产又称过期流产，胚胎或胎儿死亡后未及时排出。临床表现为有正常早期妊娠过程，可有流产阴道出血症状或无任何症状，但子宫于胚胎死亡后不再继续增大或反而缩小，因此子宫小于停经周数有助于鉴别。

（四）典型图像

典型图像如图 15-122 ～图 15-138 所示。

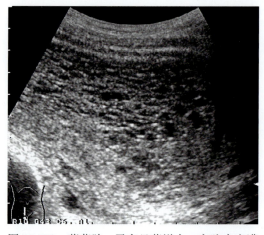
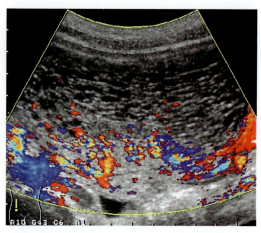

图 15-122　葡萄胎，子宫显著增大，宫腔内充满大小不等的无回声区，呈蜂窝状，周边与宫壁分界尚清

图 15-123　葡萄胎，宫腔病灶内见丰富血流信号

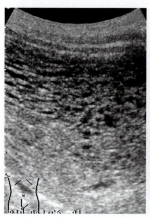
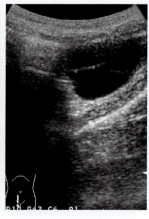

图 15-124　葡萄胎伴一侧卵巢黄素囊肿，宫腔内见蜂窝状无回声区，卵巢内见多房囊状无回声区

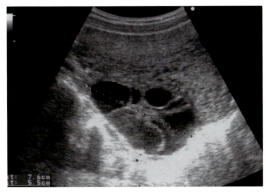
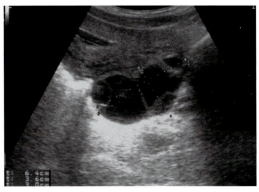

图 15-125　葡萄胎伴双侧卵巢黄素囊肿，葡萄胎患者，双侧卵巢增大，内见多房囊状无回声区

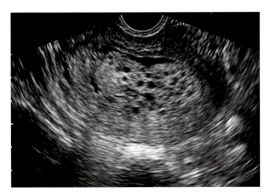

图 15-126　葡萄胎，子宫增大，宫腔内充满蜂窝状无回声区

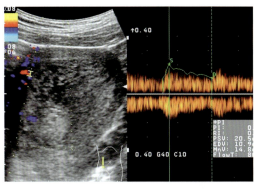

图 15-127　葡萄胎，病灶周边检出滋养动脉血流信号，呈低阻型动脉频谱，RI=0.47

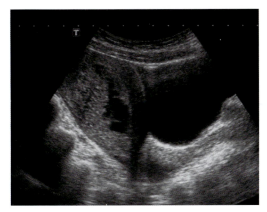

图 15-128　子宫增大，宫腔内见蜂窝状回声不均区

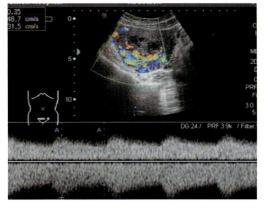

图 15-129　病灶后缘探及极丰富血流信号，呈低阻型动脉血流频谱，RI=0.35

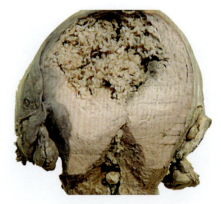

图 15-130　恶性葡萄胎病理大体标本图，子宫腔充满葡萄状肿物，并见侵入宫壁

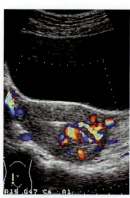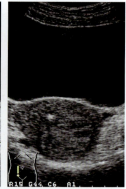

图 15-131　绒毛膜癌，药流后患者，子宫稍增大，宫壁见一回声不均团块，内见多彩镶嵌血流信号

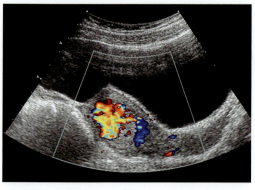

图 15-132　绒毛膜癌，与图 15-131 为同一患者，子宫增大，宫腔至宫壁见回声不均团块，内见丰富的多彩镶嵌血流信号

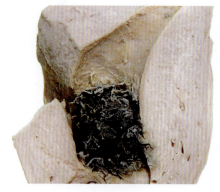

图 15-133　绒毛膜癌病理标本图，子宫腔见出血坏死病灶

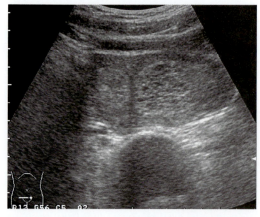

图 15-134　纵隔子宫合并葡萄胎，子宫增大，冠状切面宫内见纵行低回声带，左侧宫腔充满蜂窝状无回声区，右侧宫腔内膜增厚

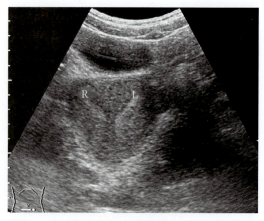

图 15-135　纵隔子宫合并葡萄胎流产后，与图 15-134 为同一患者，流产后，左侧宫腔蜂窝状无回声区消失

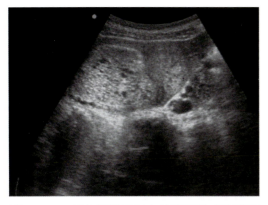 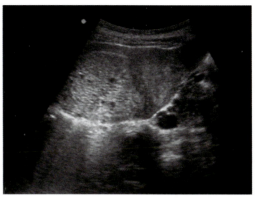

图 15-136 不全纵隔子宫合并葡萄胎子宫横切图，子宫增大，宫内见一条索状低回声自宫底伸入宫腔，双侧宫腔内均可见蜂窝状无回声区

图 15-137 不全纵隔子宫合并葡萄胎子宫横切图，与图 15-136 为同一患者，逐渐向下扫查可见子宫增大，双侧宫腔内均见蜂窝状无回声区

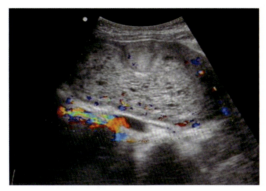

图 15-138 不全纵隔子宫合并葡萄胎，与图 15-136 为同一患者，子宫增大，宫内见一不全纵隔回声，宫腔内见蜂窝状无回声区，周边见稀疏血流信号

（王 艳 何以敉 杨映红）

六、宫 颈 癌

（一）临床与病理

宫颈癌是最常见的妇科恶性肿瘤，多数起源于鳞状上皮与柱状上皮交界处的移行带区的非典型增生上皮或原位癌，鳞状细胞浸润癌占宫颈癌的 80% ~ 85%，宫颈腺癌占 15% ~ 20%。高发年龄为 50 ~ 55 岁。病理巨检：早期肉眼观察与宫颈糜烂相类似。随着病情的进展，可表现为以下四种类型。

1. 外生型 最常见，宫颈表面见菜花状肿物向外生长，触之易出血，肿块较大时常侵及阴道。

2. 内生型 肿瘤向宫颈深部组织浸润，宫颈表面光滑或轻度糜烂，宫颈扩张、肥大而且变硬。

3. 溃疡型 上述两型肿瘤继发感染、坏死，破溃形成溃疡，表面凹凸不平。

4. 颈管型 肿瘤发生于宫颈管内，并向上侵犯宫体下段。

　　临床表现：①阴道出血，早期常表现为接触性出血，后期为不规则出血；②阴道排液，呈白色或血性分泌物增多，有腥臭味，晚期感染坏死脱落呈脓性分泌物伴恶臭；③晚期症状，因肿瘤累及邻近器官组织范围与程度不同而出现相应的继发症状。

（二）超声表现

1. 外生型　宫颈管上段结构正常，近外口实质见低回声不均区。

2. 内生型　宫颈增大，内见低回声区，宫颈管显示不清。

3. 溃疡型　宫颈表面凹凸不平，呈凹陷性。

4. 颈管型　宫颈管至子宫下段见回声不均团块，病灶边界不清，内见丰富血流信号。

（三）鉴别诊断

本病应与子宫颈肌瘤、子宫黏膜下肌瘤突入宫颈管、难免流产等相鉴别。

（四）典型图像

典型图像如图 15-139～图 15-144 所示。

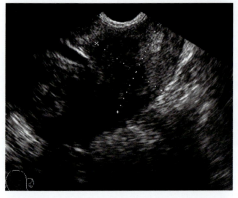

图 15-139　宫颈癌（外生型），宫颈见一回声不均团块向外突出，形态不规则，边界不清

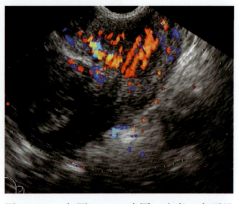

图 15-140　与图 15-139 为同一患者，宫颈见一回声不均团块向外突出，形态不规则，边界不清，内见丰富血流信号，分布不规则

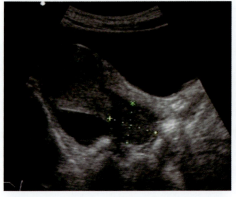

图 15-141　宫颈癌（内生型），宫颈见一低回声结节向后唇内生长，宫颈外口表面尚规则

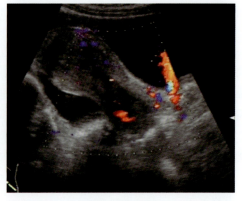

图 15-142　宫颈癌（内生型），与图 15-141 为同一患者，宫颈见低回声结节内见较丰富血流信号

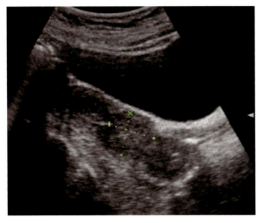

图 15-143 宫颈癌（宫管型），宫颈内见一低回声结节向上累及子宫体下段（"+"所示），宫颈管显示不清

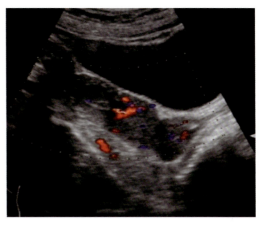

图 15-144 宫颈癌（宫管型），与图 15-143 为同一患者，宫颈至宫体下段见低回声结节，内见丰富血流信号

（何以救　杨映红）

第四节　卵巢疾病

一、卵巢非赘生性囊肿

卵巢非赘生性囊肿又称为瘤样病变。

（一）临床与病理

1. 卵泡囊肿　卵泡发育不成熟、成熟后不排卵或排卵后退化不全所致。

2. 黄体囊肿　排卵之后，黄体形成不退化所致。排卵后无受孕形成黄体，若受孕则形成妊娠黄体。卵泡囊肿和黄体囊肿一般无症状，部分可引起月经失调，一般可自行消失，偶可因囊内出血形成卵巢血肿，若发生破裂可出现急腹症。

3. 黄素囊肿　由滋养细胞肿瘤产生的大量绒毛膜促性腺激素刺激卵泡膜细胞使之发生黄素化反应所致。

4. 多囊卵巢综合征　因内分泌失调导致卵巢不排卵。临床上出现闭经、肥胖、多毛、不育。

5. 卵巢巧克力囊肿　子宫内膜异位症指有生长功能的子宫内膜异位到宫腔以外的任何部位，受卵巢激素影响发生周期性变化（增殖、分泌、出血），刺激周围组织增生，形成异常结节或包块，本病约 80% 发生于卵巢，形成出血性囊肿而得名，以 30 ～ 40 岁多见，临床表现为继发性痛经，经量增多，经期延长，病灶处周期性疼痛，肿块或结节触痛，常可并发不孕。

6. 卵巢过度刺激综合征　多为药物促排卵后的并发症。

（二）超声表现

1. 卵泡囊肿和黄体囊肿　以单发多见，直径多小于 4cm，壁薄，囊内透声好。妊娠黄体直径可达 3～10cm，黄体出血时，囊肿迅速增大，囊内透声差，可见点状、条带状和絮状强回声。

2. 黄素囊肿　常为双侧多房囊性团块，直径为 8～10cm，随肿瘤治疗后可自行消失。

3. 多囊卵巢综合征　双侧卵巢增大，卵泡数增多，卵巢白膜增厚，髓质范围亦增大。

4. 卵巢巧克力囊肿　盆腔内见囊性团块，单房或多房，壁厚，边界模糊，囊内透声差，可见点状、条带状、团状或絮状物漂动，早期单发，随着病程的进展，可形成多发性包块，病变累及腹壁、肠壁或膀胱壁时，常表现为低回声结节。

5. 卵巢过度刺激综合征　双侧卵巢增大，内见多发囊性无回声区，直径可达 3～10cm，停药后可自行消失，少数伴发腹水、胸腔积液，严重者出现呼吸窘迫而危及生命。

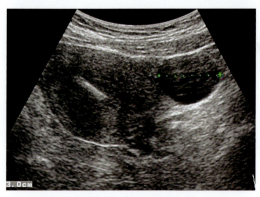

图 15-145　卵巢囊肿，卵巢内见近圆形无回声区，壁薄，边界清晰

（三）鉴别诊断

1. 卵巢囊性肿瘤　本病应与卵巢上皮性肿瘤（如囊腺瘤、囊腺癌、子宫内膜样肿瘤、Brenner 瘤等），以及囊性畸胎瘤等相鉴别。

2. 膀胱慢性尿潴留　检查时仔细观察病灶与尿道内口的位置关系，加以识别膀胱。

3. 处女膜闭锁　检查时注意液性区与宫颈外口的位置关系，以便进行鉴别诊断。

（四）典型图像

典型图像如图 15-145～图 15-154 所示。

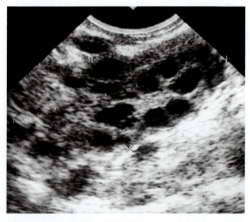

图 15-146　多囊卵巢综合征，卵巢增大，内见众多无回声区

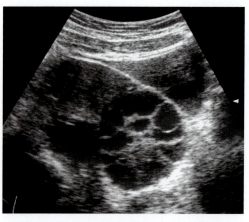

图 15-147　卵巢过度刺激综合征，卵巢显著增大，内见众多无回声区，有药物促排卵史

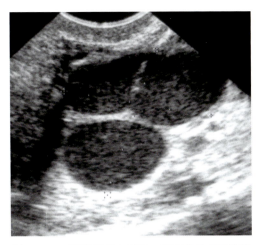

图 15-148　卵巢巧克力囊肿，卵巢内见多房囊性团块，壁厚，囊内透声差，可见密集点状回声

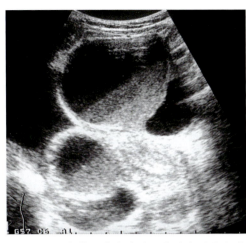

图 15-149　卵巢巧克力囊肿，盆腔内见多房囊性团块，内见细点状回声沉积

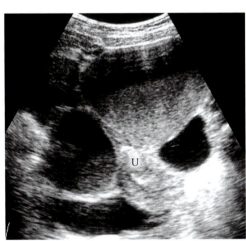

图 15-150　盆腔子宫内膜异位症，盆腔内见多个囊性团块，囊内可见细点状回声沉积

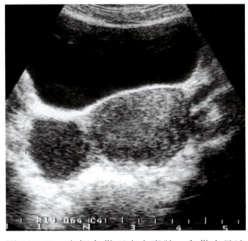

图 15-151　右侧卵巢巧克力囊肿，卵巢内见液性团块，壁厚，边界欠清，囊内透声差

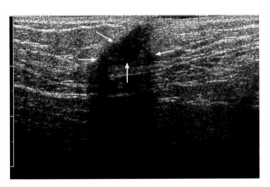

图 15-152　腹壁子宫内膜异位症，剖腹产术后患者，腹壁结节伴周期性疼痛，腹壁内见回声不均团块，边界尚清

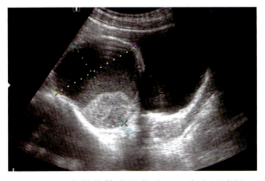

图 15-153　卵巢黄体囊肿伴出血，病变呈囊性，内充满细点状回声，局部见絮状物沉积，近期随访可表现自行缩小或消失

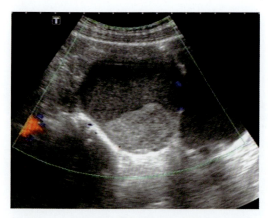

图 15-154　卵巢黄体囊肿伴出血，病变呈囊性，内充满细点状回声，局部见絮状物沉积，未见血流信号

二、卵巢肿瘤

临床与病理：卵巢肿瘤组织成分非常复杂，是全身各脏器原发肿瘤类型最多的部位。不同类型卵巢肿瘤的组织学结构和生物学行为，均存在很大差异。肿瘤可分为良性、恶性和交界性，卵巢交界性肿瘤可发生于卵巢表面上皮间质细胞、性索间质细胞和生殖细胞等，但以卵巢上皮性交界性肿瘤为主，尤其以浆液性和黏液性最常见。根据卵巢肿瘤组织学发生可分为三类。①上皮性肿瘤，来源于体腔上皮，主要有浆液性囊腺瘤、黏液性囊腺瘤、内膜样瘤等，特点是发病率高，囊性多见，良性者好发于 30 ～ 40 岁，恶性者好发于 40 ～ 60 岁，一般无内分泌功能，症状出现较晚，发现较晚。②生殖细胞肿瘤，良性生殖细胞肿瘤以畸胎瘤最常见，恶性生殖细胞肿瘤常见的有无性细胞瘤、卵黄囊瘤（内胚窦瘤）、胚胎性癌等，其特点为以儿童和年轻女性多见，常有内分泌功能，出现症状较早，发现较早。③间质细胞肿瘤，如颗粒细胞瘤、卵泡膜细胞瘤、纤维瘤等，来源于性腺间质细胞（颗粒细胞、卵泡膜细胞等）的肿瘤，大多属于低度恶性，常有分泌性激素的功能，以 40 ～ 70 岁多见。④转移性肿瘤，多与原发性肿瘤共存，皆属于晚期，预后差。

（一）卵巢上皮性肿瘤

1. 临床与病理　卵巢上皮性肿瘤为最常见的卵巢肿瘤，占原发性卵巢肿瘤的 50% ～ 70%，卵巢恶性上皮性肿瘤占卵巢恶性肿瘤的 85% ～ 90%，多见于中老年妇女，很少发生在青春期前和婴幼儿期。

肿瘤来源于卵巢表面的生发上皮。生发上皮由胚胎发育期所具有的原始体腔上皮衍生而来，具有分化为各种苗勒上皮的潜能。向输卵管上皮分化，形成浆液性肿瘤；向宫颈黏膜分化，形成黏液性肿瘤；向子宫内膜分化，形成子宫内膜样肿瘤。

卵巢上皮性肿瘤分为良性、交界性和恶性。交界性肿瘤是一种低度恶性潜能肿瘤，上皮细胞增生活跃、细胞层次增加、核异型及核分裂象增加，常无间质浸润。临床表现为生长缓慢、转移率低、复发迟。卵巢上皮性肿瘤组织学类型如下。

（1）浆液性肿瘤

1）浆液性囊腺瘤：占卵巢良性肿瘤的 25%，年龄以 30 ～ 40 岁多见，约 50% 为双侧性，肿瘤呈球形，大小不等，表面光滑，囊性，壁薄，囊内充满淡黄色清亮液体。镜下见囊壁为纤维结缔组织，内衬单层柱状上皮。较为常见的是单纯性浆液性囊腺瘤、浆液性乳头状囊腺瘤，可自发破裂引起腹膜种植转移，伴有腹水。

2）交界性浆液性囊腺瘤：中等大小，多为双侧，较少在囊内乳头状生长。镜下见乳头分支纤细而密，上皮复层不超过 3 层，无间质浸润，预后好。

3）浆液性囊腺癌：占卵巢上皮性癌的 75%，为成人最常见的卵巢恶性肿瘤，以 40 ～ 70 岁多见，多为双侧，体积较大，囊实性，呈结节状或分叶状，灰白色，或有乳突状增生，切面为多房，腔内充满乳头，质脆，出血、坏死。镜下见囊壁上皮明显增生，复层排列，一般在 4～5 层以上。癌细胞为立方形或柱状，细胞异型明显，并向间质浸润。生长速度快，转移较早，可发生破裂，造成急腹症，出现腹水。

（2）黏液性肿瘤

1）黏液囊腺瘤：占卵巢良性肿瘤的 20%，以 30～50 岁多见，95% 为单侧，5%～10% 恶变，肿瘤呈圆形或卵圆形，体积较大，表面光滑，灰白色。切面常为多房，囊腔内充满胶冻样黏液，含黏蛋白和糖蛋白，囊内很少有乳头生长。镜下见囊壁为纤维结缔组织，内衬单层柱状上皮；可见杯状细胞及嗜银细胞。破裂时引起腹膜种植形成腹膜黏液瘤。

虽然少数卵巢黏液性瘤可破裂继发腹膜黏液瘤，但大多数腹膜黏液瘤继发于高分化阑尾黏液肿瘤或其他胃肠道原发肿瘤。盆腔和（或）腹腔内见丰富的胶冻样黏液团块，极似卵巢癌转移，瘤细胞呈良性，分泌旺盛，很少见细胞异型和核分裂，多限于腹膜表面生长，一般不浸润脏器实质。

2）交界性黏液性囊腺瘤：一般较大，单侧较多，表面光滑，常为多房。切面见囊壁增厚，有实质区和乳头状形成，乳头细小、质软。镜下见细胞轻度异型性，细胞核大、深染，有少量核分裂，增生上皮向腔内突出形成短粗乳头，上皮细胞不超过 3 层，无间质浸润。

3）黏液性囊腺癌：占卵巢上皮癌的 20%，以 40～70 岁多见，肿瘤多为单侧，瘤体较大，囊壁可见乳头或实质区，切面为囊实性，囊液混浊或血性。镜下见腺体密集，间质较少，上皮细胞超过 3 层，异型明显，并有间质浸润。生长速度快，可发生破裂产生急腹症。

（3）卵巢子宫内膜样肿瘤：肿瘤的组织结构具有子宫内膜上皮和（或）间质相似的特点，可来自异位的子宫内膜和卵巢表面上皮。1964 年国际妇产科学会正式命名，1973 年国际卵巢肿瘤组织学分型中正式分为良性、交界性及恶性，后者除子宫内膜样癌外还包括腺肉瘤、间皮混合瘤或恶性米勒混合瘤、子宫内膜间质肉瘤。

1）良性肿瘤：较少见，主要发生于生育期妇女，常见症状为盆腔肿物及阴道不规则出血，肿瘤以单侧居多，多为单房，表面光滑，囊壁衬以单层柱状上皮，似正常子宫内膜，间质内可有含铁血黄素的吞噬细胞，与子宫内膜异位症的区别是不具有明显突出的子宫内膜间质成分。

2）交界性宫内膜样肿瘤：也很少见，多为单侧性，患者可无症状，或可扪及盆腔肿物、出现阴道出血等症状。临床预后好。

3）卵巢子宫内膜样癌：临床表现为腹部及盆腔包块，腹胀、腹痛，10%～15% 的患者伴有腹腔积液。出现不规则阴道出血或绝经后出血等症状的患者较其他类型卵巢上皮性癌多见，该类型肿瘤占卵巢上皮性癌的 2%，多为单侧，中等大小，囊性或实性，有乳头生长，囊液多为血性。镜下特点与子宫内膜癌极相似，常与子宫内膜癌并存。

（4）卵巢 Brenner 瘤：又称为勃勒纳瘤，比较少见，是一种纤维腺瘤，由增生的纤维及上皮组织构成，上皮成分似移行上皮或鳞状上皮，在组织学上与尿路上皮相似，约占卵巢肿瘤的 2%，是卵巢所有上皮肿瘤最少见的一种。按 WHO 分类，分为良性、交界性和恶性，可发生于任何年龄，大于 50 岁的患者占 50.5%～70%。此瘤多为良性，偶见恶性，多无功能，有时可产生雌激素或雄激素。

2. 超声表现

（1）浆液性囊腺瘤：①单纯性浆液性囊腺瘤，多为单侧、单房，壁薄光滑，可活动；

②浆液性乳头状囊腺瘤，双侧多见，多房，房隔薄，有细小乳头状突起，乳头间可见钙化灶（砂粒体），腹膜种植时可见腹水液性区。

（2）浆液性囊腺癌：体积较大，常大于 10cm，可占据全腹，多房或单房，囊壁和房隔不规则增厚，乳头粗大，实体成分增多。实体及房隔上可见丰富血流信号，动脉血流 RI＜0.4。

（3）黏液性囊腺瘤：呈多房，壁厚，囊中囊结构、囊大小相差悬殊。囊内可见细点状回声，乳头少见。腹膜种植时腹腔内见大量腹水，液性区内可见许多囊状无回声区。

（4）黏液性囊腺癌：体积较大，囊壁及分隔厚而不规则，囊内透声差，可见细点状回声，实体回声增多，囊壁向四周浸润形成不规则团块，多伴腹水。瘤体内血供丰富，动脉血流 RI＜0.4。

（5）卵巢 Brenner 瘤：良性多呈多房囊性或囊实性，囊壁薄而规则，无分隔或分隔带光整，与周围结构分界清晰，部分病例可合并有胸腔及盆腔积液，称为 Meigs 综合征（指良性实体肿瘤合并腹水，当肿瘤切除时，腹水消失）。良性 Brenner 瘤囊实性肿瘤多与其他囊性新生物合并发生。实性部分可见血流信号，囊性部分无血流信号。

（6）上皮性交界性肿瘤：肿瘤边界均清晰，囊壁薄，可为单房或多房，部分内见分隔带，分隔带增厚，并见密集细点状回声，多数肿瘤内见实体结节回声附着于囊壁或分隔带上，突向囊腔，实体部分形态不规则。多数肿瘤见较丰富血流信号，血流走行相对较规则。交界性 Brenner 瘤多为实性，与周围组织分界欠清，可见较丰富血流信号。

（7）恶性 Brenner 瘤：囊性部分可见附壁结节，并见丰富血流信号，常侵犯周围脏器、血管，并见盆腔淋巴结肿大。

3. 鉴别诊断

（1）卵巢非赘生性囊肿：如卵泡囊肿、黄体囊肿、黄素囊肿、多囊卵巢综合征、卵巢巧克力囊肿、卵巢过度刺激综合征等。

（2）盆腔炎：如输卵管积液、输卵管积脓、输卵管卵巢囊肿、输卵管卵巢脓肿、盆腔局限性积液等。

（3）卵巢囊性畸胎瘤。

（4）膀胱尿潴留：仔细检查尿道内口的位置，加以识别膀胱。

4. 典型图像　如图 15-155～图 15-194 所示。

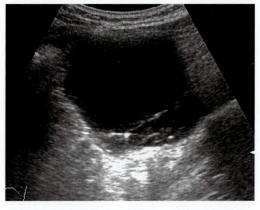 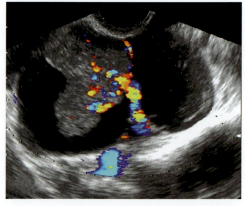

图 15-155　卵巢浆液性囊腺瘤，盆腔内见囊性团块，内见强回声点及分隔带回声　　图 15-156　卵巢浆液性囊腺癌，盆腔内见囊实性团块，实体内见丰富血流信号

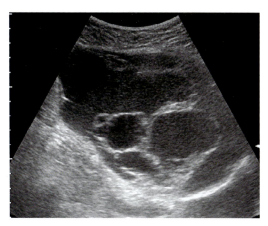

图 15-157 卵巢黏液性囊腺瘤，盆腔内见多房囊
性包块，内见囊中囊结构及密集点状回声

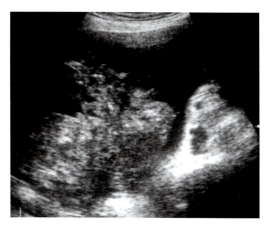

图 15-158 卵巢浆液性囊腺癌，盆腔内见囊实性
团块

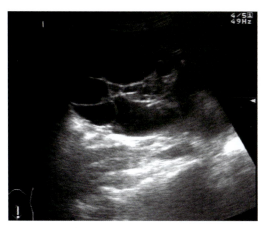

图 15-159 卵巢黏液性囊腺瘤，附件区见囊性团
块，囊内透声差，内见许多分隔带回声

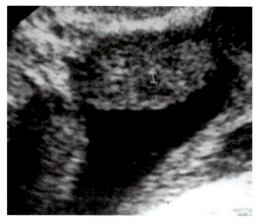

图 15-160 卵巢浆液性囊腺癌，经阴道超声探及
附件区囊实性团块，内见实质性回声突向囊腔

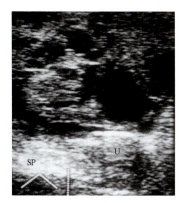

图 15-161 卵巢黏液性囊腺癌，
盆腔多房囊性团块内见许多实质
性回声充填

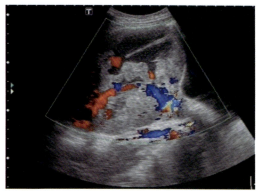

图 15-162 卵巢黏液性囊腺癌，盆腔见多房囊
性团块，囊壁及分隔带明显增厚，并见丰富血流
信号

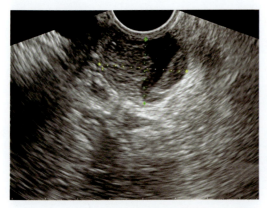

图 15-163 卵巢黏液性囊腺癌术后复发，经阴道超声于盆腔内见多房囊状包块，内见分隔和实体回声

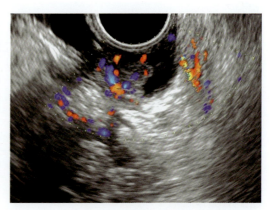

图 15-164 卵巢黏液性囊腺癌术后复发，与图 15-163 为同一患者，实体内见丰富血流信号

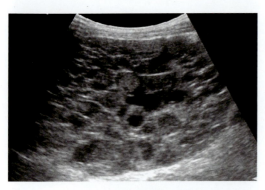

图 15-165 卵巢黏液性囊腺癌，盆腔多房囊性包块，内见许多实体回声

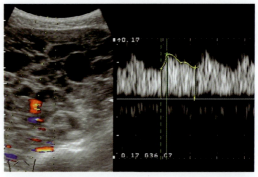

图 15-166 卵巢黏液性囊腺癌，与图 15-165 为同一患者，实体处检出低阻型动脉血流信号，RI=0.327

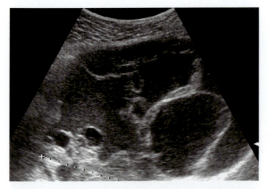

图 15-167 卵巢黏液性囊腺瘤伴部分区域恶变，盆腔多房囊性包块，囊内透声差，可见部分实体回声

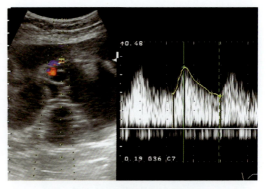

图 15-168 卵巢黏液性囊腺瘤伴部分区域恶变，与图 15-167 为同一患者，房隔及实体内检出低阻型动脉血流信号，RI=0.469

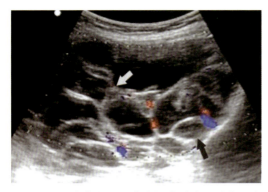

图 15-169　卵巢交界性浆液性囊腺瘤，肿瘤呈多房，内见大小不等的分隔带回声（白箭头所示），部分房内见细点状回声（黑箭头所示），CDFI显示较规则的血流信号穿行于分隔带间

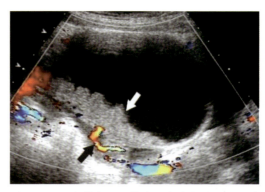

图 15-170　卵巢交界性浆液性囊腺瘤，肿瘤呈单房，内见密集细点状回声，并见乳头状实体连成片状附着于囊壁（白箭头所示），见一条状血流信号自卵巢向实体内延伸（黑箭头所示）

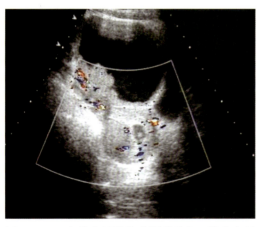

图 15-171　卵巢交界性浆液性囊腺瘤，肿瘤内见实体结节回声附着于囊壁或分隔带上，突向囊腔，实体部分形态不规则，CDFI显示多数肿瘤见较丰富血流信号，血流走行相对较规则

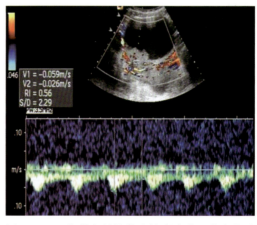

图 15-172　卵巢交界性浆液性囊腺瘤，肿瘤内见较丰富血流信号，RI=0.56

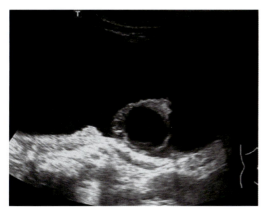

图 15-173　卵巢交界性浆液性囊腺瘤，分隔带及囊壁实体表面呈绒毛状（微乳头）

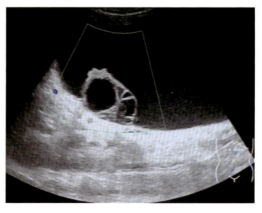

图 15-174　卵巢交界性浆液性囊腺瘤，分隔带及囊壁实体表面呈绒毛状（微乳头），未见明显血流信号

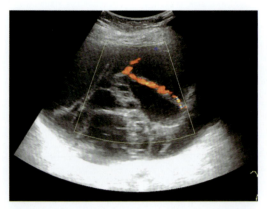

图 15-175　卵巢交界性黏液性囊腺瘤，肿瘤呈多房，囊内见许多较厚的分隔带回声，部分分隔带上见相对较规则的条带状血流信号

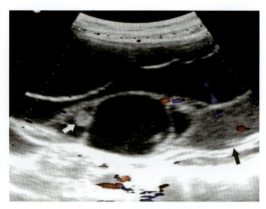

图 15-176　卵巢交界性黏液性囊腺瘤，肿瘤呈多房，乳头状实体附着于分隔带上（白色箭头所示），部分房内见密集点状回声（黑色箭头所示）

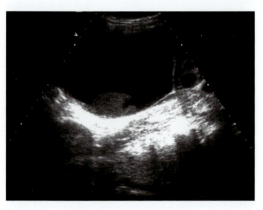

图 15-177　卵巢交界性黏液性囊腺瘤，肿瘤呈多房，乳头状实体附着于囊壁上并见密集点状回声

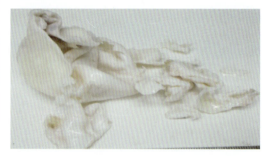

图 15-178　卵巢囊腺瘤病理标本图（右卵巢），浆液性囊腺瘤

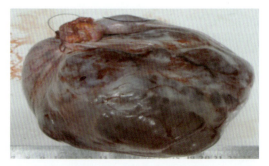

图 15-179　卵巢黏液性囊腺瘤病理标本图（右附件），卵巢黏液性囊腺瘤

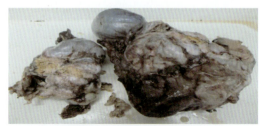

图 15-180　卵巢浆液性囊腺癌病理标本图，双侧卵巢及输卵管高级别浆液性囊腺癌

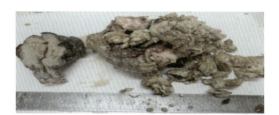

图 15-181 卵巢囊腺癌病理标本图（左卵巢），浆液性乳头状囊腺癌，肿瘤大小 14.5cm×10cm×5cm；（右卵巢）浆液性乳头状囊腺癌，肿瘤大小 8.5cm×5.5cm×5cm

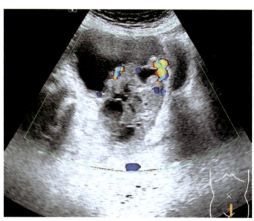

图 15-182 子宫内膜样癌，肿瘤呈囊实性团块，边界尚清，实性部分见较丰富血流信号

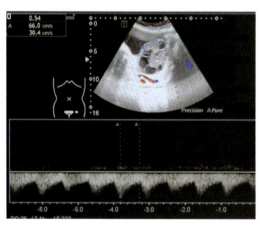

图 15-183 子宫内膜样癌，肿瘤呈囊实性团块，边界尚清，实性部分见较丰富血流信号，动脉血流 RI=0.54

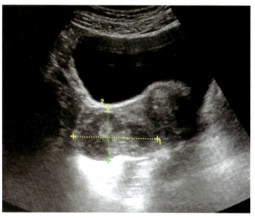

图 15-184 子宫内膜样癌，子宫右后方见一囊实性包块，边界欠清，局部与子宫右后壁分界不清，内见不规则形实体回声

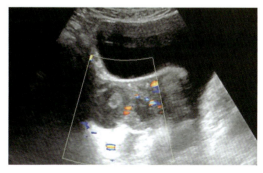

图 15-185 子宫内膜样癌，与图 15-184 为同一患者，实体部分内见丰富血流信号

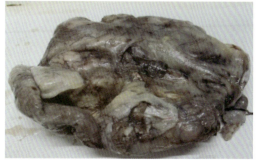

图 15-186 卵巢子宫内膜样癌病理标本图（右侧），卵巢子宫内膜样腺癌（2级）

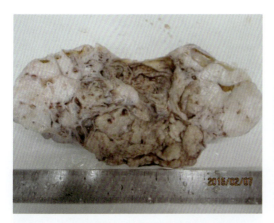

图 15-187　卵巢子宫内膜样癌病理标本图（右侧），卵巢子宫内膜样腺癌伴桑葚样鳞状化生，周围见子宫内膜样腺纤维瘤

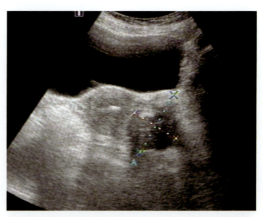

图 15-188　卵巢 Brenner 瘤，肿瘤呈一低回声不均团块，边界尚清，后方衰减，可见少量血流信号

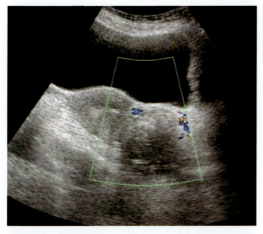

图 15-189　卵巢 Brenner 瘤，肿瘤呈一低回声不均团块，边界尚清，后方衰减，可见少量血流信号

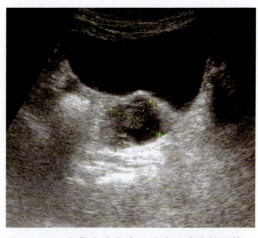

图 15-190　卵巢未分化癌，肿瘤呈囊实性团块，边界欠清，实性部分形态不规则

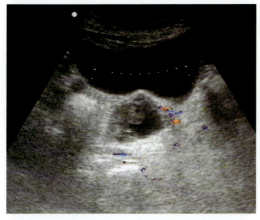

图 15-191　卵巢未分化癌，与图 15-190 为同一患者，肿瘤呈囊实性团块，团块边缘可见较少量血流信号

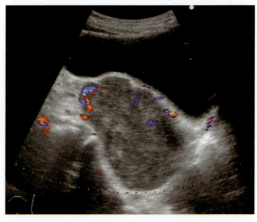

图 15-192　卵巢未分化癌，肿瘤呈实性稍低回声团块，边界尚清，周边及内部可见少量血流信号

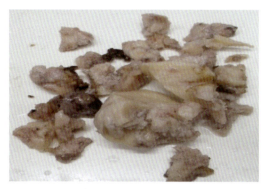
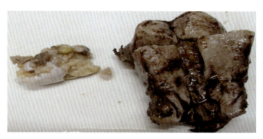

图 15-193　卵巢 Brenner 瘤病理标本图，左卵巢　　　图 15-194　卵巢 Brenner 瘤病理标本图（右附件），
　　　　　　Brenner 瘤　　　　　　　　　　　　　　　　　　　　右卵巢良性 Brenner 瘤

（二）卵巢生殖细胞肿瘤

卵巢生殖细胞肿瘤发病率仅次于上皮性肿瘤，约占所有卵巢肿瘤的 1/4，好发于青少年及儿童，其发生率占 60%～90%，绝经期后仅占 6%。生殖细胞肿瘤的组织类型复杂，原始生殖细胞具有向不同方向分化的潜能，如原始生殖细胞未分化时可发生无性细胞瘤，生殖细胞未分化可发生胚胎癌，如向胚胎的体壁细胞分化则可形成畸胎瘤；向胚外组织分化可发生绒毛膜癌、内胚窦瘤。卵巢生殖细胞肿瘤中，仅成熟型畸胎瘤为良性，其他类型均属恶性，卵巢恶性生殖细胞肿瘤除单纯型无性细胞瘤预后较好外，其他均恶性度高，预后差。

卵巢畸胎瘤根据病理组织学类型分为成熟型畸胎瘤、未成熟畸胎瘤和卵巢甲状腺肿等。

1. 成熟型畸胎瘤

（1）临床与病理：成熟型畸胎瘤属良性肿瘤。绝大多数为囊性，称为成熟型囊性畸胎瘤，又称为皮样囊肿，实性者罕见。皮样囊肿为最常见的卵巢肿瘤，占生殖细胞肿瘤的 85%～97%，好发于生殖年龄，单侧为多，双侧占 12%。通常中等大小，表面光滑，壁薄质韧。切面多为单房，腔内充满油质和毛发，有时可见牙齿或骨质。囊壁常有实质突起，称为"头节"，内含有多种组织成分，几乎全部病例均可见到外胚层组织，包括鳞状上皮、皮脂腺、汗腺、毛囊、脑及神经组织。同时可见内胚层组织如胃肠道及支气管上皮、甲状腺等。偶见肿瘤向单一胚层分化，如卵巢甲状腺肿，可分泌甲状腺素，甚至引起甲状腺功能亢进。成熟囊性畸胎瘤恶变率为 2%～4%，恶变机会随年龄增长而增加，多发生于绝经后妇女。瘤中任一组织成分均可恶变而形成各种恶性肿瘤，扩散方式主要为直接浸润和腹膜种植，预后较差。卵巢成熟型畸胎瘤一般无症状，瘤体较大时可出现盆腔肿块，发生蒂扭转时可引起急腹症。

（2）超声表现：卵巢成熟型囊性畸胎瘤（皮样囊肿），一侧或双侧附件区出现囊实性包块，由于肿瘤组织的复杂性，因此声像图表现多样性，主要可有以下几种表现。

脂液分层征：油水分层之间可见一水平线。

面团征：毛发和脂质形成强回声团块。

瀑布征：即垂柳征，由松散毛发和油脂构成为垂线状回声。

星花征：黏稠油脂呈强回声点，加压时可移动。

杂乱结构征：含多种组织如牙、骨、油、毛发等，形成结构复杂的混合性团块。

多囊征：为多房囊性包块。

壁立性结节征：囊壁上见强回声结节附着，后方见声影。

线条征：平行线状回声浮于其中，毛发缠绕成团，形成鸟巢征。

本病恶变时可出现胸腔积液、腹水和转移征象。

（3）鉴别诊断：①盆腔肠管气体强回声；②卵巢非赘生性囊肿，如卵泡囊肿、黄体囊肿、卵巢血肿、黄素囊肿、多囊卵巢综合征、卵巢巧克力囊肿、卵巢过度刺激综合征等；③卵巢上皮性肿瘤，如卵巢囊腺瘤、卵巢子宫内膜样肿瘤、卵巢 Brenner 瘤等；④回盲部病变，如阑尾周围脓肿、阑尾黏液性肿瘤等。

（4）典型图像如图 15-195 ～图 15-208 所示。

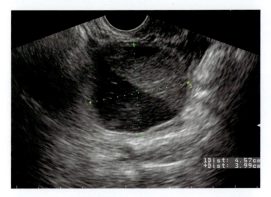 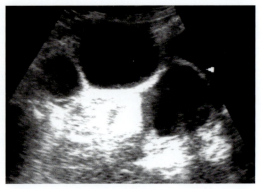

图 15-195　卵巢畸胎瘤，脂液分层征，经阴道超声检查瘤内可见液性区分层声像，其间见一水平线　　图 15-196　卵巢畸胎瘤，瘤内可见多囊征，其后方实质部分为强回声团

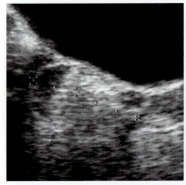 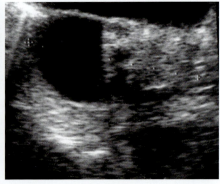

图 15-197　卵巢畸胎瘤，盆腔内见囊实性团块

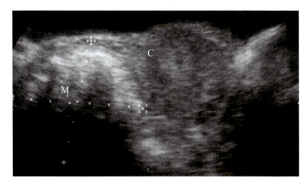

图 15-198　妊娠合并卵巢畸胎瘤，妊娠子宫宫颈（C）右侧可见一强回声团块

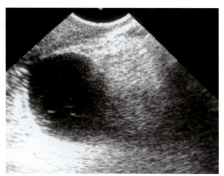

图 15-199　卵巢畸胎瘤，瘤体小部分为囊性无回声区，大部分为实质性强回声

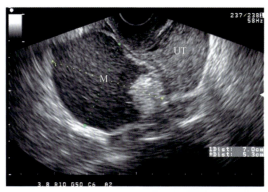

图 15-200　卵巢畸胎瘤，瘤内可见强回声团附于壁上，呈壁立性结节征

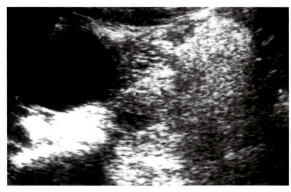

图 15-201　卵巢畸胎瘤，瘤体大部分为实质性回声，小部分为囊状无回声区

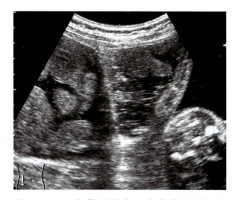

图 15-202　卵巢畸胎瘤，多房囊性团块内见密集点状和团状回声，呈星花征和面团征

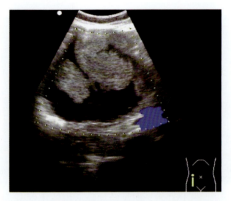

图 15-203 卵巢畸胎瘤，盆腔内见一囊实性团块，中央可见高回声结节，未见明显血流信号

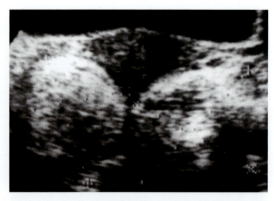

图 15-204 双侧卵巢畸胎瘤，子宫两侧各探及一强回声团

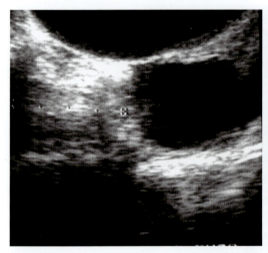

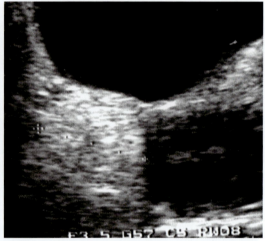

图 15-205 卵巢畸胎瘤与肠管回声鉴别，左图囊状包块旁为肠管强回声，边界欠清；右图囊状包块旁为强回声瘤体，边界尚清

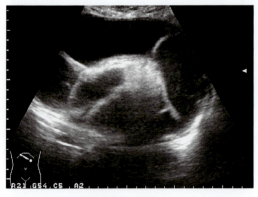

图 15-206 卵巢畸胎瘤，瘤体内见强回声团和多条分隔带呈多囊征

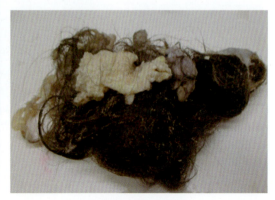

图 15-207 卵巢畸胎瘤病理标本图，（右）卵巢成熟型囊性畸胎瘤

2. 卵巢甲状腺肿

（1）临床与病理：本病较为少见，多见于40岁以上患者，多为单侧，以良性为主，甲状腺组织多存在于卵巢皮样囊肿、卵巢畸胎瘤等肿块之中。

（2）超声表现：肿瘤呈多房囊性或混合性团块，边界清晰，内可见分隔带及少量实性回声，部分团块内部回声杂乱，多无明显血流信号，部分病灶边缘或分隔带上可见少量血流信号。

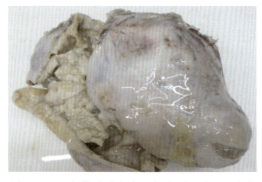

图 15-208　卵巢畸胎瘤病理标本图，（左）卵巢成熟型囊性畸胎瘤

（3）鉴别诊断：①卵巢非赘生性囊肿，如卵泡囊肿、黄体囊肿、黄素囊肿、多囊卵巢综合征、卵巢巧克力囊肿、卵巢过度刺激综合征等。②卵巢上皮性肿瘤，如卵巢囊腺瘤、卵巢子宫内膜样肿瘤、卵巢 Brenner 瘤等。

（4）典型图像如图 15-209 ～图 15-214 所示。

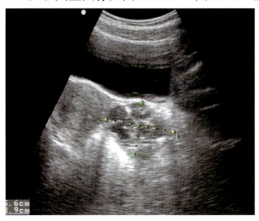

图 15-209　卵巢甲状腺肿，肿瘤呈多房囊性团块，边界尚清，内可见数条分隔带及少量实性回声

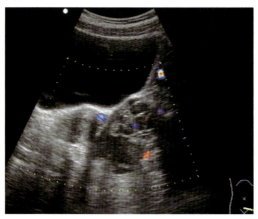

图 15-210　卵巢甲状腺肿，肿瘤呈多房囊性团块，边界尚清，内可见数条分隔带及少量实性回声，并见少量血流信号

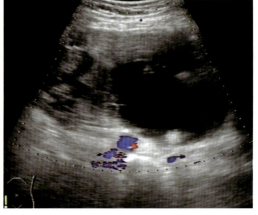

图 15-211　卵巢甲状腺肿，肿瘤呈混合性团块，边界尚清，内回声杂乱，见许多高回声团块

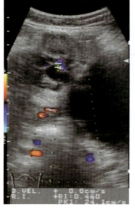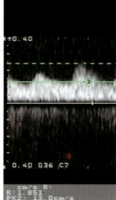

图 15-212　卵巢甲状腺肿，肿瘤呈混合性团块，内回声杂乱，局部见少量血流信号，RI=0.44

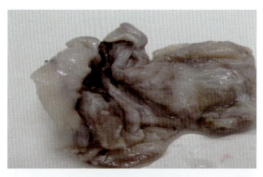 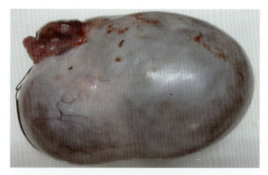

图 15-213　卵巢甲状腺肿病理标本图，（左侧卵　　图 15-214　卵巢甲状腺肿病理标本图，（右附件）
巢）单胚层畸胎瘤（卵巢甲状腺肿）　　　　　　　　　　卵巢甲状腺肿

3. 恶性生殖细胞肿瘤　来源于生殖细胞的卵巢恶性肿瘤，好发于儿童、年轻妇女，多为单侧，临床表现为腹痛、盆腔肿块，生长迅速、破裂、扭转或出血时，可导致急腹症，常伴有腹水或胸腔积液，部分患者出现内分泌异常，部分肿瘤可引起血甲胎蛋白或绒毛膜促性腺激素升高，少数患者可合并对侧卵巢良性畸胎瘤。常见的有未成熟型畸瘤，恶性度高，无性细胞瘤，恶性度较低，预后较好，胚胎性癌和卵黄囊瘤（内胚窦瘤）恶性程度高，病情发展迅速。

（1）临床与病理

1）未成熟型畸胎瘤：属于恶性肿瘤，多发生于青少年，为单侧性的实性肿瘤，体积较大，表面呈结节状，切面似脑组织，质腐脆。肿瘤由三个胚层衍化的胚胎性组织构成，未成熟组织主要为原始神经组织，偶含成熟组织如骨、毛发及皮脂等。转移及复发率均高，但复发后再次手术时，肿瘤组织有自未成熟向成熟转化的特点，即恶性程度的逆转现象。5 年存活率约为 20%，近年提高至 50% ～ 75%。

2）无性细胞瘤：属于恶性肿瘤，主要发生于儿童及青年女性。80% ～ 90% 为单侧性，好发于右侧卵巢，系右侧性腺分化及发育比左侧为慢之故。肿瘤中等大小，呈圆形或椭圆形，有时呈分叶状，触之似橡皮，包膜光滑，切面为实性，呈淡棕色，无性细胞瘤对放疗特别敏感，5 年生存率可达 90%。

3）内胚窦瘤：又称为卵黄囊瘤，发生率并非很低，肿瘤高度恶性，多见于儿童及青少年。绝大多数为单侧性，体积较大，呈圆形或卵圆形，包膜完整，切面实性，质脆，夹有多数小囊，含胶状囊液，伴明显出血坏死，易发生破裂。内胚窦瘤来自卵黄囊，瘤细胞可产生甲胎蛋白，患者血清中能测出较高浓度的甲胎蛋白，其浓度与肿瘤的消长相平等，成为诊断及治疗监护中的重要标志物。本病由于生长迅速，易早期转移，过去平均生存时间仅 12 ～ 18 个月，经联合化疗后现已明显延长。

4）胚胎性癌（embryonal carcinoma）：主要发生于 20 ～ 30 岁的青年人，比无性细胞瘤更具浸润性，是高度恶性的肿瘤。若伴有畸胎瘤、绒毛膜癌和卵黄囊瘤成分，应视为混合性肿瘤。

（2）超声表现：盆腔探及实质性团块，圆形、椭圆形或不规则形，边界清楚或不清，内部回声杂乱，中央可见坏死液化区，常伴有腹水、胸腔积液。病变累及盆腔时可见地毯样增厚的种植病灶。肿瘤边缘及内部可见丰富血流信号，脉冲多普勒可探及高速低阻型动脉频谱。

（3）鉴别诊断：①子宫肌瘤，如子宫浆膜下肌瘤、阔韧带肌瘤等。②卵巢良性实质性肿瘤，如卵巢膜纤维瘤、卵泡膜细胞瘤等。③盆腔炎症性肿块，如输卵管卵巢囊肿、输卵管卵巢脓肿、盆腔局限性积液。④回盲部病变，如阑尾周围脓肿、阑尾黏液性肿瘤等。

（4）典型图像：如图 15-215 ～图 15-226 所示。

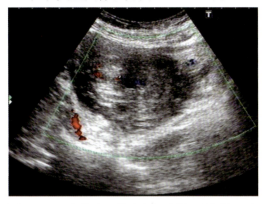

图 15-215 卵巢癌，盆腔内探及低回声团块，内部回声强弱不均，见少量血流信号

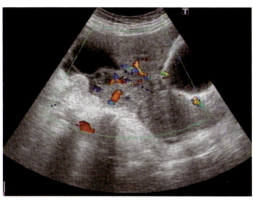

图 15-216 卵巢癌，盆腔低回声团块内见不规则液性区，实性部分见丰富血流信号

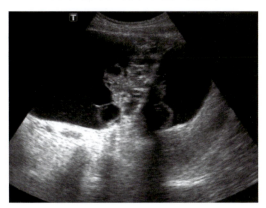

图 15-217 卵巢未成熟型畸胎瘤，肿瘤呈囊实性，内见分隔带，分隔带上见许多实体回声附着

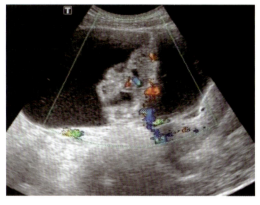

图 15-218 卵巢未成熟型畸胎瘤，肿瘤呈囊实性，内见分隔带，分隔带上见实体回声附着，可探及较丰富血流信号

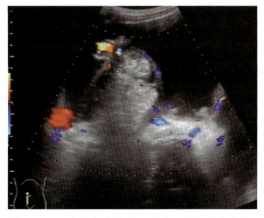

图 15-219 卵巢未成熟型畸胎瘤，肿瘤呈囊实性，内见分隔带，分隔带上见实体团块回声附着，可探及较丰富血流信号

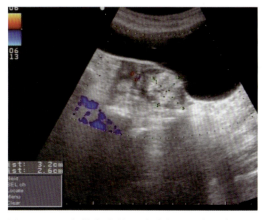

图 15-220 卵巢未成熟型畸胎瘤，肿瘤呈高回声实体团块，内回声不均，未见明显血流信号

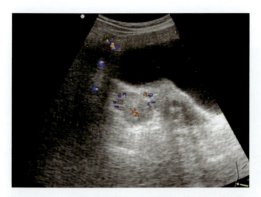

图 15-221　卵巢未成熟型畸胎瘤，肿瘤呈高回声实体团块，内回声尚均匀，内见斑点状血流信号

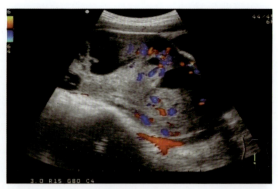

图 15-222　卵巢内胚窦瘤（卵黄囊瘤），患者女性，16 岁，盆腔低回声团块，界清，内见多个小液性区，实质部分可见丰富血流信号

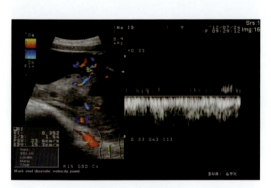

图 15-223　卵巢内胚窦瘤（卵黄囊瘤），与图 15-222 为同一患者，盆腔低回声团块内见丰富血流信号，并测及低阻型动脉血流频谱，RI=0.352

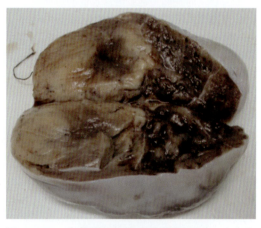

图 15-224　卵巢无性细胞瘤病理标本图，（左卵巢）无性细胞瘤，肿瘤大小 16cm×8cm×6.5cm

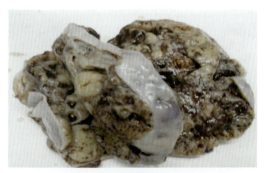

图 15-225　卵巢卵黄囊瘤病理标本图，（左附件）卵巢卵黄囊瘤伴出血坏死

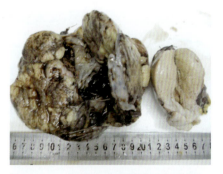

图 15-226　卵巢卵黄囊瘤病理标本图，（右卵巢）卵黄囊瘤，肿瘤大小 12cm×11cm×9cm

（三）卵巢性索间质肿瘤

1. **临床与病理** 卵巢性索间质肿瘤是起源于原始性腺中的性索和间质组织，分别在男性和女性衍化成各自不同类型的细胞，并形成一定的组织结构。女性的性索间质细胞称为颗粒细胞和卵泡膜细胞，它们可各自形成女性的颗粒细胞瘤和卵泡膜细胞瘤，亦可混合构成颗粒 - 卵泡膜细胞瘤或支持 - 间质细胞瘤。由于性索间质可向多方分化，卵巢可见所有这些细胞类型来源的肿瘤。卵泡膜细胞和间质细胞可分别产生雌激素和雄激素，患者常有内分泌功能改变，可分为颗粒细胞 - 间质细胞瘤和支持 - 间质细胞瘤。

（1）颗粒细胞 - 间质细胞瘤：由性索的颗粒细胞及间质的衍生成分和成纤维细胞及卵泡膜细胞组成，可单一成分或两种组织成分并存、分化程度也各不相同。

1）颗粒细胞瘤：是功能性肿瘤中最常见者，为低度恶性肿瘤，以 50 岁左右妇女最常见。因能分泌雌激素，故有女性化作用，青春期前可出现假性性早熟，生育年龄引起月经紊乱，绝经后妇女则有子宫内膜增生过长，甚至发生腺癌，肿瘤多为单侧性，大小不一，表面光滑或呈分叶状，切面实性，半数呈囊性变。预后一般良好。5 年存活率达 80% 左右。少数病例治疗后多年尚可复发，故应长期随访。

2）卵泡膜细胞瘤：发病率为颗粒细胞瘤的 1/2，多数属于良性，2% ～ 5% 为恶性，多发生于绝经后，40 岁前少见。肿瘤为单侧，大小不一，一般为中等大小，质硬，表面光滑，切面实性，灰白色，典型者有黄色脂质区。该瘤可分泌更多的雌激素，故女性化症状比颗粒细胞瘤显著。常合并子宫内膜增生过长甚至子宫内膜癌。恶性卵泡膜瘤可直接浸润邻近组织，并可发生远处转移，但预后仍较一般卵巢癌为佳。

3）纤维瘤：是卵巢实性肿瘤中较为常见者，占卵巢肿瘤的 2% ～ 5%，属于良性肿瘤，多见于中年妇女。肿瘤多为单侧性，中等大小，表面光滑或呈结节状，切面灰白色，实质性，极坚硬。由成纤维细胞、纤维细胞及胶原纤维构成的良性结缔组织肿瘤，平均直径约为 10cm。偶见纤维瘤伴腹水或胸腔积液，称为麦格综合征，手术切除后胸腔积液、腹水自行消失。腹水经淋巴途径或横膈通道渗至胸腔，右侧横膈淋巴丰富，故胸腔积液多发生于右侧。

4）卵巢卵泡膜纤维瘤

属于卵巢间质肿瘤，WHO 将此瘤归于卵泡膜细胞瘤的亚型中，好发于单侧卵巢，多为良性且中等大小的实质性肿瘤，表面光滑，质硬，无真性包膜，内呈灰白色，组织排列呈纤维状或漩涡样结构，大多无明显临床症状，常见于绝经后妇女，偶见麦格综合征，手术切除后胸腔积液、腹水自行消失，很少复发，预后良好。

（2）支持 - 间质细胞瘤：又称为睾丸母细胞。本病罕见，多发生于 40 岁以下的年轻女性，多为良性，常有内分泌功能，具有男性化或女性化作用，少数无内分泌功能。10% ～ 30% 呈恶性行为，5 年存活率为 70% ～ 90%。

2. **超声表现**

（1）颗粒细胞 - 间质细胞瘤

1）颗粒细胞瘤：盆腔可见椭圆形或分叶状低回声团块，单侧多见，边界清晰，内部回声不均，部分病例可见液性区，实质部分可见少量血流信号。

2）卵泡膜细胞瘤：盆腔内见圆形或肾形实质性低回声团块，单侧多见，边界清晰，内部回声不均，部分肿块内部可见液性区呈囊实性团块，伴有麦格综合征者腹膜腔、胸膜腔可探及液性区。

3）纤维瘤：盆腔内见圆形、椭圆形或分叶状低回声团块，单侧多见，边界清晰或欠清晰，内部回声多数较均匀，后方回声衰减为其特征，内部可见少量血流信号，伴有麦格综合征者腹膜腔、胸膜腔可探及液性区。

4）卵泡膜纤维瘤：盆腔可见圆形或椭圆形低回声团块，单侧多见，边界清晰或欠清晰，内部回声不均，呈斑片状或条纹状高回声区与低回声区相间，部分病例后方回声衰减，内部可探及少量血流信号，伴有麦格综合征者腹膜腔、胸膜腔可探及液性区。

（2）支持 - 间质细胞瘤：盆腔探及实质性低回声团块或囊实性团块，边界清晰或欠清晰，内部回声均匀或不均匀，实质性部分可见较丰富血流信号，因其具有内分泌功能，少数可伴发子宫内膜增生或内膜癌（声像图见本章图 15-109 和图 15-110）。

3. 鉴别诊断　①卵巢转移性肿瘤；②子宫浆膜下肌瘤。

当卵巢恶性肿瘤实性成分占优势时盆腔检查触及的实性、质硬包块难以与卵巢性索间质肿瘤膜纤维瘤相鉴别，往往需术后病理检查才可明确肿瘤的组织来源。

（4）典型图像如图 15-227 ～图 15-246 所示。

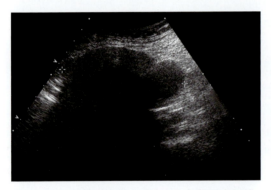 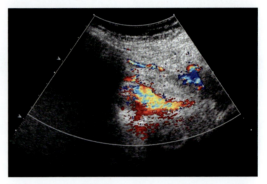

图 15-227　卵巢纤维瘤，子宫右上方低回声团块，后方明显衰减，边界欠清

图 15-228　卵巢纤维瘤，与图 15-227 为同一患者，彩色多普勒超声探及来自右宫角的血流束穿入团块

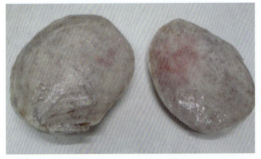 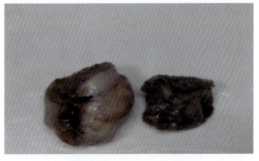

图 15-229　卵巢纤维瘤病理标本图，（右侧卵巢肿物）纤维瘤

图 15-230　卵巢纤维瘤病理标本图，（右侧卵巢肿物）黄体及纤维瘤

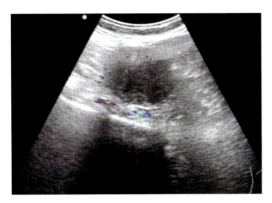

图 15-231 卵巢卵泡膜纤维瘤，肿瘤呈实性低回声，回声尚均匀，未见明显血流信号

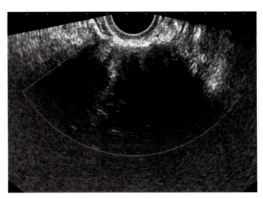

图 15-232 卵巢卵泡膜纤维瘤，肿瘤呈实性低回声，回声不匀，未见明显血流信号

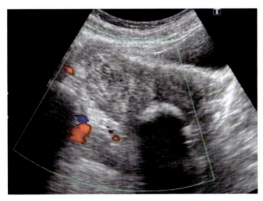

图 15-233 卵巢卵泡膜纤维瘤，肿瘤呈实性等回声，回声不匀，未见明显血流信号

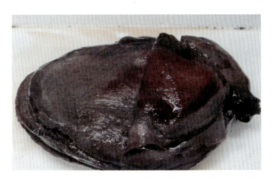

图 15-234 卵巢卵泡膜纤维瘤病理标本图，（右侧）卵巢卵泡膜纤维瘤

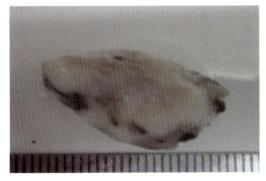

图 15-235 卵巢卵泡膜纤维瘤病理标本图，（右侧卵巢肿物）卵泡膜纤维瘤，肿瘤大小约 2.3cm×1.8cm×1.8cm

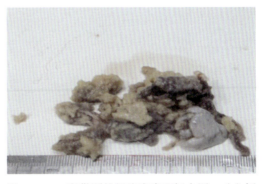

图 15-236 卵巢颗粒细胞瘤病理标本图，（左侧卵巢肿物）卵巢颗粒细胞瘤，肿瘤大小约 7.5cm×5.5cm×1.3cm

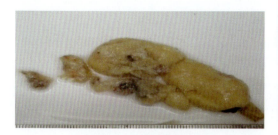

图 15-237　卵巢颗粒细胞瘤病理标本图，（右侧
卵巢囊肿）颗粒细胞瘤

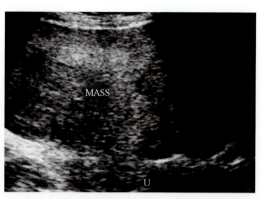

图 15-238　卵巢卵泡膜细胞瘤，子宫上方低回声
团块，内部回声不均，境界尚清

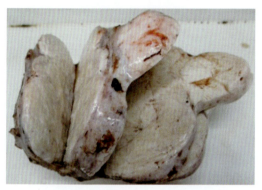

图 15-239　卵巢卵泡膜细胞瘤病理标本图，（右
卵巢）卵泡膜细胞瘤

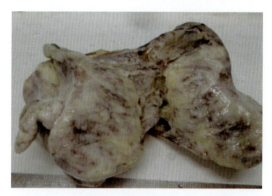

图 15-240　卵巢卵泡膜细胞瘤病理标本图，（左
附件）卵巢卵泡膜细胞瘤伴出血坏死，肿瘤大小
11.4cm×8.8cm×5.7cm

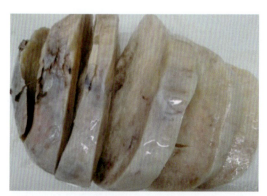

图 15-241　卵巢卵泡膜细纤维病理标本图，（右卵
巢）卵泡膜纤维瘤，肿瘤大小 12cm×11cm×8.5cm

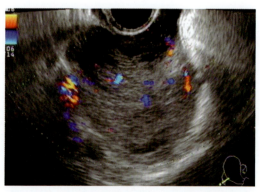

图 15-242　卵巢硬化性间质瘤，肿瘤呈稍高回声
不均团块，边界清晰，可见少量血流信号

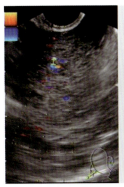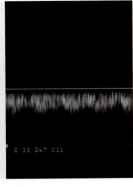

图 15-243　卵巢硬化性间质瘤，肿瘤呈稍高回声
不均团块，肿瘤血流为低阻型频谱

图 15-244　卵巢颗粒细胞瘤，子宫后方见一低回
声不均团块，边界清晰

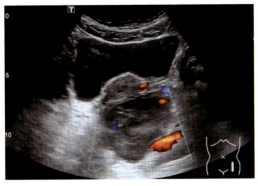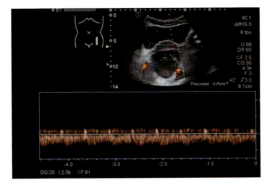

图 15-245　卵巢颗粒细胞瘤，子宫后方见一低回
声不均团块，边界清晰，内见点状血流信号

图 15-246　卵巢颗粒细胞瘤，子宫后方见一低
声不均团块，边界清晰，内见点状血流信号，为
低阻型动脉血流

（四）转移性卵巢肿瘤

1. 临床与病理　本病由任何其他器官的恶性肿瘤转移至卵巢所致，约占卵巢恶性肿瘤的 1/5。大多数来源于胃肠道、乳腺及生殖器（子宫、输卵管）等，占卵巢转移瘤的 80%，80% 的卵巢转移瘤为双侧生长。来源于胃肠道的卵巢转移癌称为库肯勃瘤（Krukenberg）。发病年龄较轻，绝经前多见，临床表现为腹胀、腹痛、阴道出血、盆腔肿块，以双侧多见，常伴有腹水。因系晚期肿瘤，预后不良。

库肯勃瘤是一种特殊类型的转移性腺癌，含有典型的、能产生黏液的印戒细胞，原发部位为胃肠道。肿瘤为双侧性，中等大小，与周围器官无粘连，呈实性，胶质样，多伴有腹水，预后极差，多在术后一年内死亡。

2. 超声表现　以双侧多见，盆腔探及肾形或分叶状团块，5 ～ 15cm，实质内见多个圆形无回声区，来源于结肠癌者，团块可呈囊实性，部分病例酷似黏液性囊腺瘤，短期内生长迅速，常伴有腹水。

3. 鉴别诊断

（1）子宫浆膜下肌瘤、阔韧带肌瘤等。

（2）卵巢良性肿瘤，卵巢卵泡膜纤维瘤、卵泡膜细胞瘤、卵巢囊腺瘤等。

4. 典型图像　如图 15-247 ～图 15-259 所示。

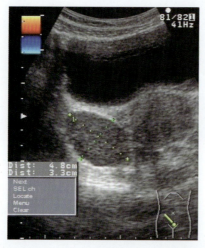

图 15-247　转移性卵巢癌，右附件区
见低回声团块

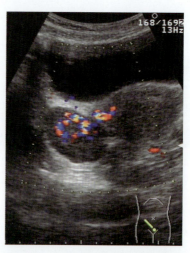

图 15-248　转移性卵巢癌，与图 15-247
为同一患者，内见丰富血流信号

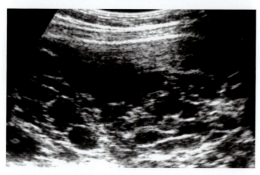

图 15-249　卵巢库肯勃瘤，结肠癌切除术后 4 个月，
盆腔探及多房囊性包块，内部回声酷似囊腺癌

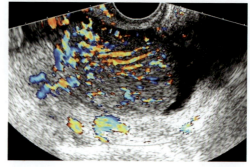

图 15-250　卵巢库肯勃瘤，结肠恶性肿瘤患者，
双侧卵巢增大呈低回声团块，内见丰富血流信号

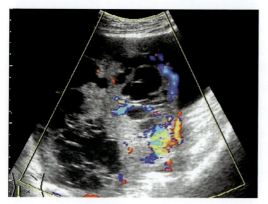

图 15-251　卵巢库肯勃瘤，盆腔多房囊性团块内
见许多实体回声充填，实体内见血流信号

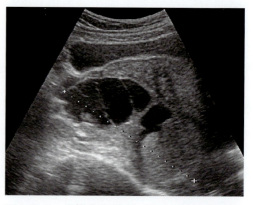

图 15-252　卵巢库肯勃瘤，结肠恶性肿瘤患者，
盆腔内见多房囊性包块，内见实体回声

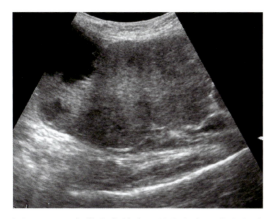

图 15-253　卵巢库肯勃瘤，胃癌患者，盆腔实质性团块内见囊性无回声区

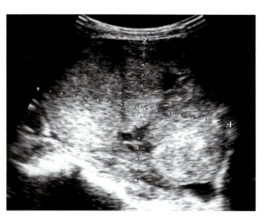

图 15-254　卵巢库肯勃瘤，胃癌患者，盆腔实质性团块内见不规则小液性区

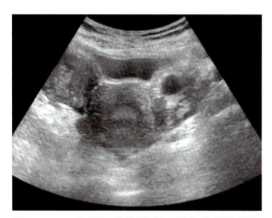

图 15-255　卵巢转移性腺癌，部分为黏液性腺癌，双侧卵巢均呈实性增大，左侧卵巢见局限性液性区

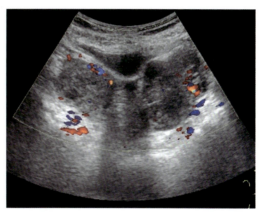

图 15-256　卵巢转移性腺癌，部分为黏液性腺癌，双侧卵巢均呈实性增大，内见少量血流信号

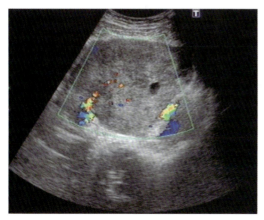

图 15-257　卵巢转移性印戒细胞癌及低分化腺癌，肿瘤呈实性，内见较丰富血流信号

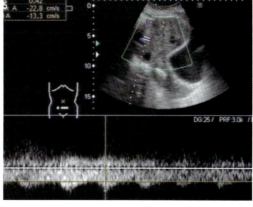

图 15-258　卵巢转移性印戒细胞癌及低分化腺癌，肿瘤动脉血流，RI=0.42

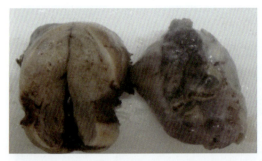

图 15-259　卵巢库肯勃瘤，右附件、左附件库肯勃瘤

（五）卵巢肿瘤并发症

1. 临床与病理　良性或恶性卵巢肿瘤早期常没有症状，往往在妇科检查时偶然发现，有时则是因为发生了并发症而就诊，常见的并发症如下。

（1）蒂扭转：是最常见的妇科急腹症之一，约 10% 的卵巢肿瘤可能会发生蒂扭转。本病多见于瘤蒂长、中等大小、活动度大、重心偏向一侧的囊性肿瘤，多发生于体位急骤变动时、妊娠早期或产后产褥期子宫位置改变，以上都容易造成瘤体旋转而产生蒂扭转。瘤蒂由卵巢韧带和输卵管组成。蒂扭转后，由于肿瘤静脉回流受阻，引起瘤内出现充血、出血，使瘤体肿胀、增大，呈紫褐色，甚至血管破裂出血。临床上出现突发性下腹部剧烈疼痛伴恶心、呕吐等症状。

（2）肿瘤破裂：肿瘤可自发性破裂或外伤性破裂。卵巢肿瘤的破裂率约为 3%。自发性破裂是因为肿瘤生长过于迅速，其中多数为恶性肿瘤浸润性生长而穿破囊壁；或肿瘤扭转后肿瘤缺血坏死也可发生破裂。外伤性破裂是由于腹部受重击或挤压、分娩、性交、妇科检查及囊肿穿刺等原因引起。常可引起剧烈腹痛、恶心、呕吐，严重时可引起腹腔内出血、腹膜炎及休克。

（3）感染：较少见，多继发于肿瘤蒂扭转或破裂等。主要症状有发热、腹痛、白细胞升高及不同程度的腹膜炎，感染严重时可发展成为脓肿。

（4）恶变：卵巢良性肿瘤恶变多发生于年龄较大尤其绝经后者，肿瘤恶变初期一般没有症状，不易早期发现；如肿瘤短期内生长迅速，尤其是双侧性卵巢肿瘤，患者感腹胀、食欲不振，检查肿瘤体积明显增大，可伴有腹水，应考虑良性肿瘤恶变的可能。

（5）嵌顿：比较少见，小于胎儿头大的肿瘤可被挤入直肠子宫陷凹或膀胱子宫的陷凹中而发生嵌顿，引起排便或排尿困难。如果合并妊娠，临产时可阻碍胎头下降而引起难产。

（6）瘤内出血：多数由于卵巢非赘生性囊肿如卵泡囊肿或黄体囊肿内出血所致，以黄体内出血最为常见，出血量较多时，可形成血肿，称为黄体血肿，单侧多见，直径为 4.0 ～ 5.0cm，偶可达 10.0cm，血肿被吸收后可在 1 ～ 2 个月内自行消退，较大的血肿破裂时可出现腹腔内出血，出现剧烈腹痛和腹膜刺激征，应注意与异位妊娠鉴别。

2. 超声表现

（1）蒂扭转超声表现：下腹部或盆腔探及一圆形或椭圆形团块，以 5 ～ 8cm 多见，因肿瘤性质不同而出现相应的内部回声，团块周围常伴有少量积液，于团块一侧常可探及粗大的条状低回声带与瘤体相连，彩色多普勒超声显示蒂内通常测不到血流信号。

（2）破裂：附件区肿块包膜连续性中断，局部可见回声不均团块，依出血量的不同，腹盆腔出现不同程度的液性区。

（3）感染：肿块体积突然增大，回声不均，血流信号增多，脓肿形成时可见不规则液性区，边界欠清，透声差，伴有腹水者腹盆腔内探及液性区。

（4）恶变：肿瘤短期内迅速增大，囊性团块囊壁或分隔增厚，内部实质性成分增多，彩色多普勒显示血流信号增多，腹盆腔内可探及液性区。

（5）嵌顿：于直肠子宫陷凹或膀胱子宫陷凹探及肿块回声，探头加压时移动性差，应结合临床症状与体征加以判断。

（6）瘤内出血：附件区见一囊性团块短期内迅速增大，内透声差，出现点状、絮状或杂乱高回声，随出血时间延长囊内出现网格样回声或类实性回声，彩色多普勒显示囊肿周边可见弧形或环状彩色血流信号。如没有发生破裂，随访中囊肿可逐渐缩小，并自行消失。

3. 鉴别诊断

（1）卵巢肿瘤破裂。

（2）盆腔炎症性包块，如输卵管卵巢囊肿、输卵管卵巢脓肿、盆腔局限性积液等。

4. 典型图像　如图15-260～图15-267所示。

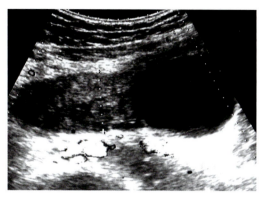

图15-260　卵巢囊肿蒂扭转，盆腔囊性包块一侧可见粗大条状低回声带

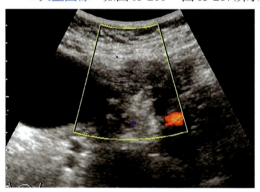

图15-261　卵巢囊肿蒂扭转，囊肿蒂部未见血流信号

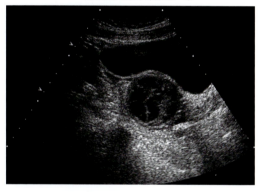

图15-262　卵巢囊肿囊内出血，卵巢囊肿突然增大，伴下腹部闷痛，囊内透声变差，可见点状及分隔带回声，短期内随访可见囊肿逐渐缩小直至消失

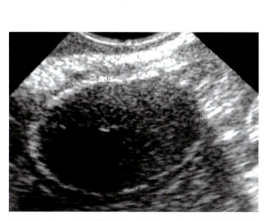

图15-263　卵巢囊肿囊内出血，突然增大的卵巢囊肿，随访中逐渐缩小，囊内透声变差，呈类实性团块

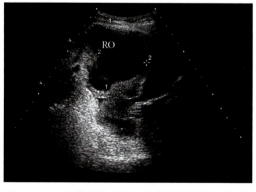

图15-264　卵巢囊肿破裂，卵巢囊肿缩小、变形，周围伴有液性区

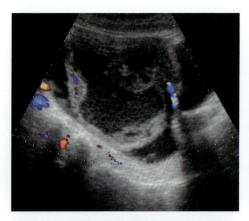

图 15-265　卵巢黏液性囊腺瘤伴出血、坏死，附件区见一混合性囊性为主团块，边界尚清，内透声差，可见分隔带，并充满细点状回声，团块边缘见点状血流信号

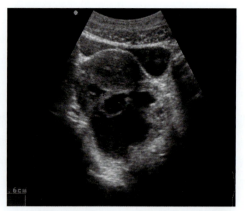

图 15-266　卵巢混合性浆液性 - 黏液性囊腺瘤伴蒂扭转，盆腔（子宫后方）可见一多房囊性团块，囊壁厚，可探及粗分隔带，内透声差，充满细点状回声

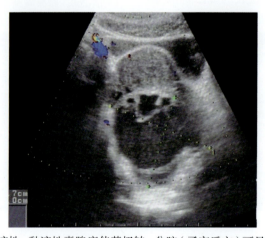

图 15-267　卵巢混合性浆液性 - 黏液性囊腺瘤伴蒂扭转，盆腔（子宫后方）可见一多房囊性团块，囊壁厚，内可探及粗分隔带，囊内透声差，充满细点状回声，未见明显血流信号

（叶　琴　何以救　杨映红）

第五节　输卵管肿瘤

一、原发性输卵管癌

（一）临床与病理

本病较少见，以单侧多见，多发生于输卵管壶腹部，表现为局部输卵管肿大，管腔扩大，内见乳头状组织充填，早期管壁尚完整，伞端封闭时，腔内可见积液，晚期侵及浆膜层及卵巢形成不规则形肿块。临床上多见于绝经后妇女，有不育史，可出现阴道排液、腹痛、

盆腔包块，即所谓输卵管癌"三联症"。

（二）超声表现

一侧输卵管增粗呈条索状，边界清晰，管腔内见实体回声充填，伴有腔内积液时实体更易被显示，表面呈菜花状，侵及卵巢时形成不规则形团块，晚期伴有腹水。

二、转移性输卵管癌

（一）临床与病理

本病较多见，多来源于卵巢、子宫，其次来自直肠、胃、乳腺等，临床表现因原发癌不同而异。

（二）超声表现

本病常有原发病灶存在，如卵巢癌、子宫癌。一侧或双侧输卵管增粗，呈条索状包块，边界欠清，常伴有腹水。

（三）鉴别诊断

本病应与盆腔炎性包块、卵巢肿瘤等相鉴别。

1. 盆腔炎性包块 包括输卵管卵巢炎、输卵管卵巢脓肿、盆腔包裹性积液等，均表现为非特异性的囊实性包块，且 CA125 也可以升高，因此鉴别较困难，但炎性包块与输卵管癌相比较，液性成分相对较多，实性成分相对少，必要时需行穿刺或腹腔镜手术探查。

2. 卵巢肿瘤 种类繁多，多数边界尚清，形态尚规则，部分恶性卵巢肿瘤形态不规则时与输卵管癌相鉴别较困难。如果可清晰显示正常卵巢时，则肿物是输卵管癌可能性大，当卵巢、输卵管同时受侵时，则很难区分，只能依靠手术时病理检测区分。

（四）典型图像

典型图像如图 15-268、图 15-269 所示。

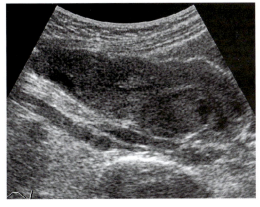 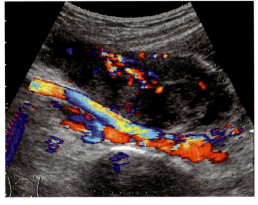

图 15-268 输卵管癌，输卵管显著增粗，管壁增厚，腔内见不均质实体回声充填

图 15-269 输卵管癌，与图 15-268 为同一患者，增厚的管壁及实体内见丰富血流信号

（王 艳 何以救 杨映红）

第六节　盆　腔　炎

盆腔炎即女性内生殖器（包括子宫、输卵管和卵巢）及其周围结缔组织和盆腔腹膜发生感染而引发的炎症,可局限于某一部位,也可累及多个部位甚至整个盆腔,临床上分为急性和慢性两种。

（一）临床与病理

受累盆腔脏器组织充血水肿,渗出物多,子宫受累时,子宫体增大,内膜增厚,宫腔积液、积脓,肌壁间可有小脓肿形成,输卵管受累时出现输卵管充血水肿,伞端粘连时,管腔内积液、积脓形成腊肠形包块。卵巢受累时出现肿大,脓肿形成时与输卵管积脓穿通形成输卵管卵巢脓肿,脓肿累及盆腔腹膜及结缔组织,形成较大的盆腔脓肿,位置深在。临床上出现高热、寒战、腹痛、阴道脓性分泌物多。妇科检查可触及盆腔包块,伴有触痛,严重者出现腹膜炎甚至败血症。急性盆腔炎未及时治疗可形成慢性盆腔炎,脓液吸收后常表现为输卵管积水、盆腔包裹性积液。内生殖器结核时,可出现盆腔大量积液,粘连形成多处包裹性积液,生殖器表面有大量粟粒样结节。

（二）超声表现

1. 急性子宫内膜炎及子宫体炎　子宫增大,宫壁增厚,回声偏低,血流信号增多,宫腔积液时宫腔内见液性区,内透声差,部分病例感染时可见宫腔内大量气体强回声。

2. 急性输卵管炎、输卵管积脓及卵巢脓肿　一侧或双侧附件区不规则条索状液性包块,内透声差,边界欠清,内见多条分隔带和细点状回声,输卵管卵巢脓肿时形成囊实性包块,内回声杂乱。

3. 急性盆腔炎形成盆腔脓肿　于子宫周围形成一个或数个液性包块,子宫直肠窝可见边界不清、透声差的液性区,内部可见点状或絮状高回声漂动。

4. 慢性盆腔炎　常表现为输卵管积水,双侧多见,呈条索状、多房性液性包块,与卵巢及周围组织粘连时形成混合性包块。

5. 结核性盆腔炎　盆腔内见多个液性包块,内见分隔带,并见许多点状或片状高回声漂动,子宫、输卵管外膜增厚,毛糙,轮廓欠清。

（三）鉴别诊断

本病应与卵巢癌,卵巢囊肿出血、破裂及子宫内膜异位症等相鉴别。

1. 卵巢癌　当输卵管卵巢炎、输卵管卵巢脓肿等炎性包块表现为非特异性的囊实性包块时,与卵巢癌鉴别较困难,若包块旁见到正常卵巢回声,则炎性包块可能性大。

2. 卵巢囊肿出血、破裂　囊肿边界清晰,内见点状、网格状或团块状高回声,随诊观察时可见囊内回声变化较大,囊肿大小也呈缩小趋势,且囊内无血流信号,均有助于鉴别。若卵巢囊肿破裂时,表现为卵巢囊性或混合性包块,包块边界不清,声像图相似,但内无明显血流信号,且临床表现有急腹症症状,结合病史有助于鉴别。

3. 子宫内膜异位症　当子宫内膜异位在卵巢时,表现为盆腔内见囊状液性包块,单房或多房,壁厚,囊内透声差,见密集细点状回声,且未见明显血流信号,结合随月经周期变化的下腹痛病史，易于鉴别。

（四）典型图像

典型图像如图 15-270～图 15-283 所示。

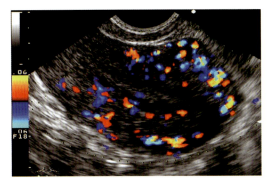

图 15-270 急性子宫体炎，子宫壁增厚，宫壁内见丰富血流信号，并呈弥漫性分布

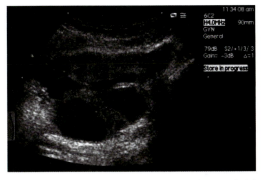

图 15-271 急性盆腔脓肿，子宫上方至后方不规则形液性区包绕，边界欠清，内部透声差，并见许多分隔回声

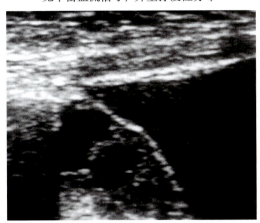

图 15-272 输卵管积液，附件区条状液性包块，内见不完全分隔带

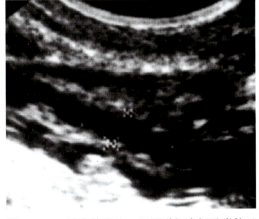

图 15-273 输卵管积液，经阴道超声探及附件区细条形液性区

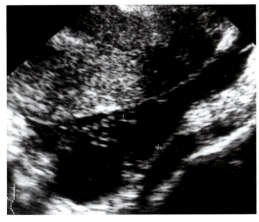

图 15-274 输卵管积液，子宫旁探及一管径由粗变细的条索状液性区

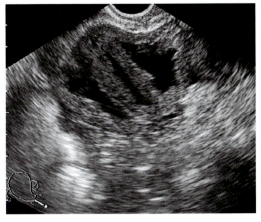

图 15-275 急性输卵管炎，输卵管增粗，管壁及分隔增厚

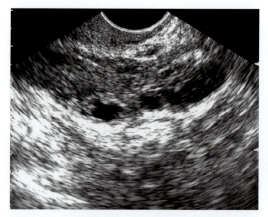

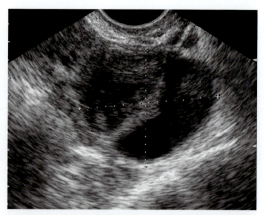

图 15-276　输卵管积液，经阴道超声探及子宫旁不规则形条状液性区

图 15-277　输卵管卵巢积脓，卵巢增大，内见液性区，内透声差，其旁可见条状液性区包绕，为输卵管积脓

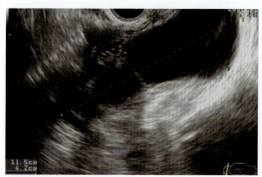

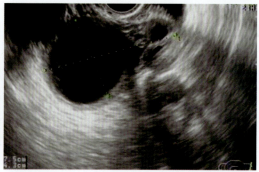

图 15-278　双侧输卵管积脓，经阴道超声探及双侧输卵管囊状扩张，左侧呈葫芦状，右侧呈条索状，壁厚，内见分隔带及细点状回声

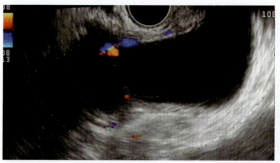

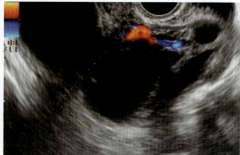

图 15-279　与图 15-278 为同一患者，增厚的管壁及分隔带可见血流信号

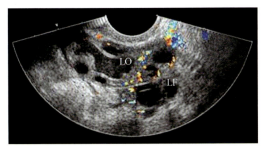

图 15-280　输卵管卵巢积脓，卵巢内见液性区，其旁可见条状液性区环绕，液性区内见细分隔带回声，管壁及分隔带上可见血流信号

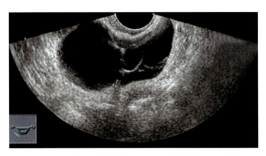

图 15-281　输卵管卵巢积液，卵巢增大呈囊状无回声区，并与条形液性区相连

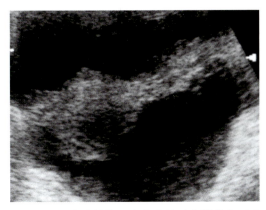

图 15-282　盆腔结核，腹水内见子宫附件表面毛糙、凹凸不平

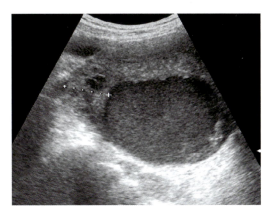

图 15-283　卵巢脓肿，卵巢增大，内见液性区，囊内透声差，可见密集细点状回声

（王　艳　何以牧　杨映红）

第七节　盆底超声

一、盆底解剖

女性盆底是由一系列封闭骨盆出口的软组织（多层肌肉和筋膜）组成，尿道、阴道和直肠经此贯穿而出。盆底肌肉群、筋膜、韧带及其神经互相作用，并通过筋膜和纤维肌肉组织的聚集与骨性框架连接，从而支持承托并保持子宫、膀胱和直肠等盆腔脏器于正常位置。盆底由外层、中层和内层共 3 层组织构成。外层即浅层筋膜与肌肉；中层即泌尿生殖膈，由上下两层坚韧的筋膜及一层薄肌肉组成；内层为盆底最坚韧的一层，由肛提肌及筋膜所组成。

（一）骨性骨盆

骨性骨盆由髂骨、坐骨、耻骨及骶骨构成，这四部分通过耻骨联合和两个骶髂关节相连，盆底后方为尾骨，前方为耻骨联合下缘，两侧为耻骨降支、坐骨升支及坐骨结节。坐骨结节之间的连线可将会阴分为前部的尿生殖三角和后部的肛门三角。尿生殖三角区由浅入深依次为皮肤、皮下组织、会阴浅袋和会阴深袋。会阴深袋是尿生殖膈上下筋膜间的一个密闭的筋膜袋，内有会阴深横肌和尿道膜部括约肌，后者又称为尿道外括约肌或尿道阴道括约肌，肛门三角区有肛门内、外括约肌和肛周皮肤。女性会阴还可被分为前、中、后三部分，中部是狭义上的会阴，指肛门与外生殖器之间的软组织，此区的深面结构主要是会阴中心腱，具有加固盆底、承托盆内脏器的作用。

（二）盆底肌肉

盆底肌肉是维持盆底支持结构的主要成分，这里主要介绍肛提肌、耻骨直肠肌和肛门括约肌，如图 15-284 所示。

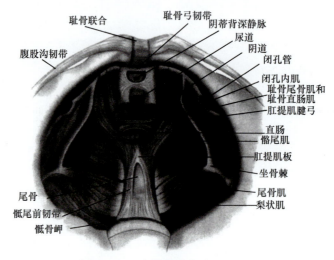

图 15-284　女性骨盆底（上面观）
（引自：宋岩峰 . 2015.女性盆底疾病影像解剖图谱 . 人民军医出版社，第 1 版：13.）

1. 肛提肌　是封闭骨盆下口的主要肌肉，包括左右对称的两块，静息状态下两侧肌肉向下向内聚集成漏斗状，每侧均由耻骨尾骨肌、髂骨尾骨肌和坐骨尾骨肌三部分组成。三部分依次起自耻骨体后面距耻骨体下缘 2cm 以上处、耻骨弓后面、肛提肌腱弓、坐骨棘盆面和骶棘韧带，肌束向内后方走行，在直肠后面两侧肌纤维交叉形成肛尾缝止于骶尾骨。肛提肌的内、外面各覆盖一层筋膜。内层筋膜位于肛提肌上面，又称为盆筋膜，为坚韧的结缔组织膜，覆盖骨盆底及骨盆壁，部分的结缔组织较肥厚，向上与盆腔脏器的肌纤维汇合，分别形成相应的韧带，对盆腔脏器有很强的支持作用。肛提肌作为一个整体发挥作用。盆腔肌肉功能正常时，盆腔器官保持在提肌板之上，远离生殖裂孔，腹腔内压力增加将盆腔内器官向骶骨窝推挤，提肌板能防止其下降。肌肉起到这种长期的支持作用，并在压力下不断恢复功能。肛提肌是骨骼肌，有持续的基础张力并能进行自主收缩。

2. 耻骨直肠肌　耻骨直肠肌的起点低于耻骨尾骨肌，在耻骨尾骨肌的覆盖之下，起自耻骨下支的背面和尿生殖膈上的筋膜，肌束形态为 U 形，大部分肌纤维经耻骨联合下方绕直肠外侧向后在直肠后面与对侧联合，与耻骨尾骨肌及髂骨尾骨肌共同构成肛提肌复合体，这三者在超声影像上难以明确区分。目前，关于耻骨直肠肌的归属有三种看法：传统上耻骨直肠肌被视为耻骨尾骨肌的内侧部，即属于肛提肌的组成部分，耻骨直肠肌收缩时肛直肠角变小，耻骨直肠肌放松时肛直肠角增大；Shafik 从肌肉形态和功能上将耻骨直肠肌划归为肛门外括约肌，认为耻骨直肠肌是尿道、阴道和直肠的总括约肌，与肛门外括约肌具有同等功能；也有人从解剖角度、肌肉发育和生理学角度对 Shafik 的这种划归提出异议，认为外括约肌和耻骨直肠肌为各自独立的肌肉。

3. 肛门括约肌　肛管被肛门括约肌复合体围绕，肛门括约肌复合体由互相重叠的两层肌肉构成。其外层为肛门外括约肌，它是骨骼肌，为随意肌。内层为肛门内括约肌，是不随意的平滑肌。

（1）肛门外括约肌：分为皮下部、浅部和深部三层。皮下部环绕肛管下端，上缘与内括约肌的下缘毗邻。浅部位于皮下部稍外上方，为椭圆形肌束，围绕肛管两侧，起于尾骨尖，向前围绕肛管止于会阴体。深部是一环形肌束，位于浅部的上方，围绕肛管一周，两端分别止于肛门两侧的坐骨结节，后部肌束与耻骨直肠肌合并，不易分开。肛门外括约肌的功能是平时闭合肛管，排便时松弛，肛管扩张排便。

（2）肛门内括约肌：是直肠环肌层的延续。上界平肛管直肠肌环平面，下达括约肌间沟，包绕肛管上 2/3 部分，高约 2.0cm，厚约 0.5cm。肛门内括约肌肌束为椭圆形，连续重叠呈叠瓦状排列，上部纤维斜向内下，中部逐渐呈水平状，下部有些纤维稍斜向上。肛门内括约肌下端最为肥厚，形成一条清楚的环状游离缘，有联合纵肌的弹性纤维环绕。肛门内括约肌的生理功能主要是起闭合肛门和协助排便的作用。它平常呈收缩状态，关闭肛门。

（三）女性盆底器官

女性盆底器官分属泌尿系统、生殖系统和消化系统。这里主要讲述膀胱、尿道，子宫、阴道和直肠、肛管。它们在盆内大致的排列关系是膀胱、尿道在前；直肠、肛管在后；子宫、阴道基本上位于两者之间。

1. 膀胱和尿道　膀胱是储存尿液的肌性囊状器官，其大小、形状和位置均随其充盈程度而有所变化。膀胱空虚时呈三棱锥体形。膀胱包括膀胱尖、膀胱底、膀胱体和膀胱颈四部分。各部分之间没有明显的界线。膀胱的内面有一三角形的区域，由于缺少黏膜下层，黏膜与肌层紧密相连，无论膀胱空虚或膨胀，始终光滑平坦，称为膀胱三角（trigone of bladder）。膀胱三角下角为尿道内口，两侧角为双侧的输尿管口。两侧输尿管口之间的黏膜呈横向隆起的皱襞，称为输尿管间嵴（interureteric fold）。膀胱壁的肌层甚厚，可分为外纵、中环和内纵三层，但各层间界限不明显。在膀胱颈处肌层增厚环行围绕尿道内口，称为尿道内括约肌（膀胱括约肌）。膀胱前方有耻骨联合，后方为子宫和阴道。耻骨后间隙为膀胱前壁和耻骨后的一个间隙，其中充满了脂肪蜂窝组织和静脉丛，手术后如果引流不畅，常易在这一间隙中引起感染。

尿道是多肌层的管道状结构，可以控制膀胱的储存和排尿功能。尿道近端 1/3 易与相邻的阴道分开，远端与阴道前壁融合。尿道的最外层由环形横纹肌构成。尿道还含有一层平滑肌，位于环形横纹肌之间，覆盖近端 4/5 的尿道，如外层的环形纤维一样，包括内层纵形肌纤维，紧邻逼尿肌及三角区。尿道内层为黏膜层，内含有丰富动静脉网的黏膜下血管丛。

2. 子宫和阴道　子宫呈倒置梨形，分为宫底、宫体、宫颈三部分。输卵管入口平面以上、向上隆凸的部分为宫底，下端普细呈圆筒状为宫颈，宫底和宫颈之间的部分为宫体。宫颈的下部突入阴道内，分为宫颈阴道部和阴道上部。宫颈管呈梭形，下口为子宫口，通阴道。除宫颈的前面和阴道部外，子宫各部均有腹膜覆盖，故属腹膜间位器官。子宫前邻膀胱，后隔直肠子宫凹陷与直肠相邻。子宫能保持正常位置主要依靠盆底软组织的承托，此外子宫韧带也起重要的固定作用。重要的子宫韧带有子宫阔韧带、子宫圆韧带、骶子宫韧带、子宫主韧带。

阴道（vagina）为位于膀胱、尿道和直肠之间的肌性管道，全长 8～10cm。前、后壁相互贴近，上接宫颈，下端开口于会阴部的阴道前庭。由于宫颈阴道部突入阴道内，因而宫颈与阴道壁之间形成环形的间隙称为阴道穹。阴道穹可分为前穹、后穹和左、右侧穹，后穹最深，与直肠子宫陷凹相贴。

3. 直肠（rectum）和肛管（anal canal）　为消化道的终末段。直肠上续于乙状结肠，在穿盆膈处移行为肛管，肛管的下端开口于肛门。直肠全长约 11cm，肛管长约 4cm。直肠位于盆腔后部，肛管则位于会阴部的肛区内。直肠和肛管的行程在矢状面上有两个弯曲：骶曲和会阴曲。骶曲与骶骨盆面的曲度一致，凸弯向后；会阴曲在尾骨尖处，凸弯向前。在冠状面上，直肠有三个侧方的弯曲，一般中间较大的一个弯曲凸向左侧，上、下两个突向右侧。直肠下段肠腔膨大，称为直肠壶腹。直肠的上 1/3 有腹膜覆盖在其前面和两侧面，属腹膜间位器官；中 1/3 仅前方有腹膜覆盖故属腹膜外位器官；下 1/3 全无腹膜覆盖。女性直肠前壁下部与阴道相邻，上部隔子宫直肠陷凹与阴道上段和子宫颈相邻。直肠后方有骶前筋膜、骶静脉丛、骶骨和尾骨。

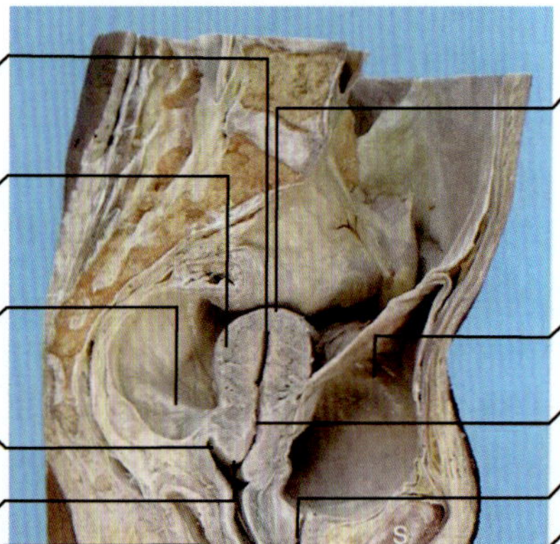

图 15-285　女性盆底矢状切面，解剖实物图

（引自：纪荣明，2010. 盆底、会阴和脊柱区应用解剖学实物图谱. 北京：人民卫生出版社，44.）

（四）女性盆底结构解剖的三腔室概念

现代盆底结构解剖学的描述日趋细致，从垂直方向将盆底结构分为前盆腔（anterior compartment）、中盆腔（middle compartment）和后盆腔（posterior compartment）。前盆腔包括阴道前壁、耻骨后间隙（膀胱前间隙）、膀胱、尿道；中盆腔包括阴道、子宫；后盆腔包括阴道后壁、阴道直肠隔、直肠、肛管及会阴体。由此将脱垂量化到各个腔室，如图 15-285 所示。

前盆腔功能障碍主要是指阴道

前壁的膨出，同时合并或不合并尿道及膀胱膨出。阴道前壁松弛可发生在阴道下段，即膀胱输尿管间嵴的远端，称为前膀胱膨出，也可发生在阴道上段，即输尿管间嵴的近端，也称为后膀胱膨出。临床上两种类型的膨出常同时存在。前膀胱膨出与压力性尿失禁密切相关，后膀胱膨出为真性膀胱膨出，与压力性尿失禁无关。重度膀胱膨出可出现排尿困难，有时需将膨出的膀胱复位来促进膀胱排空。重度膀胱膨出患者可以掩盖压力性尿失禁的症状，需膨出组织复位后明确诊断。选择手术时一定要明确解剖缺陷的具体部位。所以，前盆腔功能障碍主要表现为下尿道功能障碍疾病。

中盆腔功能障碍表现为盆腔器官膨出性疾病，主要以子宫或阴道穹脱垂及肠膨出为特征。

后盆腔功能障碍主要表现为直肠膨出和会阴体组织的缺陷。

（五）女性盆底阴道支持结构三个水平理论

DeLancey 于 1994 年提出了阴道支持结构的三个水平理论，即在水平方向上将阴道支持轴分为三个水平。第一水平：顶端支持，由骶韧带 - 子宫主韧带复合体垂直支持子宫、阴道上 1/3，是盆底最主要的支持力量；第二水平：水平支持，由耻骨宫颈筋膜附着于两侧腱弓形成白线和肛提肌群直肠阴道筋膜中线，水平支持膀胱、阴道上 2/3 和直肠；第三水平：远端支持，耻骨宫颈筋膜体和直肠阴道筋膜远端延伸融合于会阴体，支持尿道远端，会阴体又称为会阴中心腱，是位于肛门和阴道前庭之间的一个纤维肌性组织。在矢状面上呈楔形，尖端朝下，底朝上，深 3 ～ 4cm，有固定盆底、承托盆腔内器官的作用。

不同腔室和水平的脱垂之间相对独立又相互影响，例如，阴道支持轴的第一水平缺陷可导致子宫脱垂和阴道顶部脱垂，而第二、三水平缺陷常导致阴道前壁、后壁膨出；不同腔室和水平的脱垂之间相互影响，例如，压力性尿失禁在行耻骨后膀胱颈悬吊术（Burch 术）后常有阴道后壁膨出发生，阴道顶部脱垂在行骶棘韧带固定术（sacrospinous ligament fixation）后可发生阴道前壁膨出。以上不同腔室、不同阴道支持水平共同构成一个解剖和功能的整体，在现代盆底解剖学中不再被孤立理解。

二、盆底超声检查方法

检查前准备：排空膀胱及直肠，最好做好肠道准备，可服泻药或灌肠，可减少粪便对检查的影响。患者采取膀胱截石位，在患者无法有效完成 Valsalva 动作时可采取站立位检查。有条件的情况下，尽可能应用专门的探头套，并应用足够的耦合剂，以减小混响效应的影响。

超声探头选择：二维超声可以采用经腹凸阵探头或经阴道探头，3D/4D 超声可采用腹部三维容积探头或腔内三维容积探头。探头表面距离耻骨联合不超过 1cm。

仪器的调试，内容如下。

（一）基本条件设置

扇角：调到最大，多数仪器在 65° ～ 108°。

聚焦：2个焦点比较合适。

谐波：抑制噪声，提高信噪比。根据不同仪器选择，一般选择使用谐波。

斑点消除成像（speckle reduction imaging，SRI）：抑制斑点，降低噪声，增加组织间的对比分辨率。通常打开。

空间复合成像：增加边界的清晰度，从而增加空间分辨率。打开此功能。

对比度：通过调整动态范围实现，使用相对高一些的对比度。

灰阶图：选择对比度好的灰阶图，增加对比分辨率。

（二）三维条件设置

1. 采集前设置

采集框：决定容积的宽和高。

容积角：调到最大，80°～120°。容积角决定了容积的厚度。

质量：决定厚度方向上的线密度。3D：high1，4D：mid1。

2. 采集后的调节

重建框：不同于采集框，决定了需要重建的容积数据，1.5～2.0cm。

观察方向：a平面绿线代表三维图像是在a平面从上往下看重建的结果。

三个平面：a是正中矢状切面，b是冠状切面，c是横切面。三个平面相互垂直。

采集方向：探头标记朝上，采集方向为从右至左。

三维图像的显示方式：render立体渲染模式和sectional planes多平面模式。

render立体渲染模式：采用表面纹理模式（surface texture）（70%）加上X线模式（X-ray）（30%），也有学者应用80%表面成像模式加上20%最小容积成像模式。

sectional planes多平面模式：三平面模式、超声断层成像（tomographic ultrasound imaging，TUI）、自由解剖模式（Omniview）。

TUI：观察肛提肌和肛门括约肌采用不同的条件。肛提肌：层数9～16，层间距2.5mm。肛门括约肌：层数9～16，一般层间距3mm左右。

（三）扫查顺序

2D：正中矢状面，残余尿，逼尿肌厚度，膀胱尿道后角和尿道倾斜角，尿道旋转角度，膀胱颈、膀胱、子宫和直肠的位置，尿道周围有无囊肿、包块或憩室等。旁矢状切面：肛提肌。横断面：观察肛门括约肌，与正中矢状面垂直，稍向后下倾斜。

3D：静息状态下，找到正中矢状面。缩肛状态下，观察肛提肌和肛门括约肌。Valsalva动作下，测量肛提肌裂孔的面积，通过耻骨联合下缘与耻骨直肠肌环中心连线的平面测量，沿内侧缘测量，图像中一定要同时显示耻骨联合和肛提肌。各脏器移动的数据也可在3D图像上测量。注意在Valsalva动作时，检查者不要用探头挤压膨出物，以免出现假阴性结果。

4D：是指实时获取容积数据。可回放图像，选择最佳图像进行3D成像分析。

三、盆底超声观察内容

盆底超声观察内容包括盆腔脏器的位置，有无脱垂或膨出；肛提肌和肛门括约肌的完整性，有无损伤；盆底术后观察评估。

（一）前盆腔

1. 膀胱残余尿量　单位为毫升。彼此垂直的两条最大径线乘积 ×5.6，单位均为厘米，如图 15-286 所示。

2. 膀胱壁的厚度（逼尿肌的厚度）　膀胱排空后，残余尿量小于 50ml，选择膀胱穹顶部，超声束垂直于膀胱黏膜，通过尿道和膀胱颈确定近膀胱中线的部位，然后从膀胱壁的内缘到外缘进行测量。逼尿肌厚度超过 5mm 时可能与逼尿肌的过度活动有关。注意膀胱壁的局限性收缩会导致逼尿肌增厚，可建议患者半小时后复查，如图 15-287 所示。

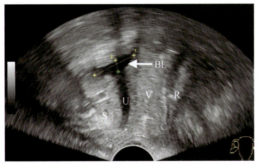

图 15-286　膀胱残余尿测定
S：耻骨联合；U：尿道；V：阴道；R：直肠；BL：膀胱

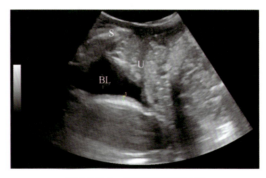

图 15-287　膀胱逼尿肌厚度

3. 膀胱三角或称膀胱尿道后角　为近段尿道和膀胱三角区后壁之间的夹角。正常为 90°～100°。开放定义为 > 140°，如图 15-288 所示。

4. 尿道倾斜角　近段尿道与人体纵轴的夹角。正常 < 30°，如图 15-289 所示。

5. 尿道旋转角度　为 Valsalva 状态和静息状态下尿道倾斜角的差值。部分学者认为定义为 > 45° 才有意义。

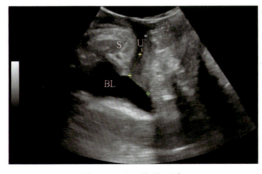

图 15-288　膀胱后角

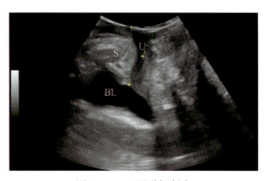

图 15-289　尿道倾斜角

6. 膀胱颈的位置和移动度　以耻骨联合的后下缘作为参考点，通过其作水平参考线，分别测量静息状态下和 Valsalva 动作时膀胱颈（以尿道内口为参考点）相对于耻骨联合的位置。两个值的差值为膀胱颈移动度，如图 15-290、图 15-291 所示。

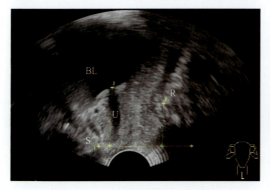 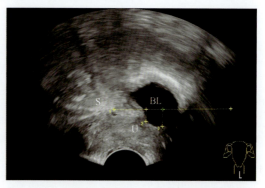

图 15-290　膀胱颈的位置（2 线）　　　图 15-291　最大 Valsalva 动作后膀胱颈的位置（2 线）和膀胱最低点的位置（3 线）

7. 膀胱膨出　在 Valsalva 动作时，膀胱的最低点位于参考线以下 > 1cm 为明显的膀胱膨出，0 ～ 1cm 为轻度膨出。

8. 尿道漏斗形　压力性尿失禁患者，在 Valsalva 动作时甚至在静息状态下，可以观察到尿道内口呈漏斗形，常与漏尿相关。

9. 尿道　由于黏膜层和平滑肌与入射波平行，表现为纵向低回声区。观察有无囊肿、钙化、憩室等病变。

（二）中盆腔和后盆腔

1. 脱垂的评估　通过耻骨联合后下缘作水平参考线，测量下移器官（子宫、直肠）距离此线的距离。

2. 直肠前壁膨出　分为真性膨出和假性膨出。真性膨出是直肠阴道隔的缺陷，假性膨出是因为隔膜扩张和（或）会阴体过度运动（无筋膜缺陷），两者都可引起脱垂症状，但只有真性膨出与用力排便、不完全肠排空和阴道指状突出的症状有关。真性膨出多紧邻肛门直肠连接处，而且通常是横向的。通过直肠的位置和直肠膨出的高度两个指标来判断。直肠的位置，是通过耻骨联合后下缘作水平参考线，测量直肠距离此线的距离。直肠膨出的高度即直肠脱垂的最大深度，是以沿肛门内括约肌向头腹侧延伸的直线为基线来测量疝的最大垂直深度。当膨出高度 > 15mm 时常伴随有明显的临床症状。会阴体过度运动：最大 Valsalva 状态下，直肠壶腹部下移超过参考线距离，膨出物与肛管成钝角，肛门内括约肌回声连续。

3. 直肠后壁膨出　缺损区域多紧邻肛门直肠连接处，向后或背侧膨出，不容易辨认，成人罕见，多发生在有便秘或排便功能不良的儿童中。

4. 肠疝　疝出物可为包含液体的腹膜、小肠、乙状结肠或肛门直肠连接部前面的网膜。子宫切除是主要的危险因素。在做最大 Valsalva 动作时，正中矢状面显示等回声、高回声或混合回声的腹腔内容物于肛门直肠连接处的前方向前下运动，可伴有或不伴有阴道穹隆部的脱垂。

5.直肠肠套叠和直肠脱垂 在做 Valsalva 动作时，不明显的直肠肠套叠或"隐性"直肠脱垂者，近端肛管开放产生一个箭头形状的扩张，可见直肠壁和小肠进入近端肛管，明显的直肠脱垂者，肠疝通过肛管，直肠黏膜反转，通过肛门外括约肌脱到肛门外。肠套叠的最大深度是肛门内括约肌的近端与肠套叠的尖端的距离，如图 15-292 ～图 15-296 所示。

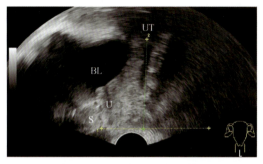

图 15-292 子宫（UT）的位置

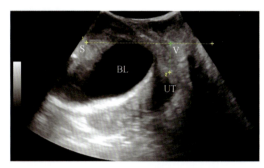

图 15-293 最大 Valsalva 动作时子宫的位置

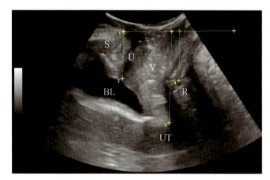

图 15-294 膀胱颈、子宫、直肠静息状态下的位置

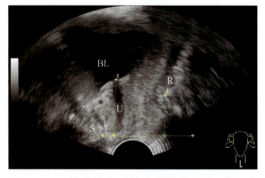

图 15-295 静息状态下膀胱颈的位置（2 线）和直肠的位置（3 线）

（三）肛提肌和肛门括约肌

1.肛提肌 缩肛状态下，观察肛提肌的完整性，判断肌肉是否有裂伤，也可以测量尿道至耻骨内脏肌附着点的间距来间接判断。Valsalva 状态下，肛提肌裂孔面积国外多采用：$< 25cm^2$ 则与明显脏器脱垂无关，$30 \sim 34.9cm^2$ 为轻度扩张，$35 \sim 39.9cm^2$ 为中度扩张，$> 40cm^2$ 为重度扩张，如图 15-297 ～图 15-300 所示。国内有学者以 $20cm^2$ 作为肛提肌裂孔面积增大的标准，但目前国内暂无多中心大样本数据标准。

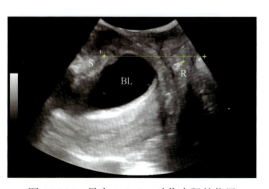

图 15-296 最大 Valsalva 动作直肠的位置

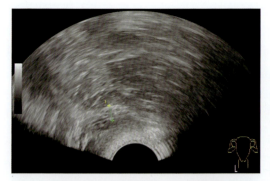

图 15-297　二维灰阶超声显示右侧肛提肌完整

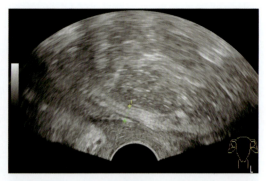

图 15-298　二维灰阶超声显示左侧肛提肌完整

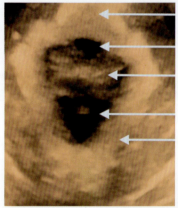

耻骨联合

尿道

阴道

直肠

肛提肌

图 15-299　静息状态下肛提肌裂孔
3D 重建

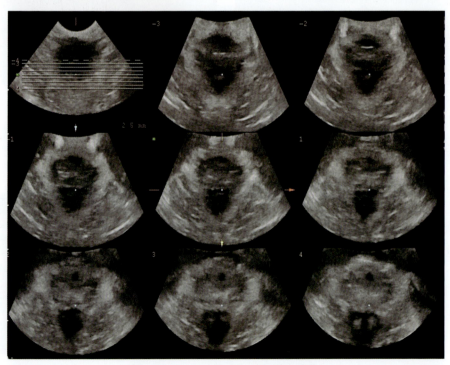

图 15-300　TUI 模式显示肛提肌裂孔

2. 肛门括约肌 缩肛状态下，观察肛门括约肌的完整性，TUI 模式，逐层观察，第一幅为肛门外括约肌止点上方，最后一幅为肛门外括约肌起点下方，11 点至 3 点为裂伤的好发部位，重点观察肛门外括约肌，如图 15-301 所示。

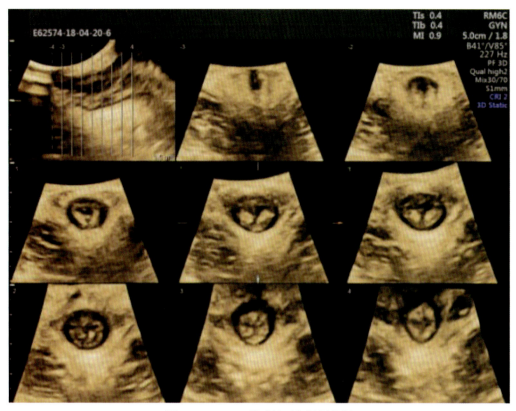

图 15-301 TUI 模式显示肛门括约肌

（林学英 杨嘉嘉 郭晶晶）

第十六章 产 科

第一节 女性内生殖器解剖概要

本部分内容参见第十五章女性内生殖器解剖。

第二节 正常妊娠声像图

以末次月经计算，妊娠 13 周末前为早期妊娠，妊娠 14 周至妊娠 27 周末为中期妊娠，妊娠 28 周后为晚期妊娠（除非特殊说明，下文中孕周均为月经龄）。

一、早期妊娠

（一）超声表现

1. 子宫大小 妊娠 6 周末子宫无明显增大，7 周后子宫逐渐增大，三径线之和大于 18cm，内膜增厚。

2. 妊娠囊 是超声最先发现的妊娠标志。经腹超声一般在停经后 5 ～ 6 周可以探及，而经阴道超声检查较经腹超声检查提早 3 ～ 4 天发现。极早期的正常妊娠囊，超声表现为位于子宫中上部一侧内膜内的厚壁液性区，中央液性区为绒毛腔，周边高回声壁由正在发育的绒毛与邻近的蜕膜组成。妊娠囊每天约增大 1mm，随着孕龄的增长，妊娠囊逐渐向宫腔生长，形成特征性的"双环征"，有时妊娠囊旁可见狭长的宫腔积液。

3. 卵黄囊 是妊娠囊内超声能发现的第一个解剖结构。超声表现为圆形、薄壁、透声良好的小无回声区，在卵黄囊一侧常可见到体蒂及其内血流信号。卵黄囊多在妊娠 5 ～ 6 周出现，妊娠 7 周时最大，10 周后卵黄囊逐渐缩小，直至超声无法探及。卵黄囊平均内径约 5mm，正常范围为 3 ～ 10mm，超声显示卵黄囊过大或者过小或者不显示均提示妊娠结局不良。

4. 羊膜囊 在头臀径达 7mm 或者以上时，高频超声检查多数可以显示羊膜囊，为绒毛膜腔内的球形囊状结构，胚胎位于羊膜囊内。羊膜与绒毛膜之间的腔隙称为胚外体腔。一般在妊娠 12 ～ 16 周羊膜与绒毛膜完全融合，胚外体腔消失，羊膜不再显示。应注意的是并非所有的正常妊娠病例都可显示羊膜回声。

5. 胚芽及原始心管搏动 妊娠第 6 ～ 7 周于卵黄囊旁可见胚芽回声。妊娠 6 周末可于胚芽内见原始心管节律性跳动，彩色多普勒超声可探及彩色血流信号，并可测及规则的脉冲多普勒频谱，频率为 120 ～ 180 次 / 分。妊娠 8 周时可分辨胎儿头臀径（CRL），

可依照公式 [CRL（cm）+6.5= 孕周] 估算孕龄。

6. 胚胎 妊娠 10 周胚胎已具人形，妊娠 11 周起称为胎儿，妊娠 12 周时胎头颅骨强回声环显像清晰，双顶径约 1.9cm。

7. 胎盘 妊娠 9 ～ 10 周时超声检查可见胎盘，呈均匀高回声，成熟度 0 级。

8. 脐带 早期妊娠后期，高频超声可以探及脐带彩色血流信号及血流频谱。妊娠 12 周之前脐动脉无舒张期血流。

9. 母体卵巢 于一侧附件区常可见圆形无回声区，壁薄，边界清晰，为黄体囊肿，周边探及环状彩色多普勒血流信号，可测及高速低阻血流频谱，妊娠 10 周后黄体囊肿逐渐消退。

（二）典型图像

典型图像如图 16-1 ～图 16-15 所示。

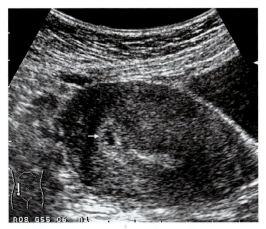

图 16-1 早期妊娠（停经 35 天），于近宫底处见一小无回声区，未见胚胎回声

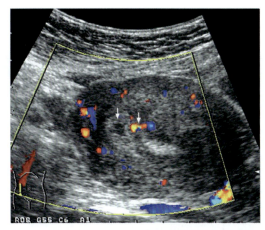

图 16-2 与图 16-1 为同一孕妇，妊娠囊旁见彩色多普勒血流信号

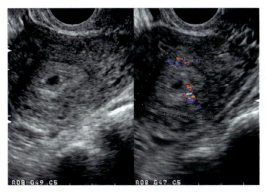

图 16-3 停经 39 天经阴道超声检查，左侧图宫内见妊娠囊，右侧图见妊娠囊旁测及彩色多普勒血流信号

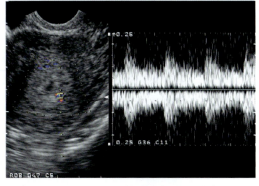

图 16-4 与图 16-3 为同一孕妇，妊娠囊旁测及低阻充填动脉频谱

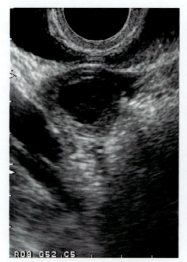
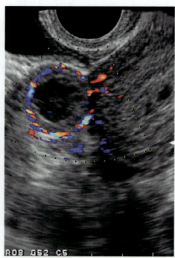

图 16-5　与图 16-3 为同一孕妇，右侧卵巢内见圆形黄体囊肿回声，其旁环绕彩色多普勒血流信号

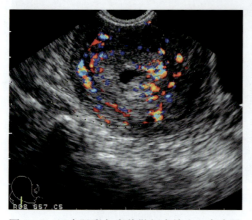

图 16-6　经直肠彩色多普勒超声检查，宫内见一妊娠囊回声，其旁测及彩色多普勒血流信号

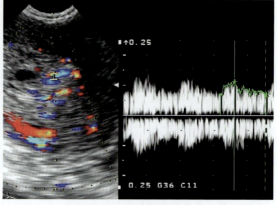

图 16-7　与图 16-6 为同一孕妇，于妊娠囊旁测及低阻充填动脉血流频谱

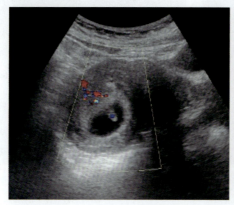
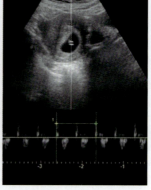

图 16-8　早期妊娠（7 周），子宫增大，宫内显示一妊娠囊回声，囊内可见一胚胎回声，多普勒超声显示原始心管搏动的彩色血流信号及频谱

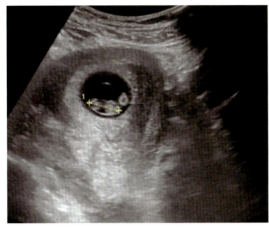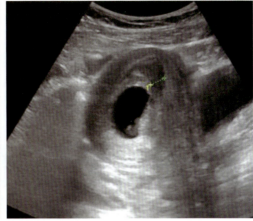

图 16-9　早期妊娠（8 周），妊娠囊内显示胚胎、卵黄囊、羊膜腔、胚外体腔回声，妊娠囊旁见狭长的宫腔积液回声

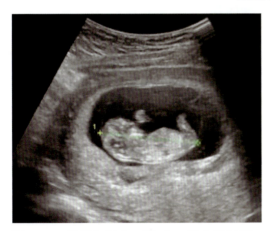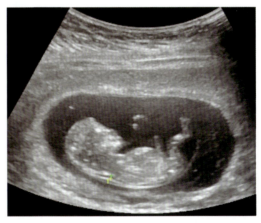

图 16-10　早期妊娠（11 周 +），胎儿纵切面，显示胎儿顶臀径约 4.7cm

图 16-11　早期妊娠（11 周 +），胎儿纵切面，显示胎儿颈项透明层、羊膜及胚外体腔

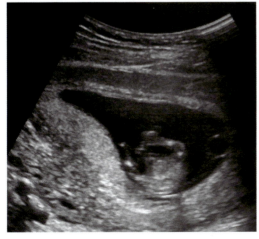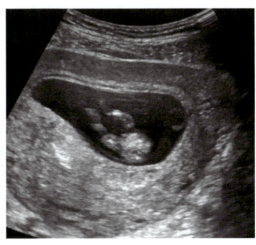

图 16-12　与图 16-11 为同一孕妇，显示胎儿双侧上肢肢芽

图 16-13　与图 16-11 为同一孕妇，显示胎儿双侧下肢肢芽

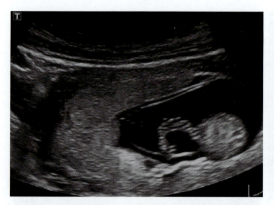

图 16-14 早期妊娠，显示胎盘、羊膜囊、胚胎、脐带回声

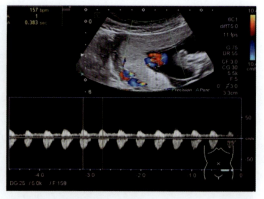

图 16-15 早期妊娠，胎盘 0 级，可探及脐带血流频谱

二、中晚期妊娠

（一）超声表现

1. 胎儿头颅 从胎儿颅顶至颅底横切扫查可分别获得颅顶部横切面、侧脑室水平横切面、丘脑水平横切面、小脑横切面、颅底横切面。侧脑室水平横切面是测量侧脑室的标准切面，整个妊娠期内胎儿侧脑室后角内径应小于 10mm。丘脑水平横切面是双顶径和头围的测量平面，该平面显示两侧丘脑对称、透明隔腔（正常时内径小于 10mm）及丘脑之间裂隙样的第三脑室（正常时内径小于 2mm）。小脑横切面，该平面显示透明隔腔、双侧小脑半球由小脑蚓部相连，蚓部前方为第四脑室，后方为颅后窝池（正常时内径小于 10mm），此切面还可测量小脑横径。颅底横切面可显示 Willis 环，通过多普勒超声可测及大脑中动脉的血流参数。

2. 胎儿颜面部 正中矢状切面可以显示前额、鼻骨、上下唇及下颏。鼻唇冠状切面，可以显示双侧鼻孔、鼻翼、鼻柱、人中、上下唇唇红部及颏部。双眼球横切面，正常超声表现为双侧晶状体及眼球大小基本相等，眼内距（两眼眶无回声区内缘的距离）约为眼外距（两眼眶无回声区外缘的距离）的 1/3。此外，上牙槽突横切面及下颌骨切面可以观察牙槽骨的连续性、舌、咽、软腭、下颌等。

3. 胎儿胸部 声束垂直胎儿躯干横切胸腔可显示四腔心切面，心脏主要位于左侧胸腔内，心尖指向左前方，此切面上左右房基本等大，房间隔中部回声中断处为卵圆孔，左右心室大小基本相等，两室之间的室间隔连续、完整。此外，左、右室流出道切面、心底短轴切面、三血管平面、主动脉弓切面、动脉导管弓切面等也是胎儿心脏检查的重要切面。在胎儿的胸腔横切面上，胎儿肺位于心脏两侧，呈均匀实质性回声。

4. 胎儿腹部 胸腹部纵切面上，膈肌显示为胎儿肺部与腹部之间弧形的低回声。上腹部最大横切面可同时显示胎儿脊柱、肝、胃泡、脐静脉腹内段、门静脉，此切面为测量腹围的标准切面。向下连续横切面用于观察胎儿胆囊、胎儿肠道。脐带腹壁入口处横切面，主要用于观察腹壁的完整性、脐带的附着位置及脐带内血管数量，以及是否有脐带囊肿等。

5. 胎儿泌尿系统 胎儿正常肾紧靠脊柱两旁，横切面呈圆形，纵切面呈长椭圆形。肾上腺位于双肾内侧的前上方，胎儿肾上腺与肾体积的比例明显大于成人，可达肾的

1/4～1/3。膀胱位于盆腔内，在膀胱两侧壁的外侧可显示两条脐动脉。

6. 胎儿脊柱　矢状切面显示为两条平行排列的念珠状强回声带，至尾椎合拢，尾骨略向后翘起。脊柱横切面呈三角形。脊柱冠状切面，近腹侧扫查显示为三条平行排列的念珠状强回声。

7. 胎儿肢体骨骼　胎儿四肢超声检查应按次序检查，观察双侧上臂、前臂、手、大腿、小腿、足及手足的姿势是否正常。测量股骨及肱骨长径时应完全、清晰显示被测长骨两端，声束垂直于被测长骨。足月妊娠股骨长径可达 7.0cm 以上。

8. 胎儿附属物

（1）胎盘：正常胎盘厚度（以毫米为单位）一般与孕周相当（±10mm），一般不超过 5cm，胎盘可位于子宫内的任何位置。胎盘成熟度可分为 4 级，即 0 级、Ⅰ级、Ⅱ级、Ⅲ级，声像表现见表 16-1。

表 16-1　不同胎盘成熟度的声像图表现

	胎盘绒毛膜板	胎盘实质	胎盘基底膜
0 级	光滑平直	回声均匀细腻	分辨不清
Ⅰ级	轻微波浪状	细点状强回声	近似无回声
Ⅱ级	出现切迹并深入胎盘实质，未达到基底膜	粗大的点状强回声	断续的点状、线状强回声
Ⅲ级	高回声切迹深达基底膜	出现环状回声和不规则点状强回声，伴声影	点状、团状强回声，可融合相连，伴声影

（2）羊水为透声良好的无回声区，胎儿近足月时由于羊水内可有胎脂及脱落的上皮等，故可见细小点状回声。妊娠中期羊水较多，足月妊娠后羊水量逐渐减少，羊水池最大深度在 3～8cm，羊水指数在 10～20cm。

（3）正常脐带纵切时呈麻花状绕行，横切时三条血管呈"品"形排列，大圆环为脐静脉，两个小圆环为脐动脉。胎盘的脐带插入口正常应位于胎盘中央或偏中央，腹壁插入口应位于胎儿腹部正中。足月儿脐带直径约 1.2cm，一般不超过 2cm。

（二）典型图像

典型图像如图 16-16～图 16-57 所示。

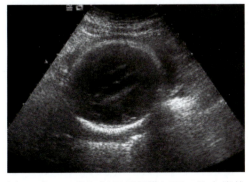

图 16-16　正常妊娠颅顶部横切面，脑中线外侧的无回声为侧脑室顶部，其外侧的两条平行于脑中线的强回声为脑白质深静脉

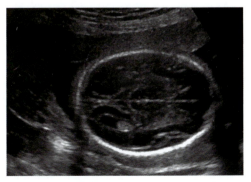

图 16-17　正常妊娠胎儿侧脑室水平横切面，脑中线居中，显示侧脑室后角呈无回声区，内可见高回声的脉络丛

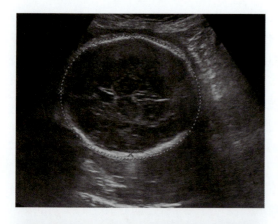

图 16-18　正常妊娠丘脑水平横切面，脑中线前 1/3 处的长方形无回声区为透明隔腔，脑中线中央两侧对称的椭圆形低回声为胎儿丘脑

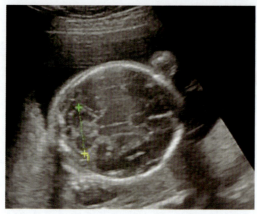

图 16-19　正常妊娠胎儿小脑横切面，此切面显示小脑呈哑铃型，双侧小脑半球对称、呈低回声，中间由强回声的小脑蚓部相连

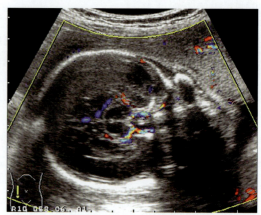

图 16-20　正常妊娠胎儿颅底横切面，彩色多普勒超声示正常胎儿 Willis 环

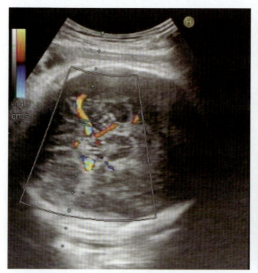

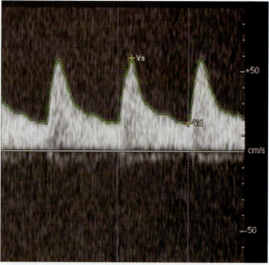

图 16-21　正常妊娠胎儿颅底横切面，多普勒超声示胎儿大脑中动脉及血流频谱

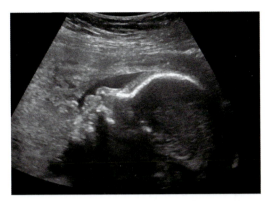

图 16-22 正常妊娠胎儿颜面部正中矢状切面，
图示胎儿前额、鼻骨、鼻尖、上下唇、颏部

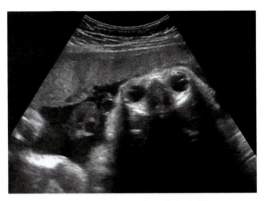

图 16-23 正常妊娠胎儿颜面部眼部横切面，图
示胎儿双侧眼眶、晶状体、玻璃体

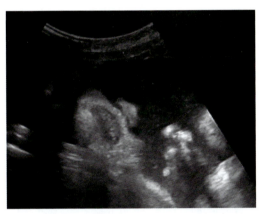

图 16-24 正常妊娠胎儿颜面部鼻唇冠状切面，
图示胎儿鼻孔、人中、上下唇

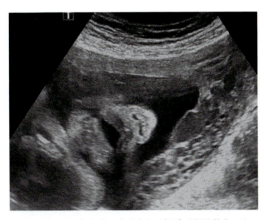

图 16-25 正常妊娠胎儿颜面部鼻唇冠状切面，
图示胎儿鼻孔、人中、上下唇，胎儿口微张开

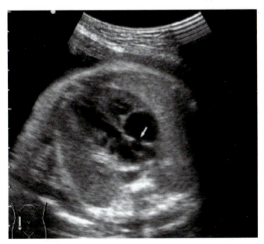

图 16-26 正常妊娠胸骨旁四腔心切面，箭头所
示为胎儿正常卵圆孔

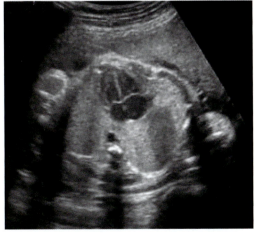

图 16-27 正常妊娠胎儿心尖四腔心切面，图示
切面处于收缩早期，房室瓣关闭，三尖瓣较二尖
瓣更靠近心尖部

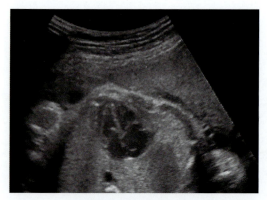

图 16-28　正常妊娠胎儿心尖四腔心切面，图示切面处于舒张期，房室瓣开放

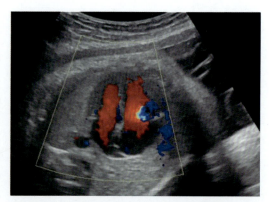

图 16-29　正常妊娠胎儿心尖四腔心切面，图示切面处于舒张期，CDFI 显示血流通过房室瓣进入左右心室

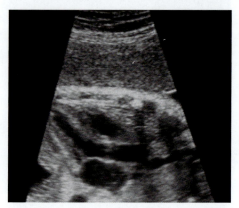

图 16-30　正常妊娠胎儿左室流出道切面，图示升主动脉前壁与室间隔相延续，后壁与二尖瓣前叶相延续

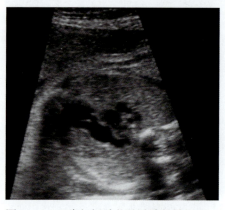

图 16-31　正常妊娠胎儿肺动脉长轴切面，图中可见肺动脉与右心室之间的肺动脉瓣

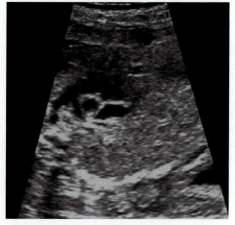

图 16-32　正常妊娠胎儿右室流出道切面，图中可见升主动脉横轴面、主肺动脉长轴面、右肺动脉和动脉导管

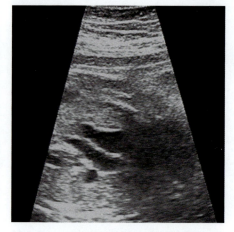

图 16-33　正常妊娠胎儿三血管切面，从左到右依次为肺动脉及延续的动脉导管、主动脉、上腔静脉，此切面三根血管的内径：肺动脉＞主动脉＞上腔静脉

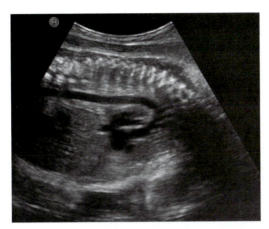

图 16-34　正常妊娠胎儿主动脉弓切面，胎儿背部朝向探头，显示主动脉弓及其三个血管分支、胸主动脉、腹主动脉

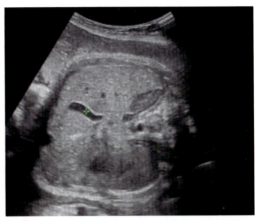

图 16-35　正常妊娠胎儿胆囊切面，图中显示胎儿胆囊位于脐静脉右侧，胃泡位于胆囊左侧，胆囊腔呈无回声区，囊壁呈高回声

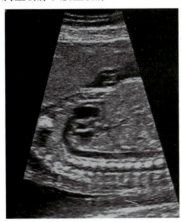

图 16-36　正常妊娠胎儿动脉导管弓切面，图中显示右室流出道及动脉导管，连接于降主动脉

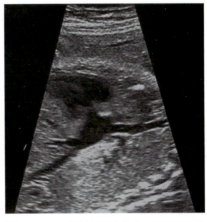

图 16-37　正常妊娠胎儿上、下腔静脉切面，胎儿脊柱向后，上、下腔静脉汇入右心房

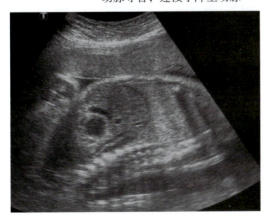

图 16-38　正常妊娠胎儿胸腹部旁矢状切面，图示弧形低回声膈肌

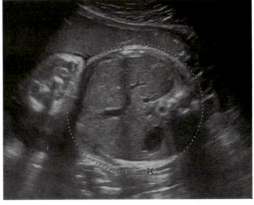

图 16-39　正常妊娠胎儿上腹部横切面，图示胎儿胃泡、脐静脉腹内段及门静脉左右支

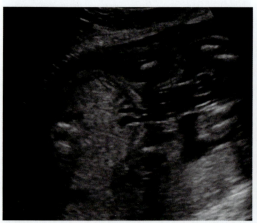
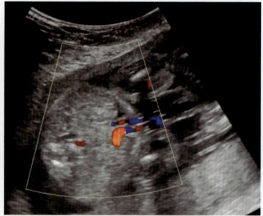

图 16-40   正常妊娠胎儿腹部横切面，图示脐带与腹壁的连接处，周围腹壁连续性完整，无异常膨出物回声

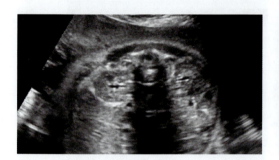

图 16-41   正常妊娠胎儿肾水平横切面，胎儿背部朝向探头，于脊柱两侧各见一胎儿肾横断面，肾盂未扩张

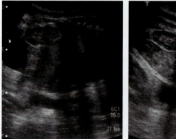

图 16-42   正常妊娠胎儿双侧肾纵切面

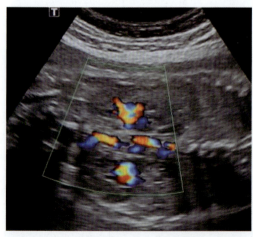

图 16-43   正常妊娠胎儿腹膜后冠状切面，CDFI显示腹主动脉及双侧肾动脉

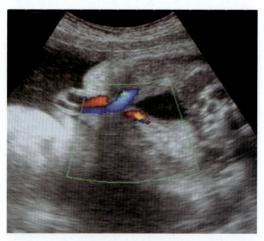

图 16-44   正常妊娠胎儿膀胱横切面，CDFI 显示膀胱两侧脐动脉

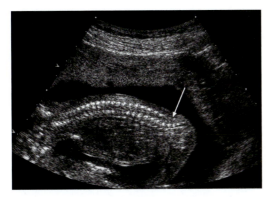

图 16-45　中期妊娠胎儿脊柱矢状切面，胎儿背部朝前，脊柱呈平行念珠状，完整连续无中断，骶尾骨略翘起（箭头所示）

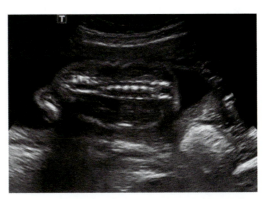

图 16-46　中期妊娠胎儿脊柱冠状切面，图中显示三条平行排列的念珠状强回声，中间为椎体骨化中心，两侧为椎弓骨化中心

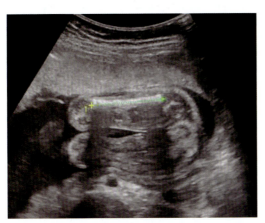

图 16-47　正常妊娠胎儿双侧大腿切面，近侧股骨清晰显示

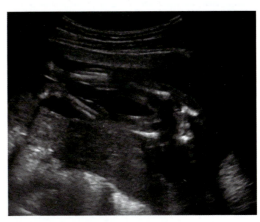

图 16-48　中期妊娠胎儿双侧下肢，双侧股骨、双侧胫腓骨清晰显示

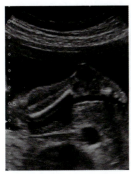

图 16-49　正常妊娠胎儿双侧小腿及双足切面，图中显示双侧足底平面与小腿长骨垂直

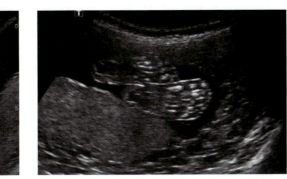

图 16-50　正常妊娠胎儿双侧足底切面

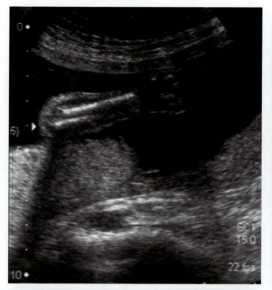
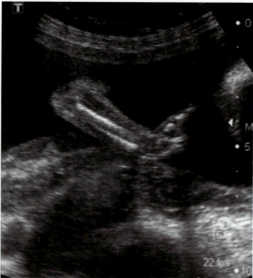

图 16-51　正常妊娠胎儿双侧前臂切面，图中清晰显示前臂尺桡骨

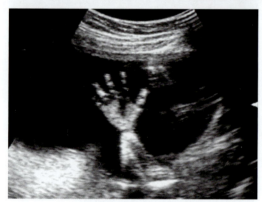
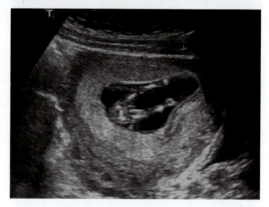

图 16-52　晚期妊娠正常胎儿手，五指指骨清晰　　　图 16-53　胎盘 0 级，实质回声细腻，绒毛膜板
　　　　　　　　　　　　　　　　　　　　　　　　　　　　　光滑平直，基底膜未显示

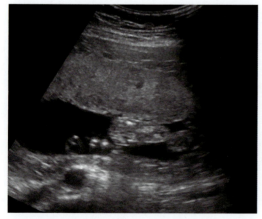
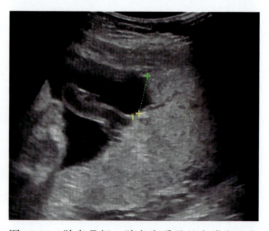

图 16-54　胎盘 Ⅰ 级，实质呈不均匀高回声，绒　　　图 16-55　胎盘 Ⅱ 级，胎盘实质及基底膜出现点
　　　　　　毛膜板略呈波浪状，基底膜近无回声　　　　　　　　　状、细线状强回声

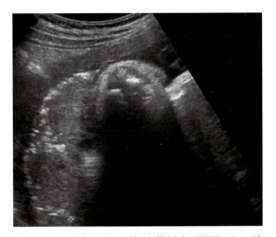

图 16-56 胎盘Ⅲ级，绒毛膜板出现深切迹，胎盘实质及基底膜出现明显钙化灶

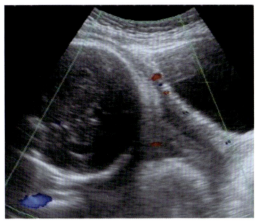

图 16-57 正常妊娠宫颈及先露部切面，宫颈内口闭合，未见明显异常回声，宫颈管长度正常

（郑梅娟 高上达）

第三节 异常妊娠

一、流 产

（一）临床与病理

妊娠不到 28 周，胎儿体重不足 1000g 而终止妊娠者称为流产。发生在 12 周前称为早期流产，发生在 12 周以后称为晚期流产。根据不同的临床过程，流产可分为先兆流产、难免流产、不全流产、完全流产与稽留流产。先兆流产患者阴道有少量出血，下腹部轻微疼痛或有下坠感，尿妊娠试验阳性。难免流产由先兆流产发展而来，患者下腹部阵发性剧痛，阴道出血量增多，超过正常月经量，流产已不可避免；胚胎停育后流产症状迟早会发生，也属于难免流产。自然流产、人工或药物流产后部分或全部胎盘尚潴留在子宫腔内为不全流产，此时子宫收缩不良，阴道出血淋漓不尽。稽留流产又称为过期流产，指宫内胚胎或胎儿死亡后未及时排出，子宫小于妊娠月份，可有反复阴道出血。

（二）超声表现

1. 先兆流产
（1）子宫大小与妊娠月份相符，宫内妊娠囊形态与位置正常，宫颈内口紧闭。

（2）妊娠囊内见胚胎回声与胎心搏动。

（3）妊娠 7 ～ 11 周间可探及小圆环状卵黄囊无回声区。

（4）妊娠 8 周后可见胎动。

（5）部分患者宫腔内可见局限性新月形无回声区或云雾样低回声区，为宫腔积血。

2. 难免流产

（1）子宫与停经月份相符或略小于停经月份，宫颈内口已开。

（2）妊娠囊变形呈"葫芦状"，小于停经月份，周边回声不整，或有凹陷呈"C"形改变，妊娠囊向宫颈管方向下移，有时可见妊娠囊或胚胎组织堵塞于宫颈内口。

（3）胚胎停育超声表现为妊娠囊变形，囊壁欠平滑，胎芽体积与同时期羊膜腔比例显著缩小。

（4）经腹部超声检查妊娠囊平均内径≥20mm 或经阴道超声检查妊娠囊平均内径≥8mm 时，未显示卵黄囊。

（5）经腹部超声检查妊娠囊平均内径≥25mm，未显示胚芽；经阴道超声检查妊娠囊平均内径≥16mm 时，未显示胎心搏动；CRL≥25mm，未显示胎心搏动。

3. 不全流产

（1）子宫体大小与停经月份基本相符或稍小于停经月份。

（2）子宫内膜增厚，内见境界不清的低或高回声区。

（3）彩色多普勒超声于回声异常区内或周边测及丰富血流信号，多普勒超声测及高速充填动脉血流频谱，包络线毛糙，RI＜0.5。

（4）宫内有时见积血液性区。

4. 完全流产

（1）妊娠物已完全排出，子宫内膜呈线状。

（2）宫腔内可有少许积血声像，无斑块或团块状回声。

5. 稽留流产　根据胚胎死亡的时间长短不同，声像表现不同，可出现如下表现。

（1）子宫小于妊娠月份，宫颈内口未开。

（2）妊娠囊变形皱缩，妊娠8周以上或妊娠囊大于4cm 仍未见胚芽与胎心搏动。

（3）妊娠囊、胎盘及胎儿轮廓不清，宫内回声杂乱，可见形态不规则、无明显境界的低回声区，内见散在的小圆形无回声区，以及点状或团块状回声。

（4）胚胎死亡时间较长时，羊水被吸收，妊娠囊液性区减少或消失。

（5）胎心搏动与胎动消失。

（三）鉴别诊断

本病应与正常妊娠、葡萄胎、绒毛膜上皮癌、子宫黏膜下肌瘤、子宫内膜息肉、宫腔积血相鉴别。

（四）典型图像

典型图像如图 16-58～图 16-71 所示。

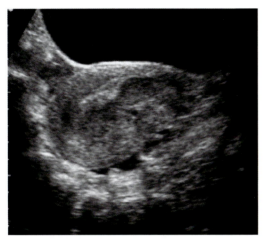

图 16-58　难免流产，患者早期妊娠，阴道不规则出血，宫内见形态不规则胎块位于宫腔下段

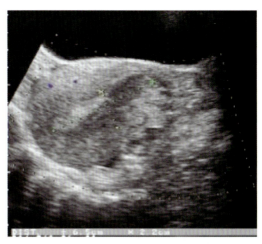

图 16-59　难免流产，与图 16-58 为同一患者，检查过程见宫内容物蠕动，彩色多普勒超声未见血流信号

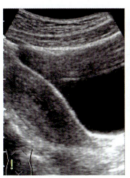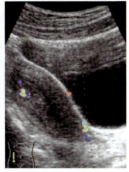

图 16-60　不全流产，左图二维超声未见明显异常，右图彩色多普勒超声示宫内异常血流信号

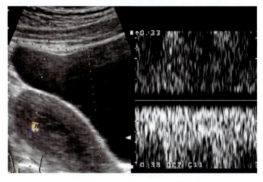

图 16-61　不全流产，与图 16-60 为同一患者，左图示宫内异常彩色多普勒血流信号，右图见高速充填动脉频谱

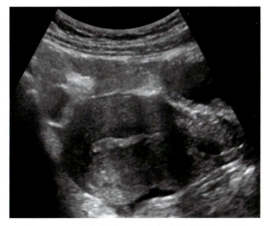

图 16-62　不全流产，二维超声未见明显异常

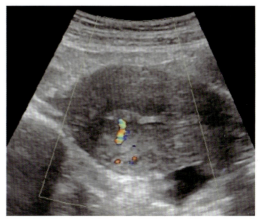

图 16-63　不全流产，与图 16-62 为同一患者，CDFI 示内膜区探及自后壁伸入的血流信号

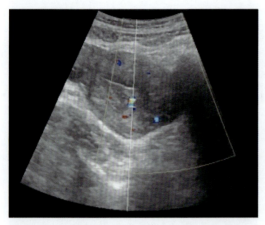

图 16-64　不全流产，与图 16-62 为同一患者，CDFI 示内膜区探及自后壁伸入的血流信号，呈高速低阻动脉频谱

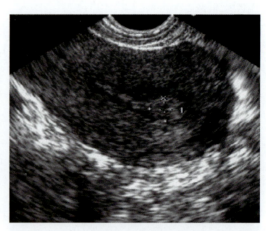

图 16-65　不全流产经直肠探测，宫内见一回声稍高斑块

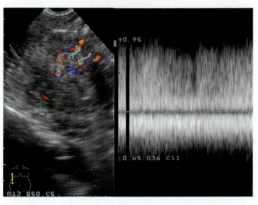

图 16-66　不全流产经直肠探测，与图 16-65 为同一患者，左图示宫内彩色多普勒血流信号；右图示宫内测及高速低阻型湍流频谱

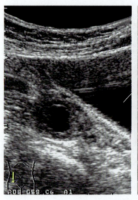

图 16-67　不全流产时卵巢黄体彩色多普勒血流，卵巢内见一圆形无回声区，周围测及彩色多普勒血流信号

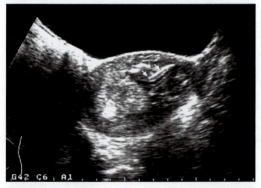

图 16-68　不全流产，妊娠 3 个月行钳刮术后胎块残留，可见胎儿脊柱强回声（箭头所示）

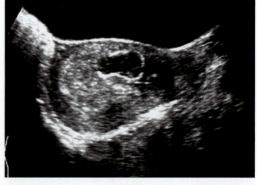

图 16-69　与图 16-68 为同一患者，宫内见胎儿颅骨强回声

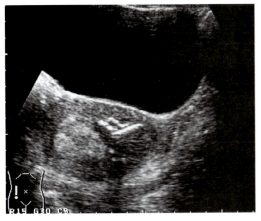

图 16-70 与图 16-68 为同一患者，宫内见胎儿骨骼强回声

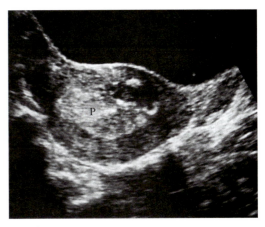

图 16-71 与图 16-68 为同一患者，可见后壁胎盘

二、异位妊娠

（一）临床与病理

异位妊娠为受精卵在宫腔以外或宫腔内异常部位的器官或组织着床发育，其中 95% 为输卵管妊娠，发生在壶腹部的占多数，其次为峡部。其余 5% 发生在卵巢、腹腔、阔韧带及子宫角、瘢痕、宫颈、肌壁间等处。输卵管妊娠的转归可分为输卵管妊娠流产、输卵管妊娠破裂、继发性腹腔妊娠。患者可有停经史与妊娠反应，尿妊娠试验阳性，在输卵管妊娠流产或破裂前可无明显症状，部分患者可有下腹部隐痛感，阴道不规则出血。流产或破裂时患者可突发下腹剧痛，出现昏厥或休克，腹腔积血时出现腹痛、腹胀与肛门坠胀感，出血量大时患者出现贫血症状。

（二）超声表现

1. 输卵管妊娠

（1）子宫体积正常或稍增大，子宫内膜增厚，部分患者宫腔内见少量液性区。

（2）于一侧宫角旁见一厚壁无回声区，内见胚芽回声，妊娠 6 周末至 7 周后可见心管节律性搏动，彩色多普勒超声见心管彩色多普勒血流信号闪动，脉冲多普勒超声测及节律性搏动频谱。

（3）部分患者于卵巢内探及黄体无回声区。

2. 输卵管妊娠破裂

（1）子宫体积增大，子宫内膜增厚，宫内可见少量液性区。

（2）于一侧附件区见混合性包块，形态不规则，境界不清，包块内回声高低不均，并可见液性区。

（3）子宫直肠窝见液性区，出血严重者于腹腔内探及大量游离液性区。

（4）彩色多普勒超声检测，部分患者于包块内测及丰富动静脉血流信号，并检测到高速低阻、包络毛糙的动脉频谱。

3. 陈旧性异位妊娠

（1）子宫大小正常，内膜可增厚。

（2）于附件区探及回声不均团块，形态不规则，境界不清，团块内高、低回声相间。

（3）彩色多普勒超声于团块内未测及明显血流信号。

4. 其他部位异位妊娠

（1）宫角妊娠：宫角突出，膨大的部分靠近宫体，妊娠囊与向宫底及一侧宫角部延伸的子宫内膜相连，妊娠囊周围有一层相对较厚而完整的肌层，周边环绕滋养层彩色血流信号。若发生流产或破裂形成一侧宫角膨隆的混合性包块，内可见散在的或局灶性丰富的低阻血流信号。

（2）瘢痕妊娠：子宫下段剖宫产切口处见厚壁液性区的"双环"征或明显膨大的回声不均包块，部分可见胚芽心管搏动，厚壁液性区周边探及自瘢痕处穿入的低阻血流，包块内可见局灶性丰富的低阻血供，妊娠囊与膀胱间肌层菲薄，宫颈内口紧闭。

（3）宫颈妊娠：子宫增大，外形呈葫芦状，宫内未见妊娠囊回声。宫颈增厚，宫颈内口闭合，宫颈管内见完整的妊娠囊或包块；妊娠囊周围或包块内见滋养层血流信号。

（4）子宫肌壁间妊娠：子宫增大，宫壁探及与子宫腔及输卵管均不相通的厚壁液性区或混合性包块，厚壁液性区周边或包块内可见滋养层血流信号。

（5）卵巢妊娠：子宫增大，内膜增厚，宫内未见妊娠囊回声，于一侧附件区探及妊娠囊回声，囊内见胚芽回声与心管闪动，该侧正常卵巢未探及，对侧附件区可探及卵巢回声。

（6）腹腔妊娠：子宫大小正常，宫内未见胎儿回声，于腹腔内见胎儿回声，胎儿存活者见胎心搏动。可探及胎盘与羊水暗区，但无正常宫壁包绕声像图，胎儿各部分结构与母体腹壁接近。

（三）鉴别诊断

本病应与不全流产、局灶性滋养细胞肿瘤、难免流产、卵巢黄体破裂、卵巢囊肿、卵巢实质性肿瘤、盆腔脓肿、盆腔血肿相鉴别。

（四）典型图像

典型图像如图 16-72 ～图 16-85 所示。

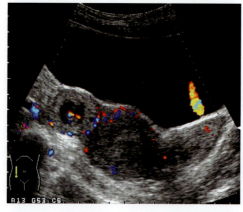

图 16-72　异位妊娠，于宫底上方探及妊娠囊回声，内见胚芽回声，并见心管搏动，彩色多普勒超声于心管搏动处见血流信号闪动

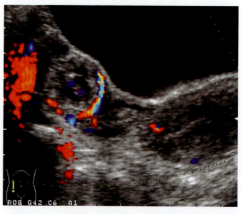

图 16-73　右输卵管妊娠，右侧输卵管见妊娠囊回声，内见胚芽回声，彩色多普勒超声测及心管闪动

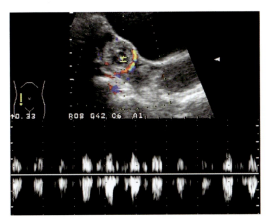

图 16-74 右输卵管妊娠，与图 16-73 为同一患者，
多普勒超声测及胎心搏动频谱

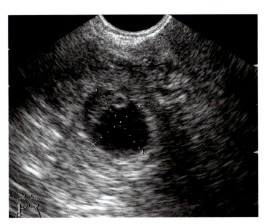

图 16-75 异位妊娠经直肠探查，于宫外见妊娠
囊，并见胚芽与卵黄囊回声

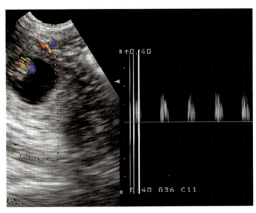

图 16-76 异位妊娠经直肠探查，与图 16-75 为
同一患者，彩色多普勒超声测及心管血流信号与
胎心多普勒频谱

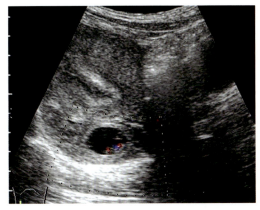

图 16-77 异位妊娠，于子宫后方见妊娠囊，并
见胚芽回声

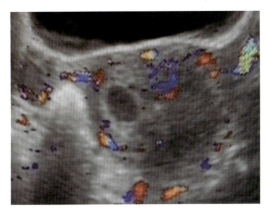

图 16-78 右宫角妊娠，于右宫角见一厚壁液性
区，多普勒超声于其周边探及少量血流信号

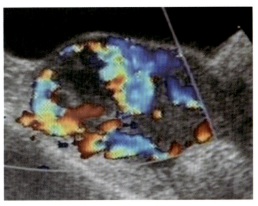

图 16-79 右宫角妊娠，于右宫角见一混合性包
块，多普勒超声于其内探及丰富血流信号

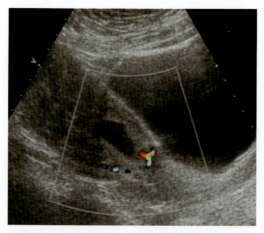

图 16-80　瘢痕妊娠，于子宫前壁下段见一厚壁液性区，多普勒超声探及血流自瘢痕处伸入其内

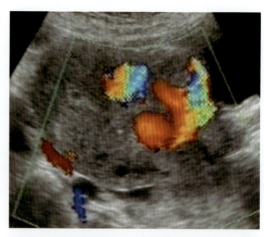

图 16-81　瘢痕妊娠，于子宫前壁下段见一回声不均包块，多普勒超声于其内探及丰富血流信号

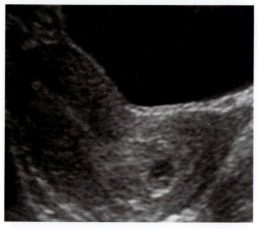

图 16-82　宫颈妊娠，于宫颈内见一厚壁液性区

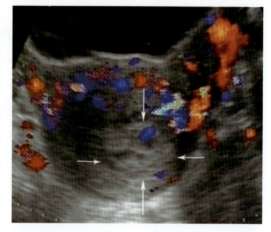

图 16-83　肌壁间妊娠，于宫壁内见一混合性包块（箭头所示），多普勒超声探及少量血流信号

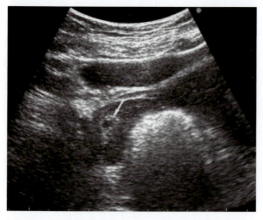

图 16-84　右卵巢妊娠，于右卵巢内见圆形妊娠囊回声（箭头所示）

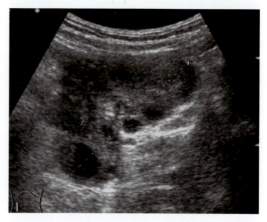

图 16-85　陈旧性异位妊娠，盆腔内见一回声杂乱团块，形态不规则，内见实性回声与小液性区

三、多胎妊娠

（一）临床与病理

多胎妊娠中双胎较为多见，偶见三胎以上妊娠。多胎妊娠时孕妇易并发妊娠中毒症和羊水过多，胎儿较小，因此围产期死亡率较高。

（二）超声表现

1. 早期多胎妊娠

（1）子宫增大。

（2）宫内见2个或2个以上胚胎与心管节律性搏动。

2. 中、晚期多胎妊娠

（1）子宫明显增大。

（2）宫内见2个以上（包括2个）胎儿，每个胎儿各自结构完整。

（3）除单绒毛膜囊单膜囊双胎外，胎儿间可见分隔回声。

（4）羊水过多。

（5）可探及单个大胎盘或2个以上（包括2个）分离的胎盘。

（三）鉴别诊断

本病早期需与单胎妊娠并发宫腔积液相鉴别，晚期需与连体胎儿相鉴别。

（四）典型图像

典型图像如图16-86～图16-90所示。

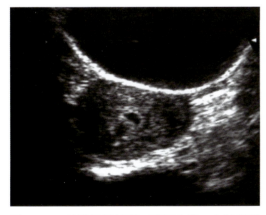

图16-86　双胎早期妊娠，子宫内见2个妊娠囊无回声区

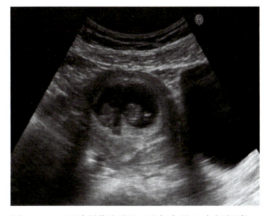

图16-87　双胎早期妊娠，子宫内见2个妊娠囊，囊内各见一胚芽回声

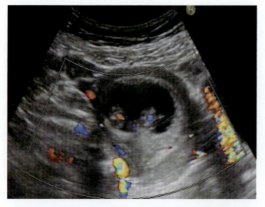

图16-88　双胎早期妊娠，与图16-87为同一患者，子宫内见2个胚芽，内均见心管搏动

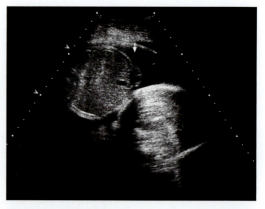

图16-89　双胎中期妊娠，宫内见2个胎儿腹部横切面声像，两者之间可见一分隔回声

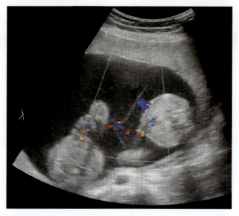

图16-90　双胎中期妊娠，宫内见2个胎儿腹部横切面回声，两者之间可见一分隔回声

四、胎死宫内

（一）临床与病理

妊娠20周后胎儿在宫内死亡称为死胎。各种导致胎儿缺血缺氧的原因均可能造成胎儿宫内死亡，如胎儿严重畸形、脐带打结、前置胎盘、胎盘早剥，以及母体妊娠高血压、急慢性肾炎、糖尿病、过期妊娠等引起胎盘功能不全的疾病。胎儿宫内死亡时孕妇感觉胎动消失，腹部检查子宫不再继续增大，乳房胀感消失，胎儿死亡时间超过4周后，孕妇感觉乏力、口臭、食欲不振、下腹坠痛或有少量阴道出血。

（二）超声表现

1.胎儿刚死亡时形态、体内结构、胎盘、羊水均无明显变化　但胎心搏动、胎动均消失。

2. 胎儿死亡一段时间后声像图表现

（1）胎儿颅骨强回声环不光整，颅骨重叠，颅内结构显像不清。

（2）胎心搏动与胎动消失。

（3）胎儿出现水肿声像，头皮或全身皮肤呈双层回声。

（4）脊柱失去正常弯曲。

（5）胎儿胸腔与腹腔内结构显像不清，腹腔内可见气体强回声。

（6）胎盘肿胀、增厚或萎缩。

（7）羊水减少甚至消失。

（三）典型图像

典型图像如图 16-91～图 16-95 所示。

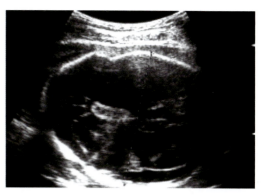

图 16-91　胎死宫内（31 孕周），胎儿头颅呈叠瓦征改变，颅内结构不清晰

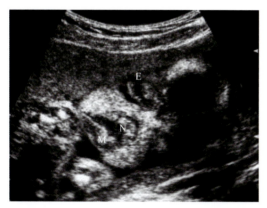

图 16-92　胎死宫内，与图 16-91 为同一胎儿，胎儿颜面部水肿变形（E 为眼睛，N 为鼻子，M 为嘴）

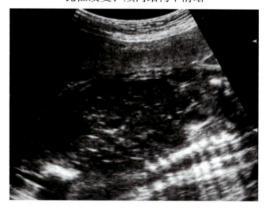

图 16-93　胎死宫内，与图 16-91 为同一胎儿，胎儿腹腔内脏器结构紊乱，显示不清

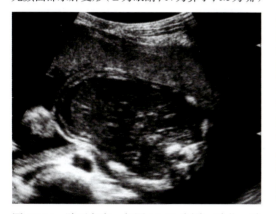

图 16-94　胎死宫内，与图 16-91 为同一胎儿，胎儿腹壁水肿呈双层，胎儿腹水

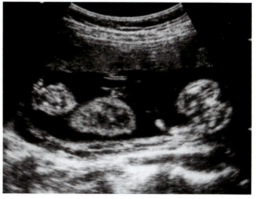

图 16-95　胎死宫内，与图 16-91 为同一胎儿，胎儿脐带水肿，脐动脉显像不清，麻花结构消失

五、妊娠合并症

（一）双子宫与纵隔子宫妊娠

1. 临床与病理　双子宫是由于两侧副中肾管在不同时期出现不同程度的汇合受阻而

引起的，纵隔子宫是由于双侧副中肾管汇合后中隔退化不全引起的。双子宫或纵隔子宫患者受孕时受精卵可在任何一侧子宫着床，另一侧子宫略有增大，内膜增厚。

2. 超声表现

（1）双子宫一侧子宫妊娠：①盆腔内探及两个子宫声像图。②早期妊娠时于一侧子宫内探及一妊娠囊回声，中、晚期妊娠于一侧子宫内见胎儿回声。另一侧子宫稍增大，内膜增厚。

（2）纵隔子宫一侧宫内妊娠：①子宫增大，宫内见一低回声带自宫底纵向伸入直至宫颈内口或外口，子宫内膜分别呈"Y"形或倒"八"形改变，分别形成不全纵隔子宫和完全纵隔子宫；②早期妊娠时于一侧宫内探及一妊娠囊回声，另一侧子宫内膜增厚；③中、晚期妊娠于一侧宫内见胎儿回声，另一侧宫腔被推移常显像不清。

3. 鉴别诊断 　本病应与正常子宫妊娠伴子宫肌瘤、残角子宫妊娠、异位妊娠相鉴别。

4. 典型图像 　如图 16-96 ～图 16-100 所示。

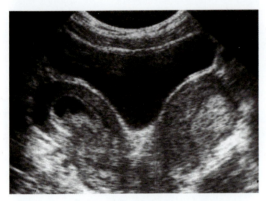

图 16-96　双子宫右侧子宫妊娠，盆腔内探及两个子宫回声左右排列，右侧宫内见妊娠囊，并见胚胎回声

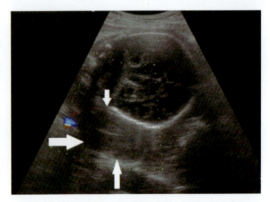

图 16-97　双子宫合并晚期妊娠，胎头后方探及一子宫回声，母体右肾未探及，为左侧孤立肾

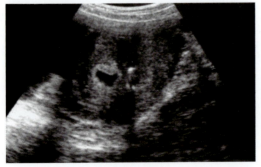

图 16-98　纵隔子宫右侧宫内妊娠，左侧宫内探及节育器回声

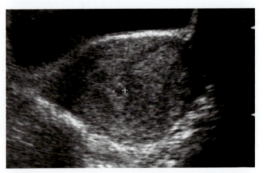

图 16-99　纵隔子宫伴右侧宫内妊娠，子宫内膜分为左右两条，纵隔伸入其间，右侧宫内见一妊娠囊回声

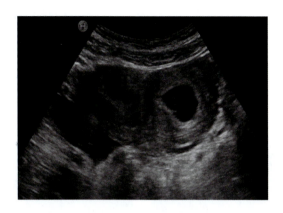

图 16-100 纵隔子宫伴左侧宫内妊娠，子宫内膜分为左右两条呈"Y"形改变，纵隔自宫底伸入其中，
左侧宫内见一妊娠囊回声

（二）残角子宫妊娠

1. 临床与病理 残角子宫是由于一侧副中肾管发育，另一侧副中肾管中下段发育缺陷所致，可伴该侧泌尿系发育畸形。残角子宫根据有无内膜腔及内膜腔是否与对侧正常子宫腔相通分为不同类型，临床表现复杂。无内膜型和有内膜相通型平时无明显临床症状，有内膜不相通型则在月经初潮后出现周期性一侧下腹痛，易发展成腺肌病、子宫内膜异位囊肿，常伴不孕。残角子宫妇女受孕时受精卵在单角侧子宫着床，此时残角侧子宫或略有增大；若受精卵着床于残角侧子宫，则残角侧子宫或略有增大，至中期妊娠可突然发生破裂而出现典型的宫外孕破裂症状，严重时危及生命。

2. 超声表现

（1）残角子宫：盆腔内探及，一侧为单角子宫表现，宫腔与宫颈管再与阴道相通；宫角缺失的另一侧多呈圆形实质性包块回声与对侧宫体相连，有时中央可见近圆形内膜稍高回声区，包块与宫颈管及阴道不相通。

1）无内膜型残角子宫：声像表现不典型，仅表现为单角状子宫的一侧有肌性结构向外突出，需与浆膜下子宫肌瘤相鉴别，后者伴回声衰减。

2）有内膜型残角子宫：单角状子宫的一侧可见肌性突起，其回声与子宫肌层回声相同，中央显示内膜回声。若在残角的内膜与发育侧子宫内膜之间扫查有相连则为相通型；若无相连，则为有内膜不相通型。

（2）残角子宫单角侧妊娠

1）早期妊娠时于单角侧宫内探及一妊娠囊回声，另一残角侧子宫或略有增大，有时可见增厚的类内膜样高回声区。

2）中、晚期妊娠于单角侧宫内见胎儿回声，另一侧为残角侧子宫被推移常显像不清。

（3）残角子宫残角侧妊娠

1）早期妊娠时于残角侧宫内探及一妊娠囊回声，周围可见肌层回声；妊娠包块与宫颈管及阴道不相通；另一单角侧子宫或略有增大，内膜增厚。诊断残角子宫残角侧妊娠应具备两点，一是妊娠囊周围有正常肌层结构，二是周围内膜层与正常宫颈管不相连。

2）中、晚期妊娠于残角侧宫内见胎儿回声，另一侧为单角侧子宫被推移常显像不清。

3. 鉴别诊断　本病应与正常子宫妊娠伴子宫肌瘤、双子宫与纵隔子宫妊娠、异位妊娠相鉴别。

4. 典型图像　如图 16-101、图 16-102 所示。

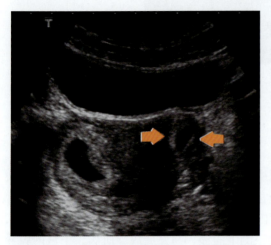

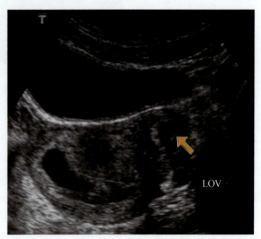

图 16-101　残角子宫单角侧妊娠，右单角侧宫内探及一妊娠囊回声，宫角缺失的左侧呈圆形实质性包块回声与对侧宫体相连（箭头所示），中央见内膜样高回声，内膜分离，内见片状液性区，包块与宫颈管及阴道不相通

图 16-102　残角子宫单角侧妊娠，与图 16-101为同一患者，宫角缺失的左侧残角侧子宫（箭头所示）后方见卵巢回声

（三）子宫肌瘤合并妊娠

1. 临床与病理　未孕状态下的子宫肌瘤生长较为缓慢，不易发生变性，妊娠期体内激素水平增加，部分肌瘤快速增大，瘤体因供血不足而出血坏死致红色变性。临床表现为腹痛或局部压痛。

2. 超声表现

（1）妊娠子宫肌层中探及边界清晰的圆形或椭圆形低回声结节或团块，后方回声可见不同程度的衰减。

（2）当合并红色变性时，肌瘤后方回声衰减不明显，CDFI 示瘤内血流信号减少。但大多数情况下超声难以辨别有无红色变性。

（3）肌瘤位于子宫前壁或体积较大位于其他部位，相对易于诊断，但肌瘤较小且位于子宫后壁或侧壁时，常常漏诊。

3. 鉴别诊断　本病应与宫缩致局部肌层膨隆形成的假"肌瘤"鉴别，需动态观察，宫缩所致的假"肌瘤"多于数分钟后消失。

4. 典型图像　如图 16-103、图 16-104 所示。

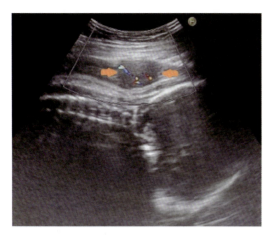

图 16-103　子宫肌瘤合并晚期妊娠，子宫前壁探及一低回声结节，边界清晰，内见较丰富血流信号

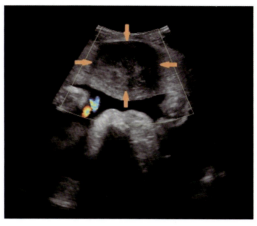

图 16-104　子宫肌瘤红色变性合并中期妊娠，子宫前壁探及一低回声团块，边界清晰，后方无衰减，内未见血流信号

（黄　旋　高上达）

六、胎盘异常

（一）前置胎盘

1. 临床与病理　前置胎盘是指妊娠 28 周后胎盘部分或全部位于子宫下段，甚至胎盘下缘达到或覆盖宫颈内口，其位置低于胎先露部。因随着妊娠的进展，胎盘会逐渐上移，称为胎盘迁移，因此一般于孕龄 28 周以后才能进行前置胎盘的诊断。前置胎盘可分为中央性或完全性前置胎盘、部分性前置胎盘、边缘性前置胎盘、低置胎盘。妊娠晚期无痛性阴道出血是前置胎盘的典型症状。

2. 超声表现

（1）中央性前置胎盘：宫颈内口完全被胎盘组织覆盖。

（2）部分性前置胎盘：胎盘下缘覆盖部分宫颈内口。部分性前置胎盘只在宫颈口扩张后诊断。

（3）边缘性前置胎盘：胎盘下缘达宫颈内口边缘。

（4）低置胎盘：胎盘下缘距宫颈内口小于 2cm。

（5）后壁胎盘时于膀胱、胎先露与胎盘之间出现一三角形的羊水液性区。

（6）后壁胎盘时胎先露与母体骶骨间距离大于 1.6cm。

3. 鉴别诊断

（1）胎盘早剥：可表现为阴道出血，与前置胎盘表现相似。胎盘早剥超声检查时胎盘位置正常，可见胎盘后方血肿或胎膜下出血所致的回声不均区。

（2）子宫下段局限性收缩：子宫下段收缩时，肌壁增厚隆起，类似胎盘回声，待子宫收缩缓解后复查可以鉴别。

4. 典型图像 如图 16-105 ～图 16-113 所示。

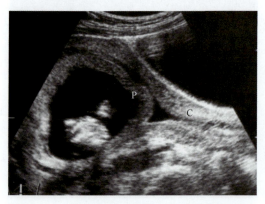

图 16-105 前置胎盘，胎盘（P）完全覆盖宫颈内口（C）

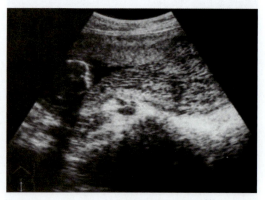

图 16-106 中央性前置胎盘伴部分葡萄样变，胎盘完全覆盖宫颈内口，覆盖部分胎盘呈葡萄样改变

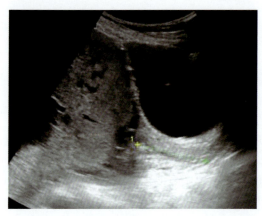

图 16-107 中央性前置胎盘，胎盘下缘完全覆盖宫颈内口

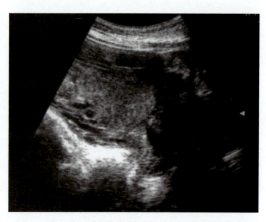

图 16-108 中央性前置胎盘，胎盘完全覆盖宫颈内口（箭头所示）

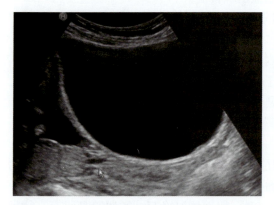

图 16-109 边缘性前置胎盘，胎盘下缘达宫颈内口边缘

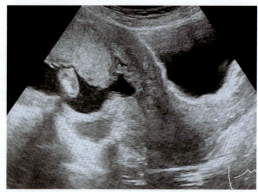

图 16-110 低置胎盘，胎盘下缘距宫颈内口小于2cm

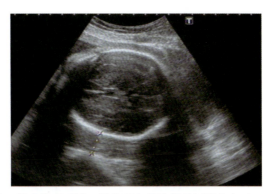

图 16-111　前置胎盘，胎盘位于后壁，胎先露与母体骶骨间距离大于 1.6cm（本例为 1.8cm）

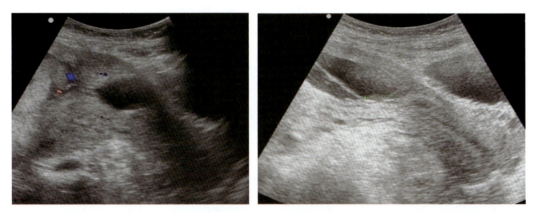

图 16-112　局部宫缩形成边缘性前置胎盘的假象，左图局部宫缩，形成类似胎盘前置的现象；右图为稍后复查，局部宫缩缓解，胎盘下缘距离宫颈内口仍有一定距离

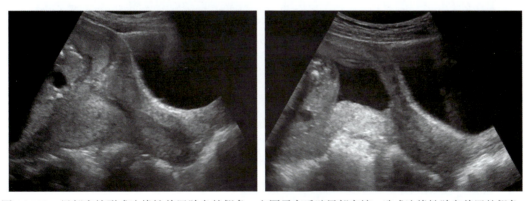

图 16-113　局部宫缩形成边缘性前置胎盘的假象，左图子宫后壁局部宫缩，造成边缘性胎盘前置的假象；右图为稍后复查，局部宫缩缓解，胎盘下缘距离宫颈内口仍有一定距离

（二）血管前置

1. 临床与病理　血管前置是指胎膜血管位于胎儿先露前方跨越宫颈内口或接近宫颈内口，是绒毛的异常发育所致。前置的胎膜血管对创伤十分敏感，若发生破裂，会导致

严重的胎儿出血和缺血性贫血。其主要临床表现是妊娠晚期出现鲜红的阴道出血，且流出的血液由纯粹的胎儿血组成，常见于破膜以后即刻发生的出血。

2. 超声表现

（1）二维超声显示位于宫颈内口或内口边缘的血管横切面呈多个圆形无回声，纵切面呈条形或曲线形、无回声。

（2）彩色血流成像可以直接显示宫颈内口处的胎膜脐带血管，频谱多普勒可以获得典型的胎儿脐动脉频谱。

（3）帆状胎盘、双叶状胎盘或副胎盘是最易发生血管前置的原因，因此超声检查时怀疑这类异常胎盘，应警惕是否有血管前置。

3. 鉴别诊断

（1）胎盘早剥：胎盘剥离出血的液性区向宫颈口延伸时要与血管前置相鉴别，胎盘早剥出血的液性区无血流信号，血管前置时无回声的血管腔形态规则，可见血管壁，呈条状，可探及血流信号。

（2）脐带先露、脐带脱垂：宫颈内口及宫颈管内均可见到脐带血管，而前置的胎膜血管不会位于宫颈管内。

（3）子宫下段及宫颈血管扩张：子宫下段及宫颈的血管为母体的血流频谱，而前置的胎膜血管为典型的胎儿脐动脉血流。

4. 典型图像　如图 16-114、图 16-115 所示。

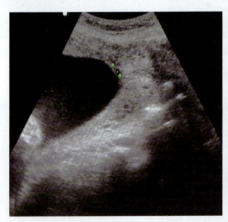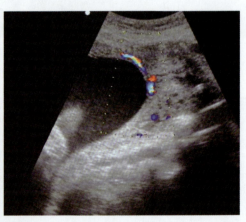

图 16-114　低置胎盘并血管前置，左图示胎盘下缘距离宫颈内口约 1.1cm；右图 CDFI 显示胎膜血管横跨宫颈内口

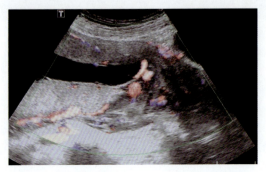

图 16-115　低置胎盘并血管前置，胎膜血管横跨宫颈内口

（三）胎盘植入

1. 临床与病理 胎盘植入是指胎盘附着异常，表现为胎盘绒毛异常植入子宫肌层。植入的基本原因是蜕膜基底层的缺乏，蜕膜部分或完全由疏松结缔组织替代。子宫瘢痕、黏膜下肌瘤、子宫下段、残角子宫等部位易发生胎盘植入。根据植入的深度，胎盘植入分为三类。①胎盘粘连：植入较浅，胎盘仅与宫壁肌层接触。②胎盘植入：植入较深，胎盘绒毛深达深部肌层。③胎盘穿透：胎盘绒毛穿透肌层，常侵入膀胱或直肠。根据植入的面积，胎盘植入又可以分为完全性和部分性两类。

2. 超声表现

（1）胎盘增厚、面积增大，胎盘内血池异常丰富，表现为大小不等、形状不规则的无回声区，内见流动的云雾样回声。

（2）胎盘后方子宫肌层低回声带（正常厚1～2cm）消失或明显变薄≤2mm，宫壁与胎盘之间的强回声蜕膜界面消失。

（3）严重者胎盘附着处出现子宫局部向外生长包块。少数胎盘绒毛组织侵及膀胱的病例中，可显示与子宫相邻的膀胱浆膜层强回声带消失，表现为一个局部外突的、结节状、增厚的膀胱壁包块。

（4）彩色多普勒超声显示胎盘周围血管分布明显增多且粗而不规则。

3. 鉴别诊断 本病应与胎盘内血池相鉴别，应综合分析胎盘的厚度、形态，以及胎盘与子宫肌层的关系。

4. 典型图像 如图16-116～图16-118所示。

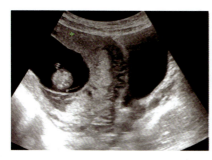
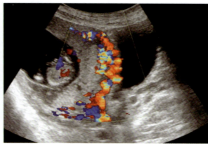

图 16-116 胎盘植入，左图二维图像示胎盘后方子宫肌层低回声带，宫壁与胎盘之间的强回声蜕膜界面消失；右图彩色多普勒超声显示胎盘周围血管分布明显增多且粗而不规则

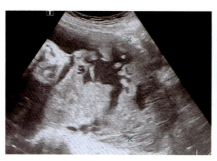
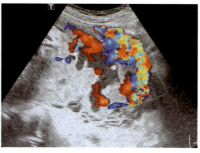

图 16-117 胎盘植入，左图二维图像示胎盘增厚、面积增大，胎盘内众多大小不等、形状不规则的血池，内见流动的云雾样回声，宫壁与胎盘之间的强回声蜕膜界面消失；右图彩色多普勒超声显示胎盘内及周围血管分布明显增多且粗而不规则

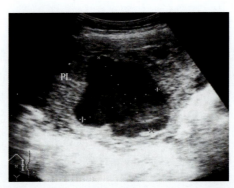

图 16-118　胎盘血池，胎盘内见一液性区，胎盘厚度正常，液性区之外的胎盘回声正常，宫壁与胎盘之间的强回声蜕膜界面清晰

（四）胎盘早剥

1. 临床与病理　正常位置的胎盘于妊娠 20 周后或分娩期，在胎儿娩出之前部分或全部从子宫壁剥离称为胎盘早剥。其主要病理变化是底蜕膜出血，形成蜕膜血肿，使胎盘自附着处剥离。

根据出血去向，胎盘早剥可分为显性、隐性及混合性 3 种类型。显性剥离为胎盘边缘剥离，血液由宫颈流出；隐性剥离为胎盘后剥离，血液积聚在胎盘后方形成血肿；当胎盘后剥离出血到一定程度时，血液冲开胎盘边缘与胎膜而外流，为混合性剥离。

根据出血程度分为轻型和重型两种类型，轻型以显性剥离为主，一般剥离面不超过胎盘面积的 1/3，多见于分娩期；重型以隐性和混合性为主，剥离面积超过胎盘面积的 1/3，临床症状严重，患者突发剧烈腹痛，阴道无出血或少量出血，腹部硬如板状，胎心、胎位不清，胎儿多数死亡，起病急、进展快。

2. 超声表现

（1）显性剥离：胎盘边缘与其旁胎膜及宫壁分离，之间见液性区或稍高回声团块，突向羊膜腔，有时见液性区向宫颈管延伸。若胎盘边缘无血液积聚，胎盘形态无变化，超声难以诊断。

（2）隐性剥离：胎盘边缘胎膜与宫壁未见分离，胎盘与子宫壁之间形成血肿，使得剥离区的胎盘增厚，向羊膜腔方向膨出，胎盘厚度大于 5cm。胎盘后血肿回声随着胎盘剥离出血时间的不同而表现为多种形式的声像图，文献报道，急性期 10 ～ 48h 包块内部为较均匀的强回声，剥离出血后 3 ～ 7d 包块为等回声，1 ～ 2 周后变为内部夹有强回声团的无回声，2 周后血块的一部分变为无回声。

（3）如血液破入羊膜腔，羊水内透声差，可见漂浮的高回声点或团块，为血性羊水的表现。

3. 鉴别诊断

（1）胎盘内血池：表现为胎盘实质内的不规则无回声区，胎盘早剥表现为胎盘后血肿或者胎膜下出血所致的回声不均区。

（2）胎盘后方子宫肌瘤：形态规则，边界较清，多为圆形或类圆形低回声，可有血流信号，而胎盘早剥形成的血肿回声杂乱，与胎盘实质分界常不清，无血流信号。

（3）胎盘囊肿：位于胎盘的胎儿面或母体面，边界清晰、锐利，圆形、壁薄无回声区。

（4）胎盘血管瘤：多位于胎盘实质内，可突向羊膜腔，边界清晰，可见较丰富血流信号。

（5）胎盘附着处子宫局部收缩：待子宫收缩缓解后复查可予鉴别。

4. 典型图像 如图 16-119 ～图 16-122 所示。

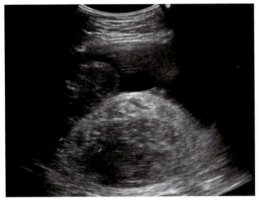

图 16-119 胎盘早剥，胎盘增厚，胎盘后部低回声为血肿

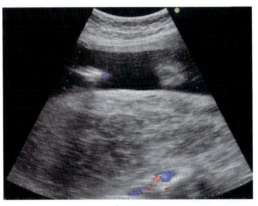

图 16-120 胎盘早剥，胎盘增厚，胎盘内无彩色血流信号

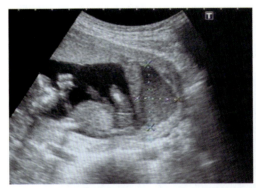

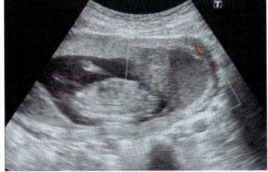

图 16-121 胎盘边缘剥离，胎盘边缘与其旁胎膜与宫壁分离，之间见液性区，CDFI 示液性区无血流信号

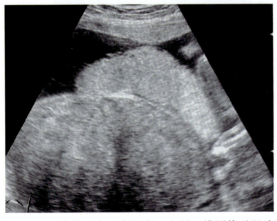

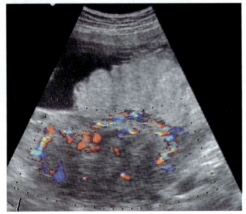

图 16-122 胎盘后方子宫肌瘤，左图二维图像示肌瘤低回声、边缘规则，与胎盘之间分界清晰；右图 CDFI 示肌瘤内血流信号较丰富

（五）胎盘血管瘤

1. 临床与病理　胎盘血管瘤，又称为胎盘绒毛膜血管瘤，是指胎盘内绒毛血管不正常增殖而形成的一种良性毛细血管瘤，主要由血管和结缔组织构成，可发生在胎盘的各个部位。临床症状与肿瘤大小及生长部位有关，肿瘤较小者多无明显临床症状，肿瘤较大（＞5cm）时可产生一些并发症，如羊水过多、妊娠高血压综合征、胎儿生长受限、早产、胎儿非免疫性水肿、胎儿宫内窘迫、孕妇子痫等。

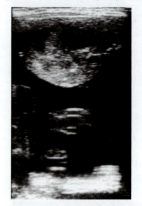

2. 超声表现

（1）二维超声表现为边界清楚的圆形或类圆形结节，有包膜或无包膜，通常临近脐带入口，靠近绒毛膜表面，内部回声可表现为实性低回声、蜂窝状无回声或混合回声。

（2）CDFI 显示肿瘤内部血流信号较丰富。

3. 鉴别诊断

（1）胎盘内血池：胎盘实质内的无回声区，内见缓慢流动的云雾样回声，无血流信号。

（2）胎盘早剥：胎盘早剥的血肿内无血流信号，可合并胎心异常等。

图 16-123　胎盘血管瘤，胎盘内见一团块，内呈筛窦样改变

4. 典型图像　如图 16-123、图 16-124 所示。

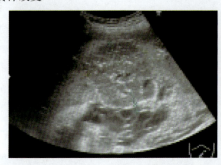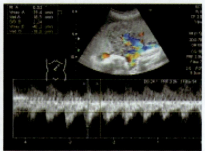

图 16-124　胎盘血管瘤，胎盘内见一低回声团块，血流信号丰富

（六）副胎盘

1. 临床与病理　副胎盘是在离主胎盘的周边一段距离的胎膜内，有一个或数个胎盘小叶发育，副胎盘与主胎盘之间有胎儿来源的血管相连。副胎盘遗留在宫腔内，会造成胎盘残留；如果主胎盘、副胎盘之间血管位于先露部之前形成血管前置，可引起胎儿出血，导致胎儿宫内窘迫甚至死亡。

2. 超声表现

（1）二维超声显示在主胎盘之外有一个或几个与胎盘回声相同的副胎盘，与主胎盘之间有一定距离，间隔一般超过 2cm。

（2）彩色血流成像显示副胎盘与主胎盘之间有血管相连，频谱多普勒超声提示为胎儿血管。

3. 鉴别诊断

（1）子宫肌瘤：多为低回声，且与胎盘之间无血管连接。

（2）子宫局部收缩：回声与胎盘相似，但是与胎盘之间无血管连接，子宫收缩缓解后复查消失。

（3）多个胎盘：多个胎盘之间无血管连接，每个叶的血管仅在进入脐带后才汇合。

（4）多叶胎盘：一个胎盘分成两叶或多叶，但是叶与叶之间胎盘组织互相连在一起。

4. 典型图像　如图 16-125 ～图 16-127 所示。

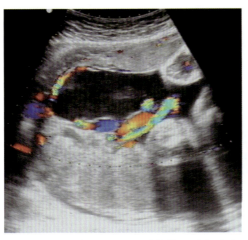
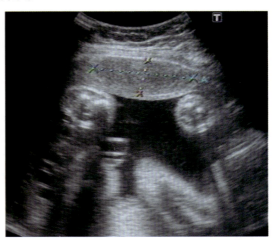

图 16-125　副胎盘，图示主胎盘位于子宫后壁，前壁有一与胎盘回声相同的副胎盘，间隔超过 2cm，两者之间通过胎膜血管相连

图 16-126　妊娠合并子宫肌瘤，图示肌瘤为低回声，位于子宫肌层内，与胎盘之间无血管连接

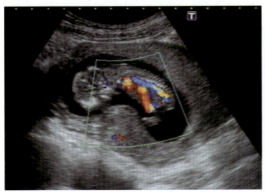
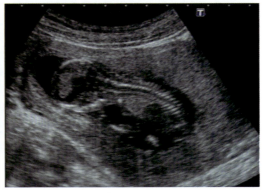

图 16-127　局部宫缩，回声与胎盘相似，但是与胎盘之间无血管连接，子宫收缩缓解后复查消失

（七）轮状胎盘

1. 临床与病理　轮状胎盘是胎盘的形状发生异常，指胎盘的胎儿面中心内凹，周围环绕增厚的环，环是由于双折的羊膜和绒毛膜构成，其间有退化的蜕膜及纤维。卷起增厚的羊膜绒毛组织常合并胎盘出血和梗死。轮状胎盘可分为完全型与部分型两类，部分型轮状胎盘不引起任何胎儿异常，而完全型轮状胎盘与胎盘早剥、早产、宫内发育迟缓、

胎儿畸形、围生儿病死率增高有关，但完全型轮状胎盘少见。

2. 超声表现

（1）轮状胎盘的特征性声像图改变为胎盘边缘呈环状或片状突向羊膜腔，内部回声与胎盘实质回声相似，有出血或梗死者，内部可出现无回声或低回声区。

（2）探头对胎盘做放射状扫查，即对胎盘边缘做360°搜查观察，有利于评估轮状胎盘的程度。

3. 鉴别诊断　本病应与羊膜带综合征、宫腔粘连相鉴别。

4. 典型图像　如图 16-128 ～图 16-131 所示。

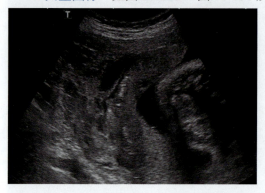

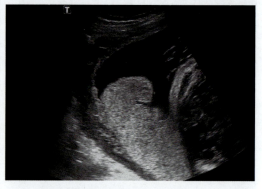

图 16-128　轮状胎盘，胎盘边缘卷曲突向羊　　　图 16-129　轮状胎盘，胎盘边缘卷曲突向羊
　　　　　　膜腔　　　　　　　　　　　　　　　　　　　　　　膜腔

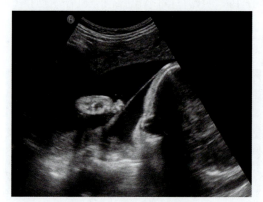

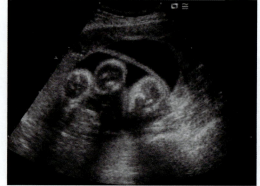

图 16-130　羊膜腔内分隔带　　　　　　　　　　图 16-131　羊膜腔内分隔带

七、脐 带 异 常

（一）单脐动脉

1. 临床与病理　单脐动脉的病理机制可能是血栓形成导致最初的一根正常脐动脉萎缩所致，并非原始发育不全。单脐动脉胎儿合并其他畸形的发生率增加 30% ～ 60%。但是到目前为止尚未发现单脐动脉与某种特定畸形存在明确的相关性。

2. 超声表现

（1）横切面，由两根脐动脉和一根脐静脉组成的正常"品"字结构消失，而由仅含一根脐动脉和一根脐静脉组成的"吕"字结构所取代。彩色多普勒血流成像显示一红一蓝两个圆形结构。

（2）纵切面，只能显示一根脐动脉，其内径较正常的脐动脉粗。

（3）单脐动脉的脐带螺旋通常较正常脐带少，显得平直。彩色多普勒血流成像显示一红一蓝两根并行走向，螺旋稀疏或正常。

（4）因为脐动脉在进入胎盘前可能融合成一条脐动脉而形成脐带胎盘侧的正常变异，故单脐动脉应当在近胎儿侧确定诊断，如用彩色多普勒血流成像在膀胱两侧壁只能显示一条血管则可确诊单脐动脉。

3. 典型图像　如图 16-132、图 16-133 所示。

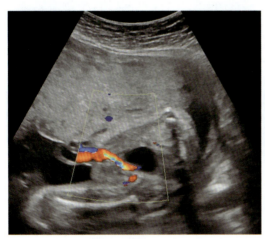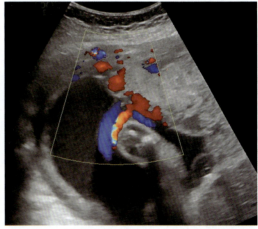

图 16-132　左图显示胎儿膀胱两侧仅见一条脐动脉；右图显示胎盘脐带插入口处仅见一条脐动脉及一条脐静脉

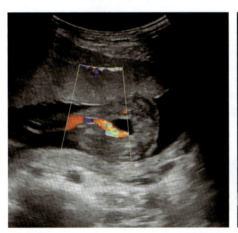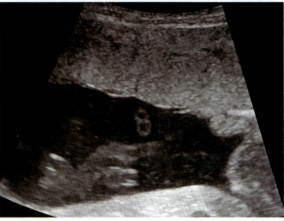

图 16-133　与图 16-132 为同一患者，左图显示胎儿膀胱两侧仅见一条脐动脉；右图显示脐带横切面呈"吕"字结构

（二）脐带缠绕

1. 临床与病理　脐带过长是发生脐带绕颈的因素。脐带绕颈是最多见的脐带缠绕，发生率约为 25%，躯干及肢体缠绕次之。缠绕 1～2 圈者居多，3 圈及以上者少见。脐带绕颈 2 圈以上且绕得很紧可导致胎儿宫内窘迫甚至死亡，分娩时可引起胎盘早期剥离。

2. 超声表现

（1）二维超声在胎儿颈部纵切面或其他部位显示皮肤有"U"状或"W"状，或锯齿状压迹，并在其前方探及脐带横断面三环状回声。

（2）彩色多普勒血流成像横切胎儿脐带缠绕部位可显示完整的圆圈样红蓝色麻花状血流信号环绕。

3. 鉴别诊断
脐带绕颈需与前壁胎盘时脐带横搭在胎儿颈项部相鉴别。

4. 典型图像
如图 16-134 ～图 16-137 所示。

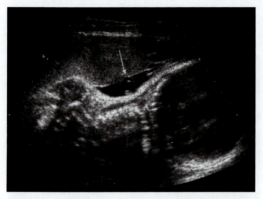

图 16-134　脐带绕颈（31 周），于胎儿纵切面见颈部前方一脐带断面，内可见 2 条脐动脉与 1 条脐静脉断面

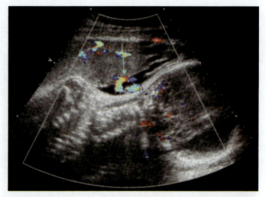

图 16-135　脐带绕颈，与图 16-134 为同一胎儿，彩色多普勒超声于胎儿纵切面见圆形血流环

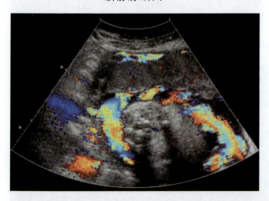

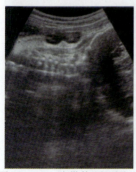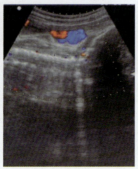

图 16-136　脐带绕颈，与图 16-134 为同一胎儿，于胎儿横切面见麻花状彩色多普勒血流环绕胎儿颈部

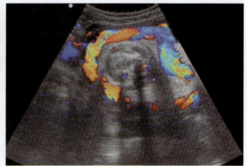

图 16-137　脐带绕颈两圈，与图 16-134 为同一胎儿，左侧胎儿纵切面二维图像见胎儿颈部一"W"状压迹，CDFI 示脐带血流信号；右图胎儿颈部横切面见麻花状彩色多普勒血流环绕

（三）脐带打结

1. 临床与病理 脐带打结可分为真结和假结。脐带打结可能由于脐带过长，脐带扭转形成一个脐带袢，当胎儿穿越时便形成了真结。假结仅代表血管的局部过长、血管蜷曲而并非成结。脐带血管走行难以清楚显示。

2. 超声表现

（1）脐带真结产前二维超声诊断相当困难，采用彩色多普勒血流成像连续动态追踪扫查，有可能显示脐带扭转形成的一个脐带袢和脐带打结。

（2）脐带假结主要显示在脐带局部某一切面血管突出成团，但不持续存在于所有扫查切面。血管走行易于追踪显示。

3. 典型图像 如图 16-138～图 16-139 所示。

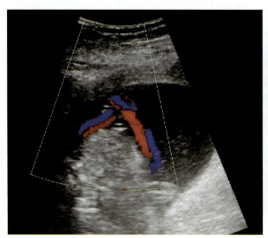
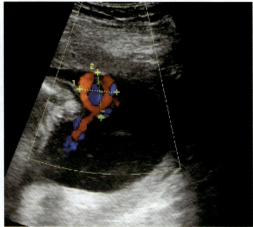

图 16-138　羊膜腔内见脐带血管扭曲成团，出生后随访脐带未见明显异常

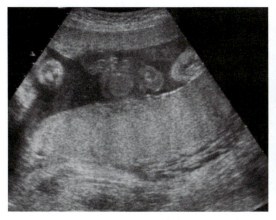
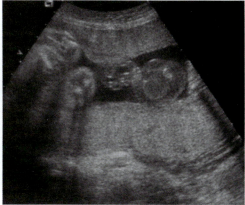

图 16-139　羊膜腔内见脐带扭曲成团，回声增强，胎儿已经死亡

（四）脐带入口异常

1. 临床与病理　球拍状胎盘是指脐带入口位于胎盘的边缘，无临床意义。帆状胎盘是指脐带入口在胎盘边缘以外的游离胎膜内，脐血管多个分支呈扇形在胎膜内走行一定距离后进入胎盘。由于胎膜内脐血管无华通胶保护，易并发脐带血管破裂和栓塞。存在帆状脐带入口的胎儿还可能并发宫内发育迟缓，此外，帆状脐带入口常发生血管前置。

2. 超声表现

（1）球拍状胎盘（边缘性脐带入口）：脐带入口位于距离胎盘边缘 2cm 以内的部位。

（2）帆状胎盘（帆状脐带入口）：脐带入口周围无胎盘组织覆盖。

3. 典型图像　如图 16-140 ～图 16-142 所示。

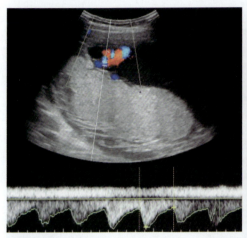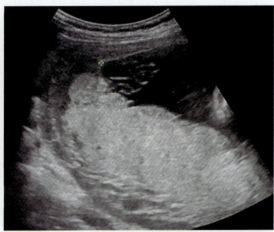

图 16-140　球拍状胎盘，脐带入口位于胎盘边缘

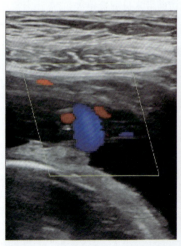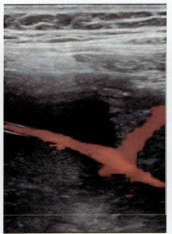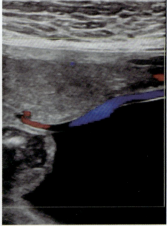

图 16-141　帆状胎盘，左图示胎盘入口周围无胎盘组织覆盖；中间图示沿胎膜走行的脐带血管；右图为血管分支进入胎盘实质

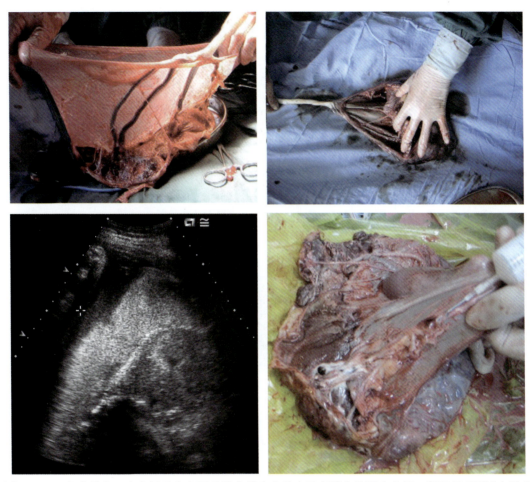

图 16-142 帆状胎盘，左上图及右上图示脐血管多个分支呈扇形在胎膜内走行一段距离后再进入胎盘实质；左下图示术前超声发现的血肿；右下图示术后胎盘上进行的"牛奶实验"证实其中一根脐带血管破裂

（五）脐带囊肿

1. 临床与病理 脐带囊肿分为真性囊肿和假性囊肿两类。真性脐带囊肿囊壁有一层上皮细胞，包括脐肠系膜管或尿囊管，累及羊膜的囊肿有一层羊膜上皮。假性囊肿无上皮细胞覆盖，是由于包绕脐带的华通胶局部水肿或局部蜕变形成的囊腔内黏液，较真性囊肿更常见，文献报道认为其与脐膨出和 18 三体综合征有关。

2. 超声表现

（1）脐带内部可见圆形无回声结节，包膜完整，囊内透声好。

（2）彩色多普勒血流成像显示囊肿内部无血流信号。

（3）局部脐带血管可能有受压改变。

3. 典型图像 如图 16-143、图 16-144 所示。

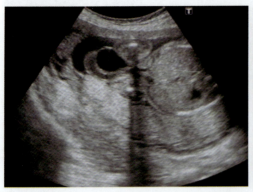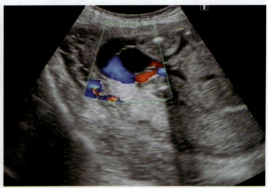

图 16-143　脐带囊肿，囊肿位于脐带腹壁入口处

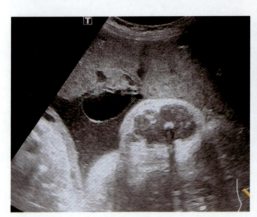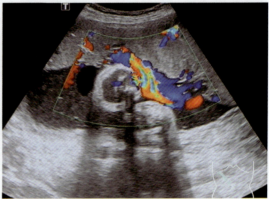

图 16-144　脐带囊肿，囊肿位于脐带胎盘插入口处

八、羊水异常

（一）羊水过多

1. 临床与病理　妊娠晚期羊水量超过 2000ml 为羊水过多。羊水过多常见于胎儿畸形、双胎、母体糖尿病、母儿血型不合等。羊水过多时孕妇感觉腹部胀痛、消化不良、呼吸急促、心悸、下肢水肿等。

2. 超声表现

（1）子宫大于妊娠月份。

（2）羊水液性区增多，胎儿肢体漂浮于羊水中，与前腹壁距离增大。

（3）最大羊水池深度 ≥ 8cm。

（4）羊水指数（AFI）：37 周前 AFI ≥ 24cm，或 37 周后 AFI ≥ 20cm。

3. 典型图像　如图 16-145、图 16-146 所示。

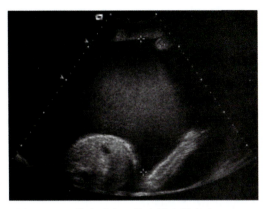 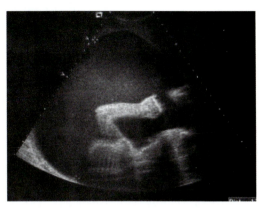

图 16-145 羊水过多，羊水最大深度达 16.6cm　　　图 16-146 羊水过多，羊水最大深度达 17.7cm

（二）羊水过少

1. 临床与病理　妊娠晚期羊水量少于 300ml 为羊水过少。羊水过少常见于过期妊娠、胎膜早破、胎儿宫内生长迟缓及胎儿肾缺如或肾发育不全等泌尿系畸形。羊水过少是胎盘功能下降的信号，羊水过少时胎膜可与胎体粘连，或子宫四周的压力直接作用于胎儿，引起胎儿畸形。

2. 超声表现

（1）子宫小于妊娠月份。

（2）羊水液性区过少，胎儿肢体拥挤于羊膜腔内。

（3）羊水液性区透声差，可见细点状回声。

（4）最大羊水池深度≤ 2cm。

（5）羊水指数（AFI）：37 周前 AFI ≤ 8cm，或 37 周后 AFI ≤ 5cm。

3. 典型图像　如图 16-147 所示。

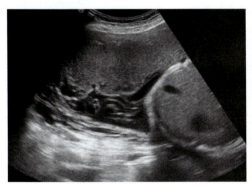 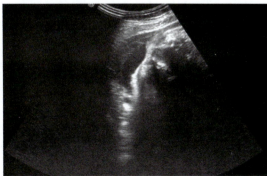

图 16-147 羊水过少，羊膜腔内仅见极少量羊水液性区

（郑梅娟　高上达）

第四节　胎儿畸形

一、胎儿神经系统畸形

（一）无脑儿

1. 临床与病理　无脑儿为大脑实质、颅骨、头皮的先天性缺如，系前神经孔闭合失败导致，是产前可检查出最常见同时也是最严重的神经根管缺陷，但小脑、脑干常无明显异常，面骨和颅骨基底部基本正常。

2. 超声表现

（1）缺乏完整颅骨和大脑回声，呈一轮廓不规则的团状高回声。

（2）胎儿头颅小于正常胎儿，形态呈"鱼雷状"，可现蛙状面容。

（3）可见羊水过多、混浊。

（4）动态可观察胎手碰触搔抓暴露在羊水的脑实质。

（5）常合并脊柱裂等畸形。

3. 典型图像　如图 16-148、图 16-149 所示。

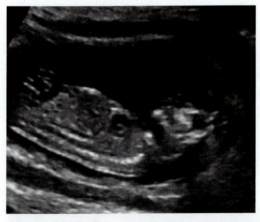 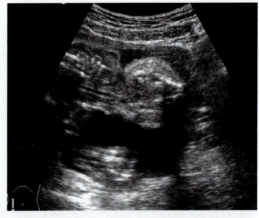

图 16-148　无脑儿，胎儿颅骨强回声环消失，脑组织显示不清　　　图 16-149　无脑儿，胎儿颅骨强回声环消失，脑组织显示不清

（二）脑膨出

1. 临床与病理　脑膨出系颅内结构自颅骨缺损处疝出，其内容物为脑组织及脑脊液时称为脑膜脑膨出；其内容物仅含脑脊液时为脑膜膨出。脑膨出大约 75% 发生于枕部，75% 合并中枢神经系统畸形。

2. 超声表现

（1）胎头旁包块回声（大小不一，可呈囊性、实性、囊实性），随胎头运动而运动。

（2）相应的部位颅骨强回声环连续性中断，包块自缺损处膨出，壁薄。

（3）颅内结构欠完整，常合并脑积水、脊椎裂等征象。

（4）注意检查胎儿肾，常合并肾囊性病变。

3. 典型图像 如图 16-150 ～图 16-152 所示。

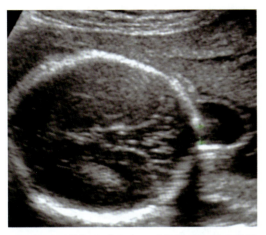

图 16-150 枕部脑膜膨出，胎儿枕部颅骨连续性中断，见一囊性包块自断口向外膨出

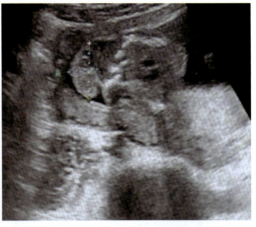

图 16-151 脑膜脑膨出，胎儿局部颅骨连续性中断，见一实性包块自断口向外膨出

（三）脊柱裂

1. 临床与病理 脊柱裂系后神经孔闭合失败导致，为胎儿神经系统最常见的畸形之一。其特征主要为背侧的两个椎弓未能闭合而导致脊椎中线缺损，椎管敞开，脊膜和（或）脊髓通过未完全闭合的脊椎疝出或向外暴露。本病好发于腰骶段，包括开放性脊柱裂及闭合性脊柱裂，裂口处表面有无完整的皮肤覆盖是鉴别的关键。

2. 超声表现

（1）矢状面见脊柱强回声线，其上皮肤及深部软组织回声连续性中断。

图 16-152 无脑儿脑膜膨出，胎儿颅骨强回声环消失，脑膜膨出呈半球状无回声区

（2）横断面见脊柱三角骨化中心形态异常，其后方椎弓由"八"字形，变为"V"或"U"形。

（3）冠状面见后方椎弓骨化中心距离增大。

（4）合并脊髓脊膜膨出，病变后方可见一囊性包块，内可含神经组织。

（5）脊柱裂常合并脑部异常：香蕉小脑征、小脑延髓池变窄、柠檬头、脑室扩大、胎头变小。

3. 典型图像 如图 16-153 ～图 16-156 所示。

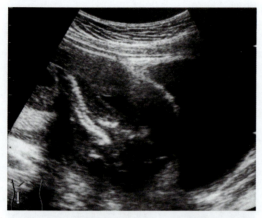

图 16-153　中期妊娠（20 周）胎儿脊柱裂，骶尾骨脊柱念珠状平行线消失，仅见排列成行的单排强回声点

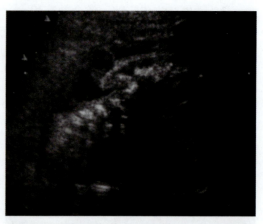

图 16-154　胎儿脊柱裂伴脊膜膨出，胎儿脊柱骶尾骨连续性中断，并见一囊状回声自脊柱内膨出

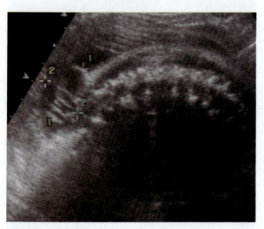

图 16-155　胎儿脊柱裂伴脊膜膨出，胎儿脊柱骶尾骨连续性中断，并见一囊状回声自脊柱内膨出

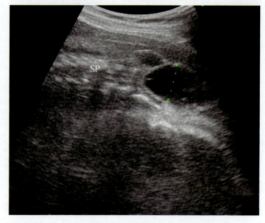

图 16-156　晚期妊娠胎儿脊柱裂伴脊膜膨出，胎儿脊柱骶尾骨连续性中断，并见一囊性包块（游标所示）自脊柱内膨出

（四）脑积水

1. 临床与病理　脑积水指脑室系统内脑脊液积聚过多而引起脑室内压力增高，主要表现脑室的显著扩大。一般脑积水指的是脑内积水，是由于脑脊液循环发生障碍和分泌吸收障碍，或脑脊液的分泌量过多积聚在脑室或颅内蛛网膜下腔。

2. 超声表现

（1）胎儿头颅内部分或大部分显示液性区，或脑室扩张、脉络丛呈"悬挂征"，侧脑室比值增大，脑实质可受压。

（2）胎儿双顶径大于妊娠月份。

（3）头围明显大于腹围。

（4）常合并其他畸形，如脊柱裂、脊髓脊膜膨出等。

（5）羊水增多。

3. 典型图像　如图 16-157～图 16-160 所示。

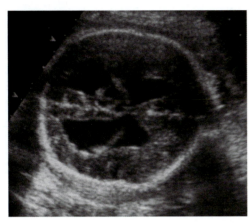

图 16-157　胎儿脑积水，侧脑室扩张

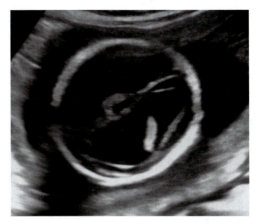

图 16-158　胎儿脑积水，颅内充满液性区，脑中线可见，仅残余少量脑组织

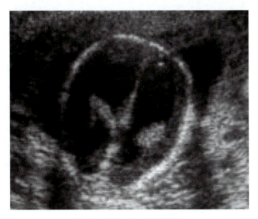

图 16-159　胎儿脑积水

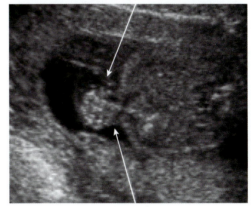

图 16-160　与图 16-159 为同一患者，合并脐疝

（五）前脑无裂畸形（全前脑）

1. 临床与病理　前脑无裂畸形指前脑完全或部分未分裂引起的一系列异常，包括脑部结构异常和由此而导致的面部异常，分为无叶全前脑、半叶全前脑、叶状全前脑。

2. 超声表现

（1）无叶全前脑：小头，单一侧脑室，丘脑融合，无脑中线，无透明隔、第三脑室、胼胝体。

（2）半叶全前脑：颅前方见单一脑室，无脑中线，无透明隔、第三脑室、胼胝体，可见侧脑室后脚、部分脑中线、丘脑部分融合。

（3）叶状全前脑：透明隔腔消失、侧脑室前脚融合提示该异常可能。

前两类型常合并面部畸形（如独眼、喙鼻、中央唇裂、眼距过近、双耳形态、位置异常）。

3. 典型图像　如图 16-161～图 16-168 所示。

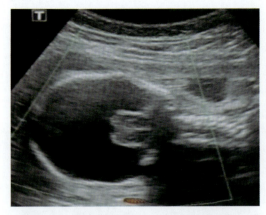

图 16-161　前脑无裂畸形，前脑与丘脑融合，见单一巨大侧脑室

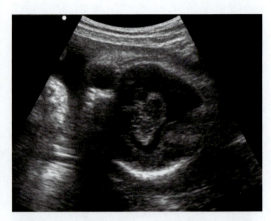

图 16-162　全前脑畸形，胎儿两侧侧脑室相通

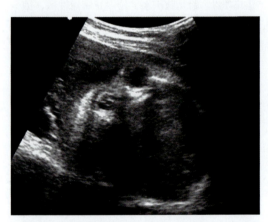

图 16-163　全前脑畸形，与图 16-162 为同一胎儿，胎儿两眼大小不等，眼距近

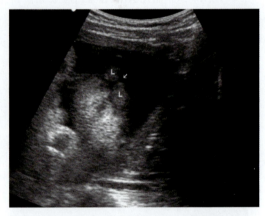

图 16-164　全前脑畸形，与图 16-162 为同一胎儿，胎儿唇裂

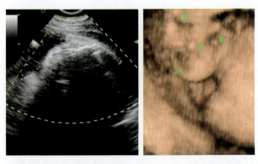

图 16-165　全前脑畸形，与图 16-162 为同一胎儿，胎儿颜面部三维图像见两眼不等大（E）、喙鼻（＋）、唇裂（箭头所示）

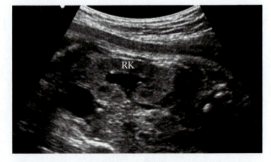

图 16-166　全前脑畸形，与图 16-162 为同一胎儿，胎儿肾增大伴积水

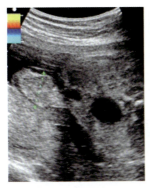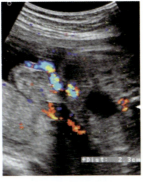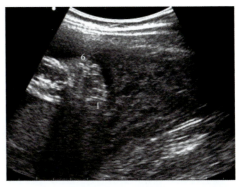

图 16-167 全前脑畸形，与图 16-162 为同一胎儿，胎儿脐疝并单脐动脉，彩色多普勒超声于脐带内仅见一条脐动脉

图 16-168 全前脑畸形，与图 16-162 为同一胎儿，胎儿六趾畸形，1 为拇趾，6 为多余趾

（六）Dandy-Walker 综合征

1. 临床与病理 本病是一种少见的先天性中枢神经系统畸形，主要累及颅窝内小脑及其毗邻结构，包括 Dandy-Walker 畸形、Dandy-Walker 变异、单纯小脑延髓池增宽。

2. 超声表现

（1）Dandy-Walker 畸形：典型表现为颅后窝池、第四脑室增大并相通；小脑蚓缺失，两小脑半球向前外侧分开，中断。

（2）Dandy-Walker 变异：小脑下蚓部缺如，颅后窝池正常或增大，与扩张第四脑室相通。

（3）单纯小脑延髓池增宽：小脑蚓部正常，第四脑室正常。

3. 典型图像 如图 16-169 所示。

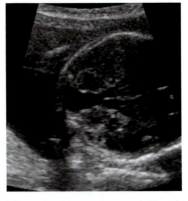

图 16-169 Dandy-Walker 畸形，小脑蚓缺失，颅后窝池、第四脑室增大并相通

二、唇裂与腭裂

（一）临床与病理

唇裂与腭裂是较常见的先天畸形，亦是胎儿颜面部发生率最高的先天畸形，系胎儿发育过程中上颌突、鼻突融合障碍和正中腭突、外侧腭突融合障碍所导致。发生在唇部为唇裂，发生在腭部为腭裂，两者常常并发。

（二）超声表现

二维超声是筛查唇裂、腭裂的主要成像方法，常规超声筛查中唇冠状切面、牙槽骨横切面、颜面部正中矢状切面是有效筛查切面。彩色多普勒超声、三维超声是诊断唇裂、腭裂有效的辅助检查方法。

唇裂：冠状切面，上唇连续性中断。

腭裂：横切面，上唇及上牙槽的裂口，延伸至上腭。单纯腭裂尤其是不完全性腭裂不易诊断。

（三）典型图像

典型图像如图 16-170～图 16-173 所示。

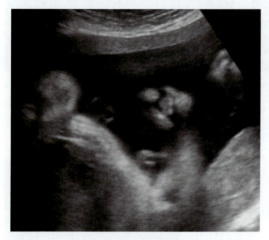

图 16-170　胎儿唇裂

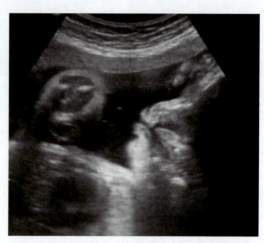

图 16-171　与图 16-170 同一胎儿，唇裂合并腭裂

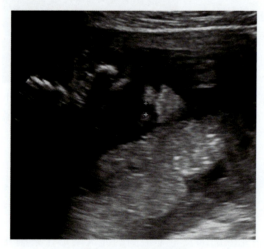

图 16-172　胎儿唇裂

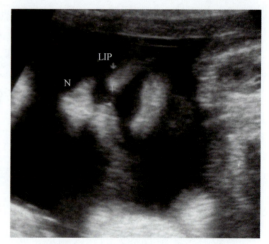

图 16-173　胎儿唇裂畸形（箭头所示）

三、胎儿心脏畸形

（一）室间隔缺损

1. 临床与病理　室间隔缺损是最常见的先天性心脏病之一，室间隔缺损多为单纯性，亦常合并法洛四联症、右心室双出口、永存动脉干等，可发生于室间隔任何部位，依其缺损部位常分为膜周部缺损、漏斗部缺损及肌部缺损。

2. 超声表现

（1）室间隔连续性中断。

（2）其缺损断端回声增强。

（3）缺损处彩色多普勒超声见收缩期血流由左向右分流，舒张期则由右向左分流，分流速度均较低，分流血流色彩暗淡。在心尖四腔心切面上，由于分流血流方向与声束垂直，分流血流显示差或不显示，在胸骨旁长轴四腔心切面上，分流血流显示最佳。

（4）需多切面检测，防止漏诊与排除伪像。

3. 典型图像　如图16-174～图16-177所示。

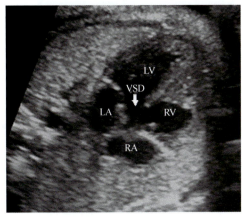

图16-174　室间隔缺损，二维超声显示室间隔回声连续性中断（箭头所示）

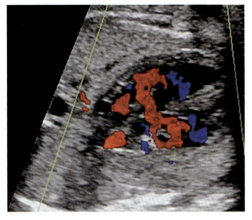

图16-175　室间隔缺损，彩色多普勒超声可见穿隔血流

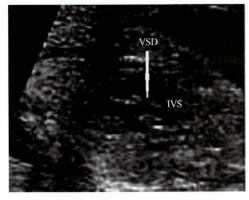

图16-176　室间隔缺损，二维超声显示室间隔回声连续性中断（箭头所示）

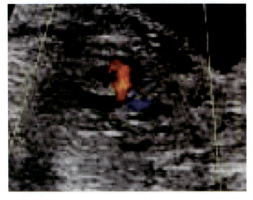

图16-177　室间隔缺损，彩色多普勒超声可见穿隔血流

（二）法洛四联症

1. 临床与病理　由Fallot于1888年对其进行详细描述，将肺动脉口狭窄、室间隔缺损、主动脉前壁右移并骑跨于室间隔之上及右心室肥厚四种典型的病理生理改变及其临床表现，称为法洛四联症。胎儿期与之略有差别，其右心室并无肥厚。

2. 超声表现

（1）四腔心切面可正常，合并肺动脉缺如或房室连接异常者可表现为心脏肥大。

（2）左室长轴切面示室间隔缺损、主动脉骑跨。

（3）三血管切面（肺动脉长轴切面）示肺动脉内径明显变细。

（4）彩色多普勒超声可示左右心室通过室间隔缺损进入主动脉的血流及通过细小肺动脉的血流，频谱多普勒超声可测及肺动脉增快的血流速度。

3. 典型图像　如图 16-178～图 16-181 所示。

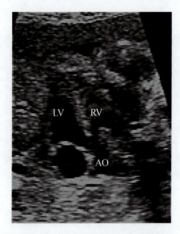

图 16-178　法洛四联症，主动脉骑跨

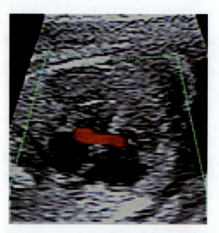

图 16-179　法洛四联症，室间隔缺损，
可见穿隔血流

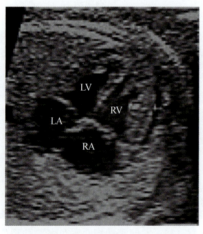

图 16-180　法洛四联症，右心室肥厚

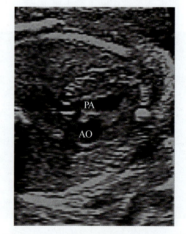

图 16-181　法洛四联症，肺动脉狭窄

（三）大动脉转位

1. 临床与病理　大动脉转位又称为大动脉错位，指大动脉相互关系异常，与解剖心室连接关系不一致的一组复杂先天性心脏病，主动脉与解剖学右心室相连接，肺动脉与解剖学左心室相连接。根据心房、心室连接关系又分为两种，心房、心室连接一致，但心室与大动脉连接不一致称为完全性大动脉转位；心房、心室连接不一致，且大动脉与心室连接不一致，称为矫正型大动脉转位。

2. 超声表现

（1）完全型大动脉转位

1）四腔心切面示心房、心室连接一致，可伴有室间隔缺损。

2）流出道切面示主动脉、肺动脉平行走向，未交叉，肺动脉起源于后面的左心室，主动脉起源于前方的右心室。

3）三血管切面见主动脉向右前方移位。

4）三血管气管切面仅显示主动脉弓及上腔静脉。

5）主动脉弓切面示主动脉弓与动脉导管弓同时显现。

（2）矫正型大动脉转位

1）四腔心切面示心房、心室连接异常，左心房连接于形态学右心室，右心房连接于形态学左心室。

2）流出道切面示肺动脉发自解剖左心室和主动脉发自解剖右心室。

3）三血管切面示肺动脉位于上腔静脉与主动脉之间。

3. 典型图像　如图 16-182～图 16-185 所示。

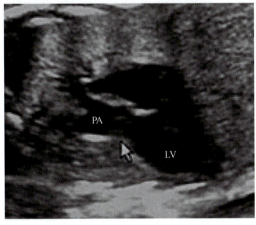

图 16-182　矫正型大动脉转位，肺动脉发自解剖学左心室

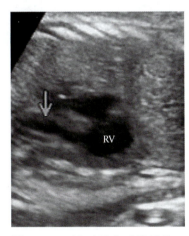

图 16-183　矫正型大动脉转位，主动脉发自解剖学右心室

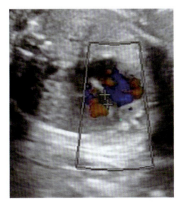

图 16-184　矫正型大动脉转位，室间隔缺损

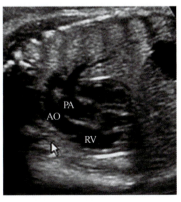

图 16-185　矫正型大动脉转位，主动脉发自解剖学左心室，主动脉、肺动脉平行

（四）心内膜垫缺损

1. 临床与病理 心内膜垫缺损指胚胎时期起源缺陷，房室管（或称为心内膜垫）非正常融合，血流经缺损房室间隔进入心室，引起房间隔、室间隔、房室瓣及流出道等心内结构的复杂畸形，分为部分型、完全型、过渡型。

2. 超声表现

（1）四腔心切面示心脏形态异常，房室间十字交叉结构消失（连接房室交叉的房间隔缺失为部分型，十字交叉结构消失为完全型）。

（2）彩色多普勒超声示粗大血流流入两心室，收缩期见明显瓣膜反流。

3. 典型图像 如图 16-186、图 16-187 所示。

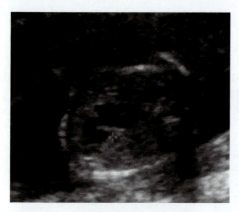 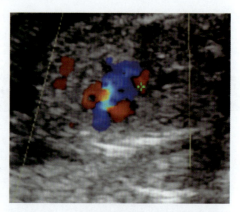

图 16-186　心内膜垫缺损，心内结构紊乱，十字交叉结构消失 　　图 16-187　心内膜垫缺损，彩色多普勒超声显示血流杂乱

（五）永存动脉干

1. 临床与病理 永存动脉干指自心底部仅有一根大动脉发出，肺动脉与主动脉在根部未分化，仅有一组半月瓣。导致体循环、肺循环及冠状动脉的血液均来自动脉干。常用 Collett 和 Edwards 分型：Ⅰ型，短的肺动脉干发自动脉干左侧，再分出左肺动脉、右肺动脉；Ⅱ型，肺动脉干不存在，左肺动脉、右肺动脉分别或相互接近，从动脉干后壁发出；Ⅲ型，不存在肺动脉干，左肺动脉、右肺动脉分别由动脉干的两侧发出；Ⅳ型，没有真正的肺动脉分支，肺血由起源于胸、降主动脉发出的侧支供给（现已将此类归类于室间隔缺损型肺动脉闭锁）。

2. 超声表现

（1）四腔心示左右对称，常可见室间隔缺损。

（2）左心室长轴切面示一粗大的共同动脉干骑跨室间隔上，并常见室间隔缺损。

（3）多切面未探及右室流出道及肺动脉瓣。

（4）可检出肺动脉自动脉干发出。

（5）主动脉弓切面示主动脉弓弯曲度变大，其内径增宽。

（六）三尖瓣下移畸形（Ebstein 畸形）

1. 临床与病理　本病由 Ebstein 于 1866 年首先描述其病理及临床表现，可能与胚胎早期心脏内胚层分层障碍相关。其特征为三尖瓣发育异常，未能正常附着于正常的三尖瓣环，而异常下移附着于右心室壁，进而导致三尖瓣反流及右心房增大。

2. 超声表现

（1）心脏明显不对称增大，以右心房为主。

（2）三尖瓣形态异常，明显下移至右心室，伴严重关闭不全。

（3）CD、PW 可评估三尖瓣反流严重程度。

（4）可伴肺动脉狭窄或闭锁。

3. 典型图像　如图 16-188 ～图 16-191 所示。

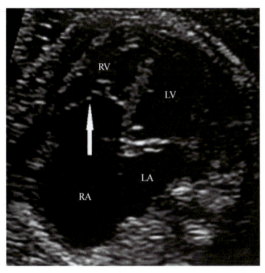

图 16-188　三尖瓣下移畸形，心脏增大，右房扩大，右室偏小，三尖瓣位置下移（箭头所示）

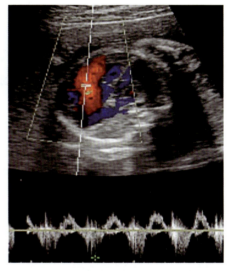

图 16-189　三尖瓣下移畸形，三尖瓣口探及血液反流信号

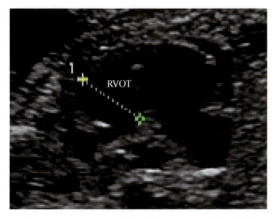

图 16-190　三尖瓣下移畸形，右心室流出道扩大

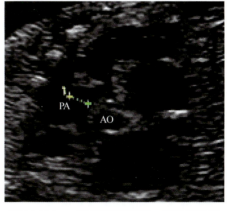

图 16-191　三尖瓣下移畸形，肺动脉狭窄

（七）右心室双出口

1. 临床与病理　两条大动脉全部或一条大动脉全部、另一条大部分（≥75%）起源于解剖学右心室，室间隔缺损是其左心室唯一出口，随着血流动力学的改变，右心房、右心室增大，左心房、左心室相对较小，常常伴有肺动脉狭窄。

2. 超声表现

（1）四腔心示心腔不对称（右心房、右心室增大，左心房、左心室相对较小）。

（2）五腔心切面示主动脉、肺动脉缺乏交叉，呈平行排列，均发自右心室，室间隔缺损。

（3）大动脉短轴示主动脉、肺动脉为两个彼此相邻的环状结构。

（4）三血管切面因受主肺动脉空间位置关系及常合并肺动脉狭窄等，有不同表现。

3. 典型图像　如图 16-192、图 16-193 所示。

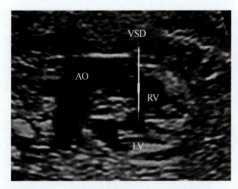 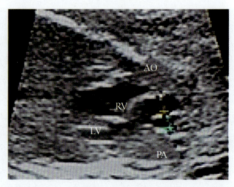

图 16-192　主动脉源自右心室，室间隔缺损（线所示）　　图 16-193　主动脉、肺动脉平行自右心室发出，肺动脉狭小

（张秀娟　高上达）

四、胎儿泌尿系统畸形

（一）肾缺如

1. 临床与病理　一侧或双侧输尿管芽不发育，不能诱导后肾原基分化为肾脏，导致一侧或双侧肾缺如。

2. 超声表现

（1）双侧肾缺如

1）双肾窝不能显示肾回声，彩色多普勒超声不能显示双侧肾动脉，可见双侧肾上腺呈"平卧"征。

2）盆腔不能显示含有尿液的膀胱。

3）羊水严重过少。

4）可合并其他畸形：心脏畸形、人体鱼序列征、桡骨缺如、膈疝、神经血管畸形等。

（2）单侧肾缺如

1）单侧肾窝不能显示肾回声，彩色多普勒超声不能显示该侧肾动脉，可见该侧肾上腺呈"平卧"征。

2）对侧肾代偿性增大。

3）盆腔可见充盈的膀胱。

3. 典型图像 如图 16-194 所示。

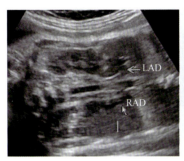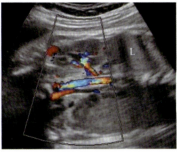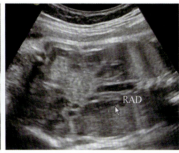

图 16-194 胎儿腹部冠状切示胎儿右肾缺如，左肾正常，右肾上腺呈"平卧"征，右肾动脉不显示

（二）囊性肾发育不全

1. 临床与病理 本病因肾梗阻性病变导致输尿管芽诱导正常肾形成障碍，集合小管末端发育成异常囊腔，病肾呈"葡萄串"样改变，正常肾形态消失。以男性多见，常为单侧发病，对侧肾发育多正常。

2. 超声表现

（1）患侧肾增大，呈多房囊性改变，囊腔大小不等，互不相通，无正常肾形态。

（2）患侧肾内动脉分支紊乱，RI 增高，主肾动脉难以显示。

（3）对侧肾形态正常，盆腔可见充盈的膀胱，羊水量多正常。

（4）少数双侧发病的胎儿可出现膀胱不充盈、羊水过少。

3. 典型图像 如图 16-195 ～图 16-199 所示。

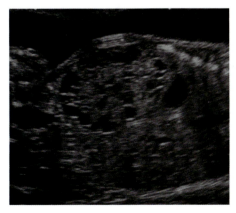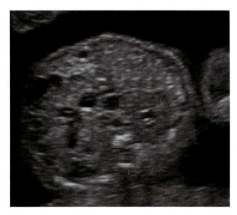

图 16-195 胎儿腹部斜冠状切，可见胎儿右肾增大，内见多发囊性结构，液性区相互不相通

图 16-196 与图 16-195 为同一胎儿，腹部横切

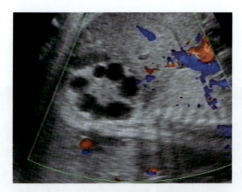

图 16-197　与图 16-195 为同一胎儿，腹部矢状切，右肾内见散在星点状血流信号

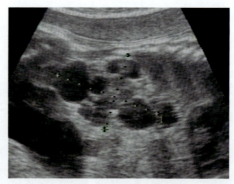

图 16-198　胎儿腹部冠状切示胎儿一侧肾增大，呈多房囊性改变

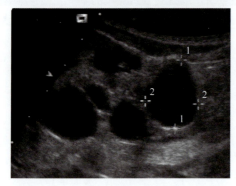

图 16-199　与图 16-198 为同一胎儿，为出生后新生儿肾冠状切

（三）肾积水

1. 临床与病理　本病根据病因可分为梗阻性和非梗阻性肾积水。梗阻性病变为肾盂输尿管连接处狭窄、膀胱输尿管连接处狭窄、后尿道瓣膜及重复肾。非梗阻性病变多为膀胱输尿管反流。

2. 超声表现

（1）＜ 33 周，肾盂扩张前后径＞ 4mm。

（2）＞ 33 周，肾盂扩张前后径＞ 7mm。

（3）肾盂扩张前后径 / 肾前后径＞ 0.28。

（4）肾盂扩张伴肾盏扩张。

3. 典型图像　如图 16-200 所示。

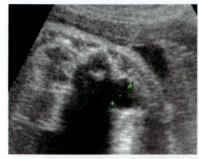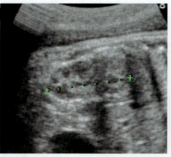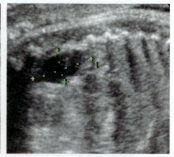

图 16-200　左图为胎儿腹部横切示一侧肾盂扩张；中图、右图为胎儿双肾冠状切示一侧肾大小正常，肾盂、肾盏无扩张，另一侧肾的肾盂扩张，实质变薄

（四）肾盂输尿管连接处狭窄

1. 临床与病理　肾盂输尿管连接处平滑肌增厚、肌纤维排列紊乱、纤维组织增生导

致狭窄、梗阻，造成肾积水。

2. 超声表现

（1）患侧肾积水：肾盂、肾盏同时扩张，肾盂末端呈"子弹头"样改变。对侧肾可正常。

（2）患侧输尿管不扩张。

（3）盆腔可见充盈的膀胱。

（4）羊水量正常。

（5）少数梗阻发生较早的胎儿可出现囊性肾发育不良等表现。

3. 典型图像 如图 16-201、图 16-202 所示。

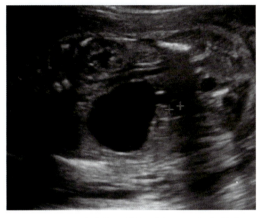

图 16-201 胎儿肾冠状切示肾盂、肾盏扩张

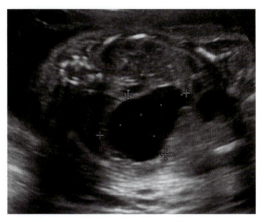

图 16-202 与图 16-201 为同一胎儿，示胎儿输尿管不扩张，肾盂输尿管连接处可见狭窄

（五）重复肾

1. 临床与病理 胚胎同侧肾脏同时有两个输尿管芽发出，其头端分别发育为集合管、肾盏和肾盂，并融合在一起形成重复肾盂、重复输尿管。下部肾段多为正常，上部肾段肾盂、肾盏发育差，常形成积水，需与肾囊肿相鉴别。

2. 超声表现

（1）患侧肾增大，集合系统分为上、下两部分，上部常积水，其连接的输尿管扩张迂曲，下部多无积水，连接的输尿管也无扩张表现。

（2）梗阻发生较早或较严重时可出现囊性肾发育不良的表现。

3. 典型图像 如图 16-203 所示。

（六）先天性巨输尿管

1. 临床与病理 本病为输尿管末端肌肉

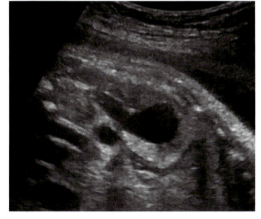

图 16-203 胎儿肾脏冠状切示肾集合系统分成上、下两部分，上部肾盂扩张，与之相连的输尿管扩张，下部肾盂无扩张

结构发育异常导致输尿管功能性梗阻、扩张，肾盂扩张，多为单侧发病。

2. 超声表现　输尿管明显扩张、走行迂曲，单个超声切面呈多个囊状结构，追踪显示每个囊状结构可相通，向上与扩张的肾盂相连，向下与膀胱相连。

3. 典型图像　如图 16-204 ～图 16-206 所示。

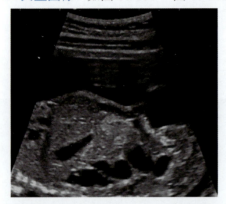

图 16-204　胎儿腹腔见多发囊性结构，侧动探头可见囊性结构可相通，并与扩张的肾盂相连

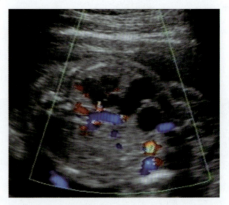

图 16-205　与图 16-204 为同一胎儿，彩色多普勒超声可见少量血流信号

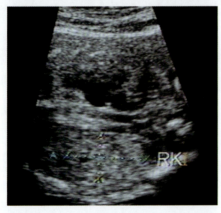

图 16-206　与图 16-204 为同一胎儿，右肾大小形态正常

五、胎儿前腹壁畸形

（一）脐膨出

1. 临床与病理　本病为外胚层与中胚层褶在发育中融合失败，导致脐带周围肌肉、皮肤缺损，使得腹膜及腹腔内脏膨出体外，疝内容物表面覆盖羊膜和腹膜，常合并其他畸形，如心脏、肾、胃肠道、面部、神经血管、肢体等畸形。

分型：①巨型脐膨出，腹壁缺损直径＞5cm，疝内容物为大量肠管及肝、脾、胰腺、胃等；②小型脐膨出，腹壁缺损直径＜5cm，疝内容物仅为肠管。

2. 超声表现

（1）前腹壁皮肤连续性中断，可见腹腔内脏膨出形成包块，疝内容物根据腹壁缺损大小不定。

（2）包块表面见膜状高回声覆盖。

（3）脐带入口常位于包块表面。

（4）合并其他畸形的相关表现，如心脏、肾、胃肠道、面部、神经血管、肢体等畸形。

3. 典型图像　如图 16-207 ～图 16-212 所示。

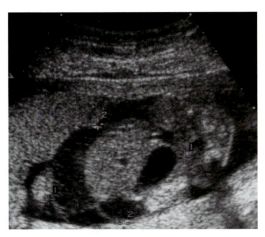

图 16-207　中期妊娠检查时发现胎儿腹壁连续性中断，可见肝、胃泡等脏器疝出，表面见膜状高回声覆盖

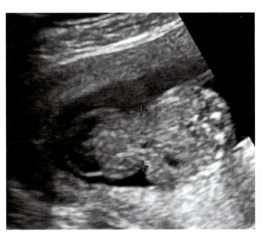

图 16-208　与图 16-207 为同一胎儿，中期妊娠检查时图像

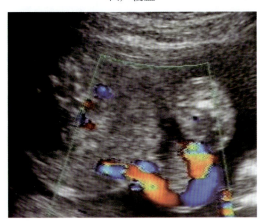

图 16-209　与图 16-207 为同一胎儿的彩色多普勒超声图像

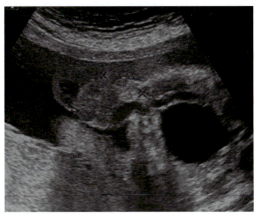

图 16-210　与图 16-207 为同一胎儿，晚期妊娠检查时图像

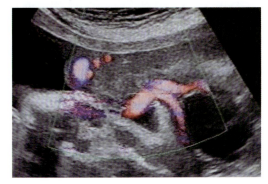

图 16-211　与图 16-207 为同一胎儿，晚期妊娠检查时彩色多普勒超声图像

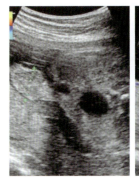

图 16-212　脐膨出畸形，胎儿脐疝并单脐动脉，彩色多普勒超声于脐带内仅见一条脐动脉

（二）腹裂

1. 临床与病理　胚胎在发育过程中其中一个侧襞发育不全导致该侧脐旁腹壁全层缺损，出现腹腔内脏器外翻的先天畸形。其合并其他畸形相对少见。

2. 超声表现

（1）脐旁腹壁全层缺损，可见腹腔内脏器外翻漂浮于羊水中，其表面无膜状高回声覆盖。

（2）腹腔空虚，腹围小于停经周数。

（3）脐带入口正常。

（4）羊水过多。

3. 典型图像　如图 16-213～图 16-217 所示。

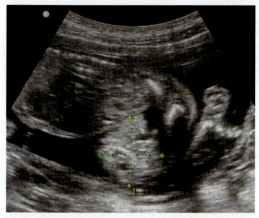

图 16-213　胎儿腹壁连续性中断，可见肠管膨出腹外，漂浮在羊水中，膨出物表面无膜状高回声包绕

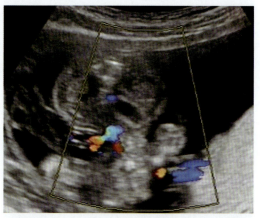

图 16-214　与图 16-213 为同一胎儿，彩色多普勒超声图像

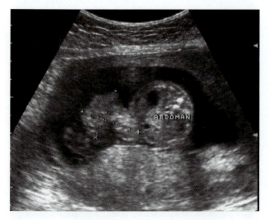

图 16-215　中期妊娠（16 周）胎儿腹裂畸形，胎儿腹内容物漂浮于羊水中

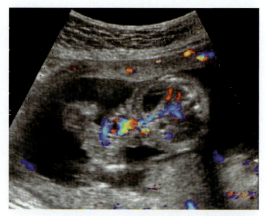

图 16-216　与图 16-215 为同一胎儿，彩色多普勒超声见脐带内血流与腹腔外脏器内血流交通

（三）肢体 - 体壁综合征

1. 临床与病理　本病多认为是胚胎发育早期因出血、坏死、缺氧等导致胚胎发育不全或受损，造成前腹壁闭合失败导致的一系列复杂畸形的组合。特征表现是羊膜绒毛膜不融合，羊膜未覆盖脐带，从脐带边缘呈片状渗出，与胎儿体壁、胎盘相连续。

2. 超声表现

（1）前腹壁缺损，可见腹腔内脏外翻。

（2）脐带极短或无脐带。

（3）脊柱侧凸：为特征性表现。

（4）肢体畸形：足内翻、少指（趾）、肢体缺失、骨发育不全等。

（5）颜面部畸形：唇裂、脑膨出、露脑畸形。

（6）部分可见羊膜带回声及相关畸形。

3. 典型图像　如图 16-218 ～图 16-222 所示。

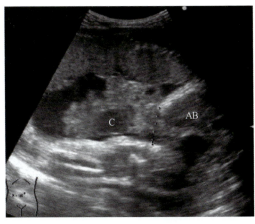

图 16-217　晚期妊娠（39 周）胎儿腹裂畸形，胎儿腹腔变小，腹腔内容物均漂浮于羊水中

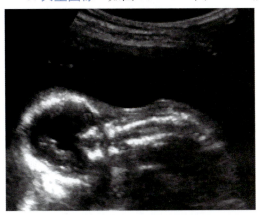

图 16-218　胎儿脊柱扭曲

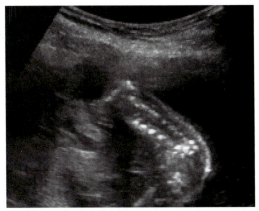

图 16-219　胎儿脊柱扭曲

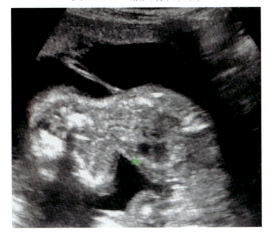

图 16-220　带状回声与躯体及胎盘相连

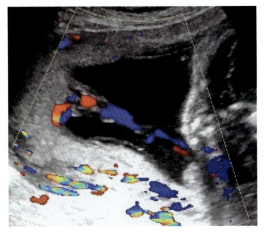

图 16-221　脐带短

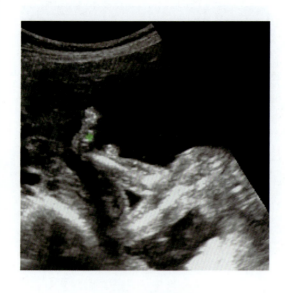

图 16-222　左手姿势异常，胎儿另有胸腹壁缺损及
右肩部至右上肢缺失

（四）羊膜带综合征

1. 临床与病理　羊膜破裂导致羊水外流至羊膜囊外，使得羊膜回缩形成羊膜带，这时胎儿进入胚外体腔与羊膜带粘连，由于羊膜带缠绕、粘连造成各种畸形。所形成的畸形为随机的、多发的、不对称的。

2. 超声表现

（1）羊水中可见漂浮的带状回声黏附于胎儿。

（2）羊膜带粘连处可出现各种畸形：①头颅畸形，无脑畸形、脑膨出；②躯干畸形，广泛胸腹壁缺损，内脏外翻；③肢体畸形，肢体环状缩窄和截断；④颜面部畸形，唇裂、腭裂；⑤常合并羊水过少，胎动受限。

六、胎儿消化系统畸形

（一）十二指肠闭锁与狭窄

1. 临床与病理　胚胎发育过程中十二指肠腔化障碍所致，以十二指肠第二段多见，常可伴发其他畸形，如小肠旋转不良、食管闭锁、心脏畸形、脊柱畸形等。

2. 超声表现

（1）双泡征：左侧扩张的为胃泡，右侧扩张的为十二指肠。

（2）合并食管闭锁时胃、十二指肠连同胃幽门部显著扩张呈"C"形。

（3）由于胎儿宫内呕吐可导致胃偶尔表现为大小正常。

（4）羊水过多。

（5）合并其他畸形的相关表现。

3. 典型图像　如图 16-223～图 16-225 所示。

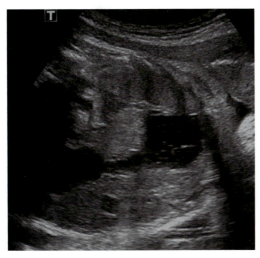

图 16-223 胎儿腹部横切示胃泡与十二指肠扩张，呈"双泡征"，两者由幽门相通

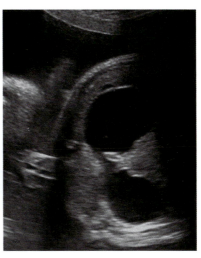

图 16-224 胎儿腹部横切示胃泡与十二指肠扩张，呈"双泡征"，两者由幽门相通

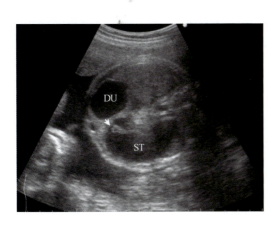

图 16-225 胎儿胃十二指肠扩张，图中见胃（ST）与十二指肠（DU）经幽门（箭头所示）相通

（二）结肠闭锁

1.临床与病理 胚胎发育过程中结肠因血供障碍导致肠腔闭锁。

2.超声表现

（1）结肠扩张：肠管扩张呈"V"形、"U"形。正常肠管在 25 周时不超过 7mm，足月时不超过 18mm。

（2）当合并直肠尿道瘘、直肠阴道瘘时可不出现肠管扩张。合并直肠尿道瘘时可出现肠腔内钙化灶。

（3）羊水过多。

3. 典型图像 如图 16-226、图 16-227 所示。

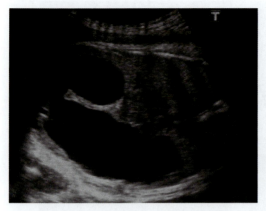

图 16-226　胎儿腹部见结肠显著扩张

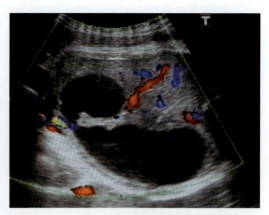

图 16-227　与图 16-226 为同一胎儿，彩色多普勒
超声图像

（三）脐静脉曲张

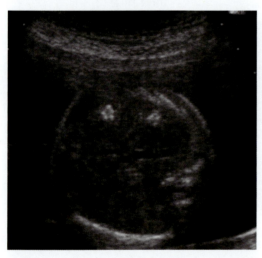

图 16-228　胎儿上腹部横切示肝内见两个团状强
回声，后方无明显声影

3. 典型图像　如图 16-228 所示。

（五）胆囊结石

1. 临床与病理　本病病因与发病机制尚不清楚，但多为晚期妊娠时的一过性表现，预后好。

2. 超声表现　胎儿胆囊内点状或斑块状强回声，大者后方伴声影，出生后消失的可能性小，小者后方无声影，多为胆泥或胆固醇结晶，可消失。

3. 典型图像　如图 16-229、图 16-230 所示。

1. 临床与病理　本病指脐静脉局限性扩张，常发生于腹内段。扩张的脐静脉在 15 周时可达 0.8cm，足月时可达 1.4cm。

2. 超声表现　脐静脉局限性扩张，应用彩色多普勒超声可与脐带囊肿相鉴别。

（四）肝内钙化灶

1. 临床与病理　位于肝表面的钙化灶常与胎粪性腹膜炎有关，肝实质内钙化灶常与缺血坏死、出血有关，肝血管内钙化灶与肝内静脉或脐静脉内血栓形成伴机化有关。

2. 超声表现　肝内见斑块状或点状强回声，大者后方伴声影，小者可无声影。

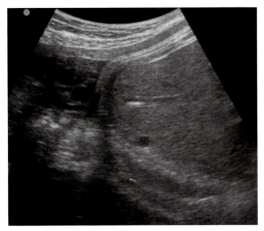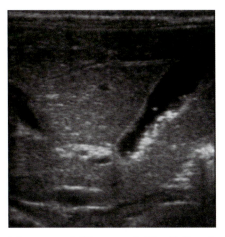

图 16-229 晚期妊娠检查时发现胎儿胆囊内见点状强回声，后方无明显声影，改变体位未见明显移动

图 16-230 与图 16-229 为同一胎儿，出生 1d 后新生儿胆囊内见多发细点状强回声，后方无声影，改变体位点状强回声未见明显移动变化

（六）肝肿瘤

1. **临床与病理** 胎儿肝肿瘤极其罕见，报道有肝囊肿、肝血管瘤、肝母细胞瘤、肝腺瘤等。

2. **超声表现** 肝实质内见囊性、实性或混合性回声团块，肿瘤边界多清楚，形态规则，伴肿瘤内出血、坏死、钙化时可出现相应的超声表现。

3. **典型图像** 如图 16-231 所示。

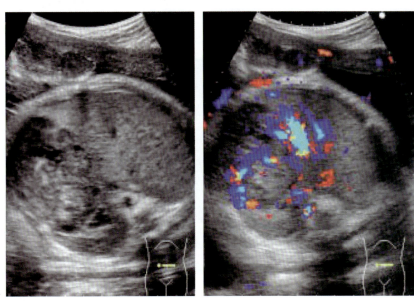

图 16-231 胎儿肝血管瘤，胎儿左肝内见一低回声团块，彩色多普勒超声见血供丰富

七、胎儿肌肉骨骼畸形及肢体畸形

（一）成骨不全

1. 临床与病理　本病多为常染色体显性遗传，主要特征为骨质减少、多发性骨折，可分为Ⅰ、Ⅱ、Ⅲ、Ⅳ型，Ⅰ、Ⅲ、Ⅳ型在24周前可表现正常，超声难以诊断，Ⅱ型在24周前可表现明显，最易诊断。

2. 超声表现

（1）四肢严重短小，长骨短而粗、弯曲，可有骨折。

（2）胸部变形，肋骨可有骨折。

（3）骨骼骨化差或不骨化。

（4）可伴有羊水过多。

3. 典型图像　典型图像如图16-232～图16-239所示。

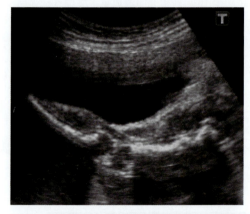
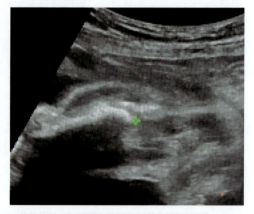

图16-232　胎儿左侧股骨连续性中断，成角改变，断口增粗形成骨痂

图16-233　与图16-232为同一胎儿，右侧股骨连续性中断

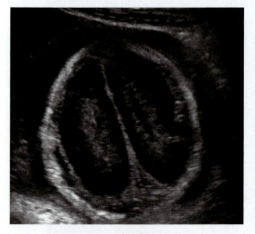
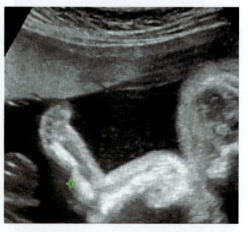

图16-234　胎儿颅骨骨化差

图16-235　与图16-234为同一胎儿，长骨骨折、增粗

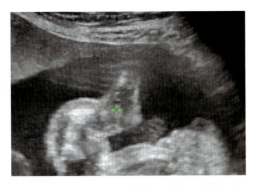

图16-236　与图16-234为同一胎儿，下肢短小、
形态异常

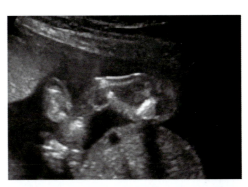

图16-237　与图16-234为同一胎儿，手姿势
异常，与前臂成角

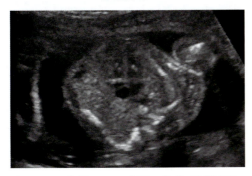

图16-238　与图16-234为同一胎儿，胸廓变形、
缩小

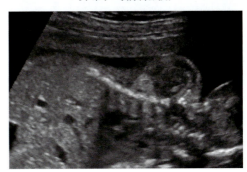

图16-239　与图16-234为同一胎儿，胸廓变形、
缩小，矢状切呈"铃"状

（二）先天性马蹄内翻足

1. 临床与病理　本病为跟骨与其他跗骨关系异常导致的前足内收、跟骨内翻、足底和踝跖屈。足内翻可单独存在，也可以是其他畸形综合征的一种表现。

2. 超声表现　显示小腿骨长轴切面时可同时显示足底尤其是前足足底平面，且足姿势固定，不随胎动改变。

3. 典型图像　如图16-240、图16-241所示。

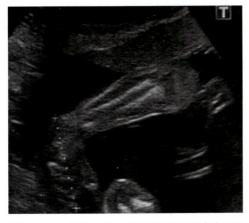

图16-240　胎儿右侧小腿长轴切面可同时显示
足底切面

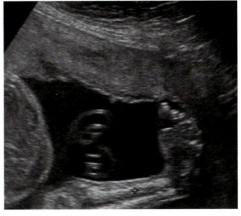

图16-241　与图16-240为同一胎儿，胎儿左
侧小腿长轴切面可同时显示足底切面

（三）多指

1. 临床与病理 本病为常见的手畸形，多余指可以是无骨骼的软组织，也可以有部分或完整的骨与肌腱。

2. 超声表现

（1）手指数目增多，多余指多在小指侧或拇指侧。

（2）多余指可仅有软组织，也可包含骨骼回声。

3. 典型图像 如图 16-242～图 16-244 所示。

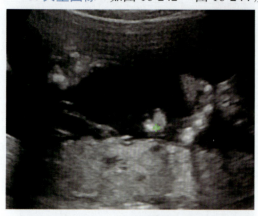

图 16-242 胎儿手，拇指侧见包含骨骼的多余指

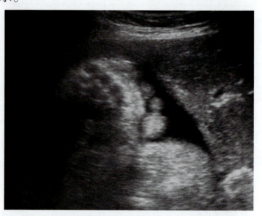

图 16-243 胎儿足，踇趾侧见一多余趾回声

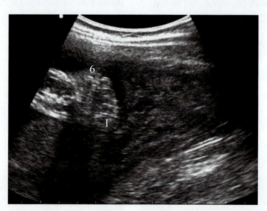

图 16-244 多趾畸形，胎儿六趾畸形，1 为踇趾，6 为多余趾

（四）先天性肢体缺陷或截肢

1. 临床与病理 本病患者约一半继发于羊膜带综合征，其余常有多发性缺陷或畸形。

2. 超声表现

（1）某一肢体完全或部分缺失，缺失远端肢体的软组织及骨骼不显示。

（2）由羊膜带综合征引起的截肢断端不规则，可见羊膜带回声，并常可见其他由羊膜带引起的畸形，如脑膨出等。

（3）上臂、前臂、大腿、小腿完全或部分纵形缺陷，前臂或小腿缺陷常伴有手或足畸形。

3. 典型图像 如图 16-245～图 16-250 所示。

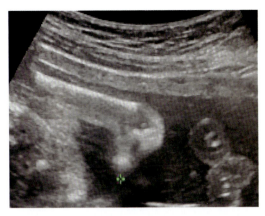

图 16-245 胎儿左前臂远端 - 左手缺失

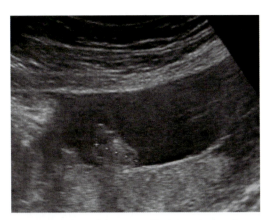

图 16-246 胎儿左足显著短小，右足正常

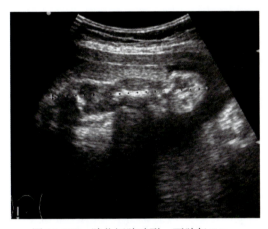

图 16-247 胎儿短肢畸形，下肢仅 8.7cm

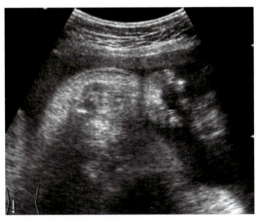

图 16-248 胎儿短肢畸形，与图 16-247 为同一胎儿，短上肢

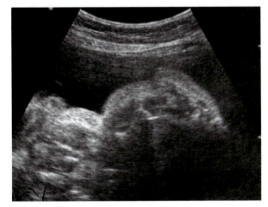

图 16-249 胎儿短肢畸形，与图 16-247 为同一胎儿，短下肢

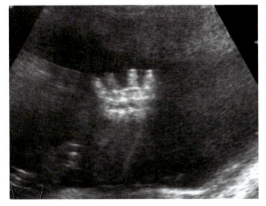

图 16-250 胎儿短肢畸形，与图 16-247 为同一胎儿，手指短小，仅有 4 指

（郭晶晶　高上达）

参 考 文 献

白灵子，2011. 子宫肌壁间妊娠超声误诊 2 例分析. 中国产前诊断杂志（电子版），3（4）：44-45

蔡欣然，2001. 肝胆管结石合并肝胆管癌的病理改变及 Ki-67 抗原的表达. 中华普通外科杂志，16（1）：54-55

曹海根，1986. 胰腺疾病的超声诊断和影像检查评价. 中国医学影像技术，2（2）：54-56

曹海根，2005. 实用腹部超声诊断学. 北京：人民卫生出版社

曹海根，王金锐，1994. 实用腹部超声诊断学. 北京：人民卫生出版社，510

曹佳颖，张晖，王文平，等，2013. 脾血管淋巴管瘤的超声诊断. 中华医学超声杂志（电子版），10（2）：152-155

曹轶峥，刘志聪，2015. 彩色多普勒超声对门静脉海绵样变性的诊断价值. 医学影像学杂志，12（25）：2285-2286

曹泽毅，2004. 华妇产科学. 第 2 版. 北京：人民卫生出版社

常才，1999. 经阴道超声诊断学. 北京：科学出版社

陈定章，朱永胜，周晓东，等，2003. 组织谐波显像在输尿管结石检查中的应用. 中国医学影像技术，19（12）：1727-1728

陈海燕，戴玉娟，谢逸峰，等，2017. 高频和低频超声检查在阑尾炎间接超声征象中的诊断价值. 中华普通外科学文献（电子版），11（2）：123-126

陈鹤，李洪华，孙复志，等，2013. 胰腺浆液性微囊性囊腺瘤的超声诊断分析. 肿瘤基础与临床，26（4）：326-327

陈惠祯，2003. 卵巢恶性肿瘤. 武汉：湖北科学技术出版社

陈家诚，陈小菁，陈良，等，2017. 胆管内乳头状黏液性肿瘤三例. 肝胆胰外科杂志，29（1）：71-73

陈乐真，2002. 妇产科诊断病理学. 北京：人民军医出版社

陈丽，霞兰莉，吴琪，等，2014. 卵巢交界性浆液性表面乳头状的超声诊断及鉴别. 中国超声医学杂志，30（10）：921-923

陈敏华，1999. 腹部疾病超声图谱. 北京：科学技术文献出版社

陈秀兰，李胜利，欧阳淑媛，等，2011. 血管前置的产前超声诊断研究. 中华医学超声杂志（电子版），8（4）：730-736

陈忠年，沈铭昌，郭慕依，1997. 实用外科病理学. 上海：上海医科大学出版社，698

丁姣姣，高军喜，孙艳，等，2014. 超声直接征象与间接征象诊断急性阑尾炎单因素及多因素分析. 中国超声医学杂志，30（8）：719-722

董建春，夏恩兰，2002. 临床妇产科内窥镜技术. 济南：山东科学技术出版社，21-35

董郡，1996. 病理学. 第 2 版. 北京：人民卫生出版社，85-88

丰有吉，沈铿，2012. 妇产科学. 第 2 版. 北京：人民卫生出版社，5

冯丽萍，2009. 肝包虫病的超声像图特征及其诊断价值. 中国医学影像学杂志，17（1）：69-71

冯晓丽，朱庆莉，刘赫，等，2015. 膀胱血管瘤的超声表现、临床及病理特征. 中华医学超声杂志，12（10）：798-801

盖永浩，蔡世峰，吴世慧，等，2004. 超声诊断先天性阴道斜隔综合征. 中华超声影像学杂志，13（11）：834-836

盖永浩，蔡世峰，吴世慧，等，2007. 布加综合征腔一肝一房血液引流的超声诊断价值. 中华超声影像学杂志，16（5）：456-457

高上达，1999. 原发性肝细胞癌与胆管细胞癌的超声鉴别诊断研究. 中华肝胆外科杂志，5（4）：219-222

高上达，2001. 肝内胆管结石并肝内胆管癌的超声诊断及其临床价值研究. 中华超声影像学杂志，10（9）：542-544

高上达, 2002. 肝内胆管癌并肝脓肿的超声诊断及其临床价值. 中国超声医学杂志, 18（3）：214-216

高上达, 2004. 彩色多普勒在胆管细胞癌诊断与鉴别诊断中的价值. 中国超声医学杂志, 20（3）：207-209

高上达, 2005. 彩色多普勒在肝细胞癌与胆管细胞癌鉴别诊断中的价值. 中华超声影像学杂志, 14（2）：44-47

高上达, 何以枚, 林晓东, 等, 2003. 胰头癌与壶腹癌的超声鉴别诊断及其临床评价. 中国超声医学杂志, 19（5）：378-381

高上达, 林礼务, 1997. 胆管肿瘤的超声分型及与手术病理对照分析. 中国临床医学影像杂志, 8（2）：105-107

高上达, 林礼务, 何以枚, 等, 2006. 肝内胆管囊状肿瘤的声像图特征研究. 中华超声影像学杂志, 15（2）：106-108

高上达, 林礼务, 林学英, 等, 2005. 胃十二指肠水窗法在超声诊断壶腹癌中的价值. 中华超声影像学杂志, 14（9）：667-670

高上达, 林礼务, 叶真, 等, 1992. 胎儿小脑生长发育的声像图观察. 中国实用妇科与产科杂志, 8（2）：75-76

高上达, 林礼务, 叶真, 等, 1995. 彩色多普勒检测阻塞性黄疸肝血流动力学改变初步探讨. 中国超声医学杂志, 11（5）：396-398

高上达, 林礼务, 叶真, 等, 1999. 超声预测巨大胎儿体重公式准确性研究. 中国超声医学杂志, 15（11）：862-864

高上达, 林礼务, 叶真, 等, 2001. 超声对肝门部胆管癌的分型在外科治疗中的价值. 中华肝胆外科杂志, 7（2）：76-78

高上达, 林礼务, 何以枚, 等, 2006. 肝内胆管囊状肿瘤的声像图特征研究. 中华超声影像学杂志, 15（2）：106-108

郭瑾陶, 刘治军, 孙思予, 等, 2012. 超声内镜对胰神经内分泌肿瘤的诊断价值. 中华消化内镜杂志, 29（9）：503-505

韩秀梅, 张震, 王学梅, 等, 2014. 剪切波弹性成像技术测量肝脏弹性的影响因素分析. 临床心血管病杂志, 11（12）：964-968

何德华, 詹镕洲, 1997. 肝胆病理学. 上海：上海第二军医大学出版社

何以枚, 高上达, 林礼务, 等, 2004. 经直肠彩色多普勒超声诊断药物流产不全的价值. 中国医学影像学杂志, 12（5）：370-371

何以枚, 高上达, 林礼务, 等, 2011. 经阴道或经直肠彩色多普勒超声检测滋养层血流对异位妊娠早期鉴别诊断的价值. 中华医学超声杂志（电子版）, 1（8）：44-47

何以枚, 林礼务, 叶真, 等, 1995. 258例正常胎儿肾上腺声像图及测量. 中国超声医学杂志, 11（7）：507-509

何以枚, 林礼务, 叶真, 等, 1998. 胎儿肾上腺超声测值与分娩发动关系的探讨. 中国超声医学杂志, 14（1）：57-58

何以枚, 林礼务, 叶真, 等, 1999. 胎儿肾上腺超声测值与羊水过少关系的研究. 中国超声医学杂志, 15（10）：764-765

贺晶, 杨慧霞, 段涛, 等, 2015. 妊娠期肝内胆汁淤积症诊疗指南（2015）. 临床肝胆病杂志, 31（10）：1575-1578

胡文筑, 吴刚, 袁建军, 等, 2014. 咽食管憩室的超声诊断价值. 中华超声影像学杂志, 23（12）：1054-1056

黄丽燕, 柯丽明, 陈志奎, 等, 2015. 结节型腺性膀胱炎与膀胱尿路上皮癌的超声表现比较. 中华医学超声杂志, 12（3）：238-240

黄丽燕, 柯丽明, 陈志奎, 等, 2015. 超声鉴别诊断膀胱内翻性乳头状瘤与膀胱移行细胞癌. 中国医学影像技术, 31（6）：910-912

黄敏, 蒋天安, 敖建阳, 等, 2010. 黄色肉芽肿性胆囊炎的超声图像分析. 中国超声医学杂志, 26（5）：476-478

黄渊金，廖锦堂，肖萤，2000.二维及彩色多普勒超声对腹膜间皮瘤的诊断价值.湖南医科大学学报，25（4）：391-392

贾保霞，刘宇清，刘滨月，等，2013.腹膜后纤维化超声表现特征.中华医学超声杂志（电子版），8（10）：652-656

贾淑芳，2015.妊娠滋养细胞疾病临床特点.实用妇科内分泌电子杂志，2（1）：140-141

姜淑英，李秀云，寇红菊，等，2013.胰腺癌的超声误漏诊原因分析及其对策.肝胆胰外科杂志，25（50）：427-429

姜知任，胡春荣，贾洪升，等，2008.高频超声对先天性肥厚性幽门狭窄的诊断价值.中国超声医学杂志，24（6），555-556

金晔，徐斐燕，2009.小儿肠套叠的超声诊断价值及误诊分析.中国超声医学杂志，25（2）：146-148

金震东，2000.现代腔内超声学.北京：科学出版社

柯丽明，陈志奎，何以牧，等，2014.腺性膀胱炎的超声分型与误诊漏诊分析.中国超声医学杂志，30（12）：114-116

柯丽明，黄丽燕，陈志奎，等，2015.膀胱内翻性乳头状瘤的超声分型与诊断分析.中国超声医学杂志，31（4）：361-363

李国杰，夏祥厚，江峰，1996.腹膜后肿块的超声鉴别与图像特征.中华超声影像学杂志，5（6）：265-267

李国杰，周永昌，李玉兰，等，2001.腹膜后肿块超声诊断研究及临床意义.中国超声医学杂志，17（1）：38-42

李吉昌，刘绍玲，马进财，等，2008.高频超声与X线钡剂造影对先天性肥厚性幽门狭窄诊断及分型的价值.中华超声影像学杂志，17（11）：969-972

李加伍，凌文武，马琳，等，2014.肝脏淋巴瘤的超声声像图特征.中华医学超声杂志（电子版），11（3）：33-37

李建初，蔡胜，张缙熙，等，2000.彩色多普勒超声诊断腹主动脉夹层动脉瘤.中华超声影像学杂志，9（5）：303-305

李胜利，2004.胎儿畸形产前超声诊断学.北京：人民军医出版社

李胜利，陈琮瑛，刘菊玲，等，2003.胎儿颜面部超声解剖成像研究.临床超声医学杂志，5（6）：321-326

李胜利，顾莉莉，华轩，2015.胎儿肢体产前规范化超声检查.中华医学超声杂志（电子版），（2）：88-93

李胜利，文华轩，2010.中孕期胎儿系统超声检查切面及临床意义.中华医学超声杂志（电子版），7（4）：46-50

李淑清，山岗志，郭应禄，1996.经腹壁超声在膀胱肿瘤诊断与分期中的意义.中华泌尿外科杂志，17：362-363

李颂，唐杰，2000.经直肠超声对前列腺外腺低回声病灶的鉴别诊断.中华超声影像学杂志，9（6）：358-359

李兴华，周平，王利华，等，2010.超声造影对肝局灶性结节增生与肝腺瘤的鉴别诊断.中国超声医学杂志，26（9）：847-849

李燕，王汛，陶溢潮，等，2002.二维及彩色多普勒超声对原发性肝癌合并门静脉癌栓同时合并门静脉海绵样变性的诊断.中国医学影像技术，18（10）：1055-1056

李正，2000.先天畸形学.北京：人民卫生出版社

梁萍，唐杰，苏莉，等，1993.彩色多普勒超声在脾占位性病变诊断中的应用.中华超声影像学杂志，2（4）：167-169

林春苗，袁建华，丁忠祥，等，2011.肝胆管囊腺瘤的影像学表现.放射学实践，26（8）：848-852

林礼务，1985.临床B型超声显像诊断.福州：福建科技出版社

林礼务，1991.现代超声临床诊断.厦门：厦门大学出版社

林礼务，2000.超声介入注射无水酒精治疗肝癌的量化研究.中国超声医学杂志，16（7）：514-516

林礼务，2000.直肠、阴道腔内超声与阴囊多普勒超声诊断.厦门：厦门大学出版社

林礼务，2001.超声介入无水酒精治疗门静脉癌栓的探讨.中华超声影像学杂志，10（2）：81-83

林礼务，2001.超声引导抽吸式细针与弹射式粗针活检对肝癌诊断与疗效判断的价值.中华超声影像学杂志，10（10）：608-610

林礼务，2001.超声引导穿刺活检 DNA 分析对肝癌疗效判断的价值.中华超声影像学杂志，10（9）：538-541

林礼务，2003.超声介入无水酒精量化治疗肝癌的临床评价.中国超声医学杂志，19（1）：49-52

林礼务，2003.超声介入无水酒精量化治疗肝癌的实验研究.中国医学影像技术，19（2）：219-221

林礼务，2004.彩色多普勒超声对门静脉瘤栓的血流动力学研究及其诊断价值.中华超声影像学杂志，13（11）：821-824

林礼务，2004.超声引导门静脉联合肝动脉注射无水酒精治疗门静脉癌栓的研究.中华超声影像学杂志，13（3）：195-198

林礼务，2012.肝胆胰脾疑难疾病的超声诊断.北京：科学出版社

林礼务，林学英，薛恩生，等，2005.超声介入无水乙醇量化治疗肝包膜下复发性肝癌研究.中华超声影像学杂志，14（12）：904-907

林礼务，林学英，薛恩生，等，2005.灰阶超声造影对复发性肝癌的诊断价值.中华医学超声杂志，2（5）：283-285

林礼务，林学英，薛恩生，等，2006.超声介入无水乙醇量化治疗合并肝硬化的复发性肝癌的临床研究.中国医学影像技术，22（1）：117-120

林礼务，叶真，高上达，等，1998.直肠超声对直肠癌分期与淋巴结转移研究.中华超声影像学杂志，7（2）：91-95

林礼务，叶真，薛恩生，等，1999.直肠腔内超声对直肠及其周围疾病的诊断价值.中国超声医学杂志，15（5）：381-383

林琪，王慧芳，卢峻，等，2010.单角子宫和残角子宫的超声诊断及漏误诊分析.中国超声医学杂志，26（7）：648-650

林暾，林礼务，2000.6 例外生型胃巨大肿瘤超声诊断分析.福建医药杂志，22（4）：6-7

林晓东，林礼务，薛恩生，等，2009.超声对非典型肾错构瘤的诊断价值.临床超声医学杂志，11（11）：770-771

林晓文，何甦晖，胡文，等，2005.先天性阴道斜隔综合征的超声诊断价值.中华超声影像学杂志，14（4）：313-314

林学英，2005.超声介入无水乙醇量化治疗复发性肝癌临床研究.中国超声医学杂志，21（9）：650-653

林学英，2005.肝癌门静脉癌栓影像诊断与治疗现状.全科医学杂志，4（6）：680-682

林学英，林礼务，薛恩生，等，2006.灰阶超声造影在门静脉瘤栓诊断中的应用.中华医学超声杂志，3（1）：28-30

林学英，林礼务，薛恩生，等，2007.超声造影对原发性肝非霍奇金淋巴瘤的诊断价值.中华超声影像学杂志，16（10）：915-916

林振湖，林礼务，薛恩生，等，2007.超声对肝脏特异性感染的诊断价值.中华医学超声杂志（电子版），4（2）：114-116

林振湖，林礼务，薛恩生，等，2010.脾梗死的超声诊断.中国医学影像技术，26（8）：1498-1500

刘复生，刘彤华，1997.肿瘤病理学.北京：北京医科大学和协和医科大学联合出版社，1018

刘海珍，郁春红，李照喜，等，2012.咽食管憩室超声漏误诊分析.中华医学超声杂志（电子版），9（7）：634-635

刘晶鑫，2013.彩色多普勒超声诊断脾结核的探讨.中国卫生工程学，12（3）：262-263

刘圣烜，黄志华，董琛，2013.婴儿胆汁淤积症 1106 例临床分析.中国实用儿科杂志，28（8）：585-589

刘真真，吕珂，王蕾，等，2011.肝胆管囊腺瘤和囊腺癌临床及声像图特点.中国医学影像技术，27（5）：982-986

卢祥，龚彪，2015.超声在胰腺癌诊断中的应用进展.临床超声医学杂志，17（2）：108-111

鲁红，2012.妇科超声诊断与鉴别诊断.北京：人民军医出版社

陆凤翔，2000.临床影像诊断丛书.超声读片指南.南京：江苏科学技术出版社，220

陆建元，1995.外伤性脾破裂的 B 型超声诊断.中华超声影像学杂志，4（4）：160-161

罗成华，金黑鹰，苗成利，2016.腹膜后脂肪肉瘤诊断和治疗专家共识.中国微创外科杂志，16（12）：1057-1059

罗欢，张惠芳，霍咪，等，2016.彩色多普勒超声诊断子宫恶性滋养细胞肿瘤的临床价值.检验医学与临床，13（03）：418-419

骆韵青，章燕锋，于尚坤，等，2014.高频超声结合饮水试验在咽食管憩室诊断中的应用.中国超声医学杂志，30（7）：664-666

吕炳建，程亮，2015.卵巢生殖细胞肿瘤的临床病理学研究进展.中华病理学杂志，44（12）：922-925

吕明德，董宝玮，2001.临床腹部超声诊断与介入超声学.广州：广东科技出版社，193

吕宗舜，肾病分类诊断彩色图谱.天津：天津科技翻译出版公司

马钦风，宋书邦，张玉英，等，2011.超声在囊型肝包虫活性判断中的应用价值.中国超声医学杂志，27（6）：563-565

潘爱芝，2007.胰岛细胞瘤的超声诊断价值.医学影像学杂志，17（8）：881-882

潘吉荣，王喜功，王欣，等，2011.特殊部位妊娠超声诊断价值分析.中国当代医药，18（19）：95-96

秦慕侠，缪仕华，李德玉，等，1998.嗜铬细胞瘤的超声显像诊断与鉴别诊断.中国超声医学杂志，14（4）：55-57

全国胎儿心脏超声检查协作组，李治安，2011.胎儿心脏超声检查规范化专家共识.中华超声影像学杂志，20（10）：904-909

任芸芸，赵蔚，常才，2005.输卵管癌的超声特点.中华医学超声杂志（电子版），2（1）：34-35

单诗山，李建国，2002.经直肠彩色多普勒超声膀胱肿瘤显像的临床价值.中国医学影像技术，18（6）：544-545

宋文芬，姜涛，2000.输尿管结石超声定位在体外震波碎石中的应用.临床超声医学杂志，2（3）：162-163

宋宴鹏，2017.超声诊断精囊囊腺瘤 1 例.中国介入影像与治疗学，14（5）：282-282

苏琳，李胜利，欧阳淑媛，等，2011.超声对少见部位异位妊娠的诊断及鉴别诊断.中华医学超声杂志：电子版，08（11）：2366-2371

孙丽萍，徐辉雄，刘琳娜，等，2013.超声造影在胆囊腺瘤及腺瘤癌变鉴别诊断中的应用价值.中华肝胆外科杂志，19（3）：204-207

孙琳，李治安，路彤，等，2003.超声诊断腹主动脉 - 下腔静脉瘘 2 例.中华超声影像学杂志，12（1）：53-54

孙亚，于晓玲，周福波，等，2017.常规超声对胰腺浆液性囊腺瘤的诊断价值.解放军医学院学报，38（3）：209-212

孙彦，2005.三维超声成像诊断肝脏疾病的现状与进展.中国医学影像学杂志，12（6）：55-57

孙彦，林礼务，林晓东，等.2005.东南沿海地区胰腺癌与胆囊结石关系研究.中华肝胆外科杂志，11（6）：97-99

孙彦，林礼务，薛恩生，等，2005.三维超声及彩色多普勒成像对肝脏良恶性肿瘤的鉴别诊断.中华医学超声杂志，2（6）：363-365

覃伶伶，符少清，刘秉彦，等，2014.超声对小儿继发性肠套叠的诊断价值.中国超声医学杂志，30（1）：48-51

唐杰，李颂，徐建宏，等，2001.经直肠超声检查前列腺癌 100 例.中华肿瘤杂志，23（3）：228-229

唐少珊，王丹，高金梅，等，2009.胰腺实性假乳头状瘤的超声及超声造影表现.中国医学影像技术，25（9）：1635-1637

田晖，剧红娟，刘振通，等，2014.超声测量小儿肥厚性幽门狭窄的相关性研究.临床儿科杂志，32（8）：754-756

王常林，王宪刚，赵国贵，等，2013.小儿输尿管疾病的超声诊断.中华泌尿外科杂志，12（23）：330-332

王纯正，徐智章，2001. 超声诊断学. 第 2 版. 北京：人民卫生出版社

王纯正，徐智章，2003. 超声诊断学. 北京：人民卫生出版社

王福霞，王文，海录，2016. 彩色多普勒超声在腹主动脉瘤腔内修复术后内漏中的应用价值. 中国超声医学杂志，32（10）：908-911

王关卉儿，何廉波，杨恺惟，等，2016. 腹膜后平滑肌肉瘤 11 例临床及病理分析. 中华泌尿外科杂志，37（12）：916-919

王冠朝，2011. 宫角妊娠与输卵管间质部异位妊娠的超声诊断及鉴别诊断. 中华临床医师杂志（电子版），05（17）：5193-5194

王光霞，罗彦英，徐松，等，2008. 胃肠间质细胞瘤超声诊断与病理对照分析. 中国超声医学杂志，24（6）：531-535

王建美，杨宏远，纪建美，等，2013. 黄色肉芽肿性胆囊炎的诊断及鉴别诊断. 医学影像学杂志，23（11）：1729-1733

王洁，马红霞，1998. 肾上腺皮质癌超声与病理相关性研究. 中国医学影像技术，14（11）：798-799

王黎明，李春伶，高永艳，等，2015. 超声造影在脾局灶性病变诊断中的应用. 中国医学影像学杂志，23（8）：635-637

王连生，王新房，1998. 三维超声成像计测膀胱肿瘤重量的实验研究. 中华超声影像学杂志，7（3）：180-182

王琼，曹庆艳，易珊林，等，2008. 布加综合征的超声诊断. 中国超声医学杂志，24（10）：916-918

王群梅，宋振才，2001. 使用利尿剂对输尿管结石诊断的价值. 中国超声诊断杂志，2（8）：42-43

王蓉，2013. 经腹超声对贲门癌的诊断价值. 中国现代医生，51（29）：91-92

王先银，张丽，刘唐寅，等，2002. 实变型肝包虫病的声像特征及转归的研究. 中国超声医学杂志，18（9）：691-693

王延杰，孙利，严昆，等，2016. 胰腺神经内分泌肿瘤超声造影表现与病理对照. 中华超声影像学杂志，25（3）：207-211

王彦冬，经翔，丁建民，等，2011. 肝淋巴瘤超声造影表现. 中国超声医学杂志，27（3）：277-280

王艳，2003. 超声对卵巢肿瘤的诊断价值. 中国医学影像技术，19（8）：89-90

王毅，龚水根，张伟国，等，2005. 正常女性肛提肌解剖与功能的 MRI 研究. 医学影像学杂志，15（1）：10-12

王勇，摇周纯武，摇张蕊，等，2010. 转移性小肠肿瘤的超声表现. 中华医学超声杂志（电子版），7（9）：1443-1450

王宇，吕金津，刘敏，等，2016. 经腹联合腔内三维超声对阴道斜隔综合征的诊断价值. 中国妇产科临床杂志，4：309-312

魏连英，1998. 腹膜后肿物的超声诊断. 中国医学影像技术，12（3）：199-201

吴惠宁，罗菊霞，2012. 肝包虫囊肿破入胆道的超声诊断分析. 中国超声医学杂志，28（9）：853-855

吴阶平，1996. 泌尿外科. 山东：山东科学技术出版社

吴俊，高枫，刘承宏，等，2016. 超声造影与 CT 在脾结核诊断中的对比研究. 中国超声医学杂志，32（4）：377-379

吴丽足，高上达，何以牧，等，2004. 超声在早孕终止妊娠前的临床应用价值. 中国医学影像学杂志，12（5）：350-352

吴丽足，林礼务，高上达，等，2007. 前列腺增生的超声普查意义及与职业的相关性探讨. 中国老年学杂志，27（6）：570-572

吴丽足，林礼务，薛恩生，等，2007. 超声对肝胆管囊腺瘤的诊断价值. 中华超声影像学杂志，16（9）：822-823

吴丽足，林礼务，薛恩生，等，2013. 彩色多普勒超声在黄色肉芽肿性胆囊炎与胆囊癌鉴别诊断中的价值. 中国超声医学杂志，29（8）：702-704

吴曙军，刘凤娥，陈迎祯，等，2011. 超声误诊黄色肉芽肿性胆囊炎 18 例分析. 中国超声医学杂志，27（12）：1131-1133

武心萍，周齐军，丁永宁，1998.彩色多普勒能量图在膀胱占位性病变中的诊断价值.中国超声医学杂志，14（1）：47-49

向莎利，王宏，张映辉，等，2001.超声显像对原发性腹膜恶性间皮瘤的诊断价值.中国临床医学影像杂志，12（4）：264-266

肖健存，张武，2000.输尿管结石的超声诊断.中国医学影像技术，16（9）：796-797

肖文丽，康晓妍，李慧展，2016.极速多普勒在肾动脉超声检查中的应用价值.中华超声影像学杂志，25（4）：324-328

谢峰，沈倒，张萍，等，2010.胆囊实性占位性病变的超声造影应用研究.中国临床医学影像学杂志，21（2）：114-116

谢红宁，2005.妇产科超声诊断学.北京：人民卫生出版社

谢红宁，2017.妊娠滋养细胞疾病的超声特征与诊断.肿瘤影像，26（3）：161-164

谢亦农，黄道中，1998.门静脉海绵样变性的彩色多普勒诊断价值.中国医学影像技术，14（12）：912

谢宗贵，程永德，宋瑞香，2002.妇产科介入治疗学.济南：山东科学技术出版社，1-45

辛悦，贾立群，王晓曼，等，2011.儿童继发性肠套叠的超声表现.中华医学超声杂志（电子版），8（5）：1106-1115

徐繁华，王慧芳，陈华，等，2012.经会阴二维超声观察未育女性前盆腔.中国医学影像技术，28（8）：1587-1590

徐光，姜玉新，戴晴，等，1998.腹膜间皮瘤的超声诊断.中国医学科学院学报，20（6）：445-448

徐净，张奥华，郑志娟，等，2015.实时三维超声鉴别诊断阴道后壁膨出病变.中国医学影像技术，31（7）：1075-1077

徐修云，洪颖，2016.原发性输卵管癌研究进展.中华临床医师杂志（电子版），10（14）：2154-2157

徐智章，1992.肝脏局灶性病变超声诊断学.北京：世界图书出版社

徐智章，2001.现代腹部超声诊断学.北京：科学技术出版社

徐钟慧，姜玉新，欧阳云淑，等，2007.胰腺实性假乳头状瘤的超声表现.中华超声影像学杂志，16（3）：233-235

许建营，1999.卵巢恶性肿瘤学.郑州：河南医科大学出版社，275-316

薛恩生，1988.超声显像和针吸活检对黄色肉芽肿性肾盂肾炎的诊断.福建医药杂志，10（6）：58

薛恩生，林礼务，叶真，等，1990.B超诊断腹膜后巨大间叶瘤.福建医药杂志，12（5）：71

薛恩生，林礼务，叶真，等，1991.肾盂输尿管连接处梗阻的超声显像诊断.声学技术：超声专辑，10（3）：85

薛恩生，林礼务，叶真，等，1991.重复肾的超声显像诊断.中国超声医学杂志，7（4）：284-285

薛恩生，林礼务，叶真，等，1992.超声显像（线阵式探头）经腹-会阴联合扫查前列腺增生的探讨.临床医学影像杂志，3（增刊）：78-79

薛恩生，林礼务，叶真，等，1994.87例肾脏肿瘤的超声诊断分析.福建医药杂志，16（5）：69-70

薛恩生，林礼务，叶真，等，1993.经直肠超声显像对前列腺疾病的诊断.福建医药杂志，15（3）：67-68

严英榴，杨秀雄，2012.产前超声诊断学.北京：人民卫生出版社

杨帆，陈贤翔，吴灼金，等，2015.周围神经鞘瘤的超声特征分析.中华超声影像学杂志，24（2）：151-154

杨嘉嘉，林礼务，薛恩生，等，2008.肝腺瘤的彩色多普勒与超声造影表现.中华超声影像学杂志，17（11）：959-961

杨金燕，2005.实时超声造影在肝脏占位性病变定性诊断中的应用.中华医学超声杂志，2（1）：18-21

杨凯华，龚新环，1998.嗜铬细胞瘤不同声像图探析.中国超声医学杂志，14（6）：55-57

杨龙，林礼务，林学英，等，2005.三维彩色多普勒超声在膀胱恶性肿瘤诊断中的应用.中华超声影像学杂志，14（11）：836-839

杨龙，林礼务，薛恩生，等，2006.肝脏肿瘤不典型超声造影表现及其相关因素探讨.中华医学超声杂志，3（1）：34-37

杨伟，司芩，夏炳兰，等，2015.胆囊癌的常规超声与超声造影检查对比分析.现代肿瘤医学，23（13）：1885-1888

杨用，陈琼英，高颖，等，2017.原发性输卵管肿瘤的彩色超声表现.中国社区医师，33（12）：109-111

杨玉兰，贾淑贤，吕凤，等，1997.脾脓肿的B超诊断.中国超声医学杂志，13（8）：70-71

姚凡，张伟，王舒宝，等，2002.原发性腹膜后肿瘤的诊治进展.中国实用外科杂志，22（8）：506-508

叶辉，梁廷臣，张颖，等，1999.小儿输尿管囊肿.中华泌尿外科杂志，20（5）：306-309

叶琴，林礼务，薛恩生，等，2009.彩色多普勒超声对腺性膀胱炎的声像图分型及诊断价值.中华医学超声杂志（电子版），6（6）：1077-1081

叶琴，林礼务，何以枚，等，2005.经阴道彩色多普勒超声诊断子宫腺肌病的价值.中国医学影像学杂志，13（6）：444-446

叶琴，林礼务，王艳，等，2003.经阴道超声对宫腔内占位性病变的鉴别诊断价值.中国超声诊断杂志，4（11）：883-885

叶琴，林礼务，王艳，等，2004.经阴道超声对输卵管炎性疾病的临床诊断价值.中华超声影像学杂志，6（13）：475-476

叶琴，林礼务，薛恩生，等，2008.彩色多普勒超声诊断偶发小肾癌的价值.中国医学影像学杂志，16（2）：112-114

叶琴，林礼务，薛恩生，等，2008.彩色多普勒血流成像在恶性肾实质上皮性肿瘤诊断中的价值.中华医学超声杂志（电子版），5（4）：48-50

叶琴，林礼务，薛恩生，等，2011.超声对肾上腺偶发瘤的诊断价值.中国医学影像技术，27（2）：341-344

叶琴，薛恩生，梁荣喜，等，2014.彩色多普勒超声对卵巢交界性上皮性肿瘤的诊断价值.中华超声影像学杂志，23（8）：697-700

叶琴，薛恩生，梁荣喜，等，2016.输尿管尿路上皮癌的彩色多普勒超声诊断与鉴别诊断.中华超声影像学杂志，25（11）：975-979

应明亮，舒锦尔，潘江峰，等，2014.肝内胆管乳头状瘤的CT及MR表现.中国临床医学影像杂志，25（11）：776-780

于满，王珏，王振潮，等，2004.原发性输尿管癌治疗体会.中华泌尿外科杂志，25（6）：398-400

喻尊信，陈孝平，张必翔，等，2003.超声检查在原发性胆囊癌诊断中的价值探讨.腹部外科，16（6）：375

袁新春，罗礼云，周爱云，2014.超声造影诊断囊性肾癌.中国医学影像技术，30（9）：1407-1409

袁珍，2000.B型超声及彩色多普勒血流显像在骨及软组织肿瘤中的应用.中国超声医学杂志，16（3）：233-245

昝星有，周卫平，胡滨，等，2012.输尿管囊肿患者的超声表现与漏误诊分析.中华医学超声杂志，9（4）：340-343

张敬安，程东风，2011.体表超声对进展期贲门癌的诊断价值.中国中西医结合影像学杂志，9（4）：318-321

张魁，俞子东，吕银祥，等，2012.超声间接征象对急性阑尾炎的诊断价值研究.中国超声医学杂志，28（3）：281-283

张丽，李彦娟，2017.超声诊断盆腔炎性疾病的影像学分析.中国医药指南，15（19）：137

张岐山，刘君荣，等，1989.腺性膀胱炎的声像图.中华物理医学杂志，11（3）：144-146

张青，吕珂，王亮，等，2014.肝脏淋巴瘤的超声影像分析.中华医学超声杂志（电子版），11（4）：54-58

张茹，2001.腹膜恶性间皮瘤.医学综述，7（9）：526-528

张蔚耕，林俊岭，罗克文，等，2010.超声诊断咽食管憩室的初步探讨.中华医学超声杂志（电子版），7（1）：103-105

张武，1994.前列腺癌超声诊断的临床评价.中国超声医学杂志，10（6）：44-46

张武，1996.现代超声诊断手册.北京：北京医科大学、中国协和医科大学联合出版社，274-275

张武，1996. 现代超声诊断学 . 北京：北京医科大学、中国协和医科大学联合出版社，191-204

张惜阴，2002. 临床妇科肿瘤学 . 上海：复旦大学出版社，315-346

张晓青，刘艳萍，钱丰，等，2014. 超声对成人肠套叠的诊断价值 . 中国医学影像学杂志，7（10）：515-516

张英，梁键儿，2001. 提高超声对中段输尿管结石检出率的探讨 . 中国超声诊断杂志，2（3）：41-42

张玉海 . 2000. 前列腺外科 . 北京：人民卫生出版社

赵巧玲，穆俊武，王居颁，等，2002. 原发性小肠肿瘤的超声诊断探讨 . 腹部外科，15（6）：343-344

郑琼，李胜利，2013. 胎盘植入产前诊断新进展 . 中华医学超声杂志（电子版），7：538-541

钟晓绯，邱逦，敬文莉，2013. 韧带样型纤维瘤病的超声表现与病理特征 . 中国医学影像技术，29（1）：105-108

周爱香，李保田，陈伟，等，2013. 胰腺实性假乳头状瘤声像图特征及超声诊断分型初探 . 中国超声医学杂志，29（1）：85-88

周畅，谢汉波，平祖衡，等，2006. 原发性脾脏肿瘤的超声诊断 . 临床超声医学杂志，8（5）：282-284

周航，黄君，2017. 急性淋巴细胞白血病并发肝脏真菌感染超声表现 1 例 . 临床超声医学杂志，19（5）：360

周华，杨燕，1998. 门静脉海绵样变性的二维超声彩色多普勒血流显像的诊断 . 中国超声医学杂志，14（7）：31-34

周平安，林礼务，薛恩生，等，2006. 彩色多普勒超声在肝内早期小感染灶与小肝癌鉴别诊断中的应用价值 . 中华医学超声杂志（电子版），4（3）：168-170

周伟荣，施建琳，姚桂昌，等，1997. B 超诊断外伤性脾破裂 45 例报告 . 中华普通外科杂志，12（5）：314-316

周永昌，郭万学，2003. 超声医学 . 第 4 版 . 北京：科学技术文献出版社

朱兰，2005. 女性盆底支持组织解剖及其功能障碍性疾病的基础研究 . 中国实用妇科与产科杂志，21（4）：207-208

祝毛玲，徐灿，金震东，等，2012. 超声图像特征参数分析在胰腺癌鉴别诊断中的应用 . 中华消化内镜杂志，29（1）：15-18

卓忠雄，杨浩，1997. 肾上腺嗜铬细胞瘤声像图及病理结构研究 . 临床泌尿外科杂志，12（1）：15-17

邹翰琴，于丽，王可，等，2008. 急性阑尾炎病理分型与超声图像特征的对比分析 . 中国超声医学杂志，24（12）：1103-1105

曾婕，吴莉莉，郑荣琴，等，2012. 实时剪切波弹性成像检测肝脏弹性模量与纤维化分期的相关性研究 . 中华医学超声杂志（电子版），9（9）：81-784

Arthur C. Fleischer，2007. 妇产科超声诊断学 . 房世保，刘吉华，王志斌，主译 . 北京：人民卫生出版社

Ahmed K，Sampath R，Khan MS，2006. Current trends in the diagnosis and management of renal nutcracker syndrome：a review. European Journal of Vascular & Endovascular Surgery，31（4）：410-416

Azevedo FD，Zerati AE，Blasbalg R，et al，2005. Comparison of ultrasonography，computed tomography and magnetic resonance imaging with intraoperative measurements in the evaluation of abdominal aortic aneurysms. Clinics，60（1）：21-28

Bachmann C，Görg C，2005. Color Doppler sonographic findings in focal spleen lesions. Eur J Radiol，56（3）：386-390

Bahr MJ，Caselitz M，2016. Budd-Chiari-Syndrom. Springer Berlin Heidelberg，12（11）：109-111

Banerjee K，Mittal S，Kumar，et al，2004. Clinical vs. ultrasound evaluation of fetal weight. Int J Gynaecol Obstet，86（1）：41-43

Battaglia DM，Wanless IR，Brady AP，et al，1995. Intrahepatic sequestered segment of liver presenting as focal fatty change. Am J Gastroenterol，90（12）：2238-2239

Bavu E，Gennisson JL，Couade M，et al，2011. Noninvasive in vivo liver fibrosis evaluation using supersonic shear imaging：a clinical study on 113 hepatitis C virus patients. Ultrasound Med Biol，37（9）：136-1373

Bella JD，Júnior EA，Rodrigues CA，et al，2016. Reproducibility in pelvic floor biometric parameters of nulliparous women assessed by translabial three-dimensional ultrasound using Omniview reformatting technique. Med Ultrason，18（3）：345-350

Benvegnu L，Cecchetto A，Noventa F，et al，1992. Space-occupying lesions of the liver detected by ultrasonography and their relation to hepatocellular carcinoma in cirrhosis. Liver，12（2）：80-83

Bergqvist A，1993. Different types of extragenital endometriosis：a review. Gynecol Endocrinol，7（3）：207-221

Bertolotto M，Gioulis E，Ricci C，et al，1998. Ultrasound and Doppler features of accessory spleens and splenic grafts. Br J Radiol，71（846）：595-600

Beynon J，1989. An evaluation of the role of rectal endosonography in rectal cancer. Ann R Coll Surg Engl，71（2）：131-139

Bhat A，Ilyas M，Dev G，2016. Prenatal sonographic diagnosis of limb-body wall complex：case series of a rare congenital anomaly. Radiol Case Rep，11（2）：116-120

Boursier J，Rousselet MC，Aube C，et al，2012. Liver fibrousis in patients with non-alcoholic fatty liver disease：diagnostic options in clinical practice. Expert Opin Med Disgn，6（5）：381-394

Carol M，1998. DiagnosticUltrasound. 2nd ed. St Louis：Mosby-Year Book，Inc，175-217

Carol M，1998. William Charboneau Diagnostic Ultrasound. 2nd ed. Mosby-Year Book，Inc，961-1303

Chavhan GB，2002. The cobra head sign. Radiology，225（3）：781-782

Chen J，2011. Diagnosis and treatment of ureteral polyps（report of 40 cases）. Journal of Clinical Urology，11（4）：1806-1812

Chen MJ，Huang MJ，Chang WH，et al，2005. Ultrasonography of splenic abnormalities. World J Gastroenterol，11（26）：4061-4066

Conte M，Parodi S，Bemardi B，et al，2006. Neuroblastoma inadolescents：the italian experience. Cancer，106（6）：1409-1417

Dalal KM，Antonescu CR，Singer S，2008. Diagnosis and anagement of lipomatous tumors. J Surg Oncol，97（4）：298-313

Das S，Bulusu NV，Lowe P，1983. Primary vesical pheochromocytoma. Urology，21（1）：20-25

Deepak S，Srinivas M，Tejo P，2014. A newborn with omphalocele and umbilical cord cyst：an interesting entity. Iran J Pediatr，24（4）：449-450

Dhau AK，Borkar N，Ghosh V，et al，2011. Renal tuberculosis in infancy. J Indian Assoc Pediatr Surg，16（2）：69

Dietz HP，Rojas RG，Shek KL，2014. Postprocessing of pelvic floor ultrasound data：how repeatable is it？Australian and New Zealand Journal of Obstetrics and Gynaecology，54：553-557

Dietz HP，2014. Translabial ultrasound in the assessment of pelvic floor and anorectal function in women with defecatory disorders. Tech Coloproctol，18（5）：481-494

Ding H，Kudo M，Onda H，et al，2001. Contrast-enhanced subtraction harmonic sonography for evaluating treatment response in patients with hepatocellular carcinoma. AJR，176（3）：661-666

Dubiel M，Seremakmrozikiewicz A，Breborowic Z，et al，2005. Fetal and maternal Doppler velocimetry and cytokines in high-risk pregnancy. J Perinat Med，33（1）：17-21

Elkouri S，Panneton JM，Andrews JC，et al，2004. Computed tomography and ultrasound in follow-up of patients after endovascular repair of abdominal aortic aneurysm. Ann Vasc Surg，18（3）：271-279

Elkassaby A，Soliman MH，Elbehery MM，2016. Colonic atresia：association with other anomalies. J Neonatal Surg，5（4）：47

Elwagdy S，Samy E，Sayed M，2008. Benign prostatic hyperplasia：clinical benefits on three-dimensional ultrasound extended imaging. International Journal of Urology Official Journal of the Japanese Urological Association，15（4）：332-339

Ferraioli G，Tinelli C，Zicchetti M，2012. Reproducibility of real-time shear wave elastography in the evaluation of liver elasticity. Eur Journal Radiol，81（11）：3102-3106

Folkman J，Merler E，Abernathy C，et al，1971. Isolation of a tumor factor responsible for angiogenesis. J Exp Med，133（2）：275-277

Franco JG Jr，Martins AM，Baruffi RL，et al，2004. Best site for embryo transfer：the upper or lower half of endometrial cavity? Hum Reprod，19（8）：1785-1790

Garassini MA，1990. Space-occupying lesion in cirrhotic liver. GEN，44（3）：255-256

Garvin J，Sampath V，Karody VR，2016. Gastroschisis complicated by septo-optic dysplasia：two distinct anomalies with a common origin. AJP Rep，6（1）：15-17

Gharpure V，2014. Duodenal atresia. J Neonatal Surg，3（1）：14

Görg C，Zugmaier G，2003. Chronic recurring infarction of the spleen：sonographic patterns and complications. Ultraschall Med，24（4）：245-249

Grützmann R，Bunk A，Kersting S，et al，2003. Prospective evaluation of ultrasound and colour duplex imaging for the assessment of surgical resectability of pancreatic tumours. Langenbecks Arch Surg，388（6）：392-400

Hainsworth AJ，Solanki D，Schizas AMP，et al，2015. Total pelvic floor ultrasound for pelvic floor defaecatory dysfunction：a pictorial review. Br J Radiol，88：1-7

Has R，Ermis H，rüksel A，et al，2004. Dandy-Walker malformation：a review of 78 cases diagnosed by prenatal sonography. Fetal Diagn Ther，19（4）：342-347

He YM，Wang XY，Gao SD，et al，2005. Ultrasound-guided fine needle biopsy of intrahepatic nodules and low elevation of AFP in early diagnosis of hepatocellular carcinoma. Hepatobiliary & Pancreatic Diseases International，4（1）：50-54

Herman K，Kusy T，1998. Retroperitoneal sarcoma--the continued challenge for surgery and oncology. Surg Oncol，7（1-2）：77-81

Hildebrandt U，Feifel G，1985. Preoperative staging of rectal cancer by intrarectal ultrasound. Dis Colon Rectum，28（1）：42-46

Hill FS，Jander HP，Murad T，et al，1983. The coexistence of renal artery stenosis and pheochromocytoma. Ann Surg，19（4）：184-186

Hirooka Y，Goto H，Ito A，et al，2001. Recent advances in US diagnosis of pancreatic cancer. Hepatogastroenterology，48（40）：916-922

Hochberg DA，Armenakas NA，Fracchia J A，et al，2000. Relationship of prostate-specific antigen and prostate volume in patients with biopsy proven benign prostatic hyperplasia. Prostate，45（4）：315-319

Hohmann J，Skrok J，Puls R，et al，2003. Characterization of focal liver lesions with contrast-enhanced low MI real time ultrasound and SonoVue. Rofo，175（6）：835-843

Ierullo AM，Ganapathy R，Crowley S，et al，2005. Neonatal outcome of antenatally diagnosed congenital cystic adenomatoid malformations. Ultrasound Obstet Gynecol，26（2）：150-153

Ishida H，Konno K，Ishida J，et al，2001. Splenic lymphoma：differentiation from splenic cyst withultrasonography. Abdom Imaging，26（5）：529-532

Ishida H，Konno K，Ishida J，et al，2002. Abdominal lymphoma：differentiation from pancreatic carcinoma with Doppler US. Abdom Imaging，27（4）：461-464

Jaba B，Mohiuddin AS，Dey SN，et al，2005. Ultrasonographic determination of amniotic fluid volume in normal pregnancy. Mymensingh Med J，14（2）：121-124

Jensen LK，Just SR，Jansen VD，et al，2005. Ultrasound scanning of abdominal aortic aneurysms. Interobserver variability with and without the use of spatial compound imaging and comparison with computer tomography. Ugeskr Laeger，167（15）：1637-1641

Jibhkate S，Sanklecha V，Valand A，2015. Urinary bladder hemangioma a rare urinary bladder tumor in a child. APSP J Case Rep，6（1）：6

Johnson CD，Stephens DH，Charboneau JW，et al，1988. Cystic pancreatic tumors：CT and sonographic assessment. AJR，151（6）：1133-1138

Kaijser J，2015. Towards an evidence-based approach for diagnosis and management of adnexal masses：findings of the International Ovarian Tumour Analysis（IOTA）studies. Facts Views Vis Obgyn，7（1）：42-59

Karlas TF，Pfrepper C，Wiegand J，et al，2011. Acoustic radiation force impulse imaging（ARFI）for non-invasive detection of liver fibrosis：examination standards and evaluation of interlobe differences in healthy subjects and chronic liver disease. Scand J Gastroenterol，46（12）：1458-1467

Klek S，Kulig J，Popiela T，et al，2004. The value of modern ultrasonographic techniques and computed tomography in detecting and staging of pancreatic carcinoma. Acta Chir Belg，104（6）：659-667

Ko ML，Jeng CJ，Chen SC，et al，2005. Sonographic appearance of fallopian tube carcinoma. J Clin Ultrasound. Oct，33（7）：372-374

Koenigsberg M，Freeman LM，1975. Multinuclide evaluation of hepatic mass lesions. CRC Crit Rev Clin Radiol Nucl Med，6（2）：113-152

Komatsuda T，Ishida H，Konno K，et al，2000. Gallbladder carcinoma：color Doppler sonography. Abdom Imaging，25（2）：194-197

Koskela-Niska V，Pukkala E，Lyytinen H，et al，2015. Postmenopausal hormone therapy-also use of estradiol plus levonorgestrel - intrauterine system is associated with an increased risk of primary fallopian tube carcinoma. International Journal of Cancer，137（8）：1947

Kubo S，Kinoshita H，Hirohashi K，1995. Hepatolithiasis associated with cholangiocarcinoma. World J Surg，19（4）：637-641

Kulchavenya E，Haber K，Johansen TEB，2016. Urogenital tuberculosis：classification，diagnosis，and treatment. European urology Supplements，15（4）：112-121

Kwon RS，Brugge WR，2005. New advances in pancreatic imaging. Curr Opin Gastroenterol，21（5）：561-567

Lawrence G，1985. Cystitis cystica simulating bladder tumor at sonography. JCU，（13）：52-54

Lawson TL，1983. Acute pancreatitis and its complications. Computed tomography and sonography. Radiol Clin North Am，21（3）：495-513

Lee F，1989. Hypoechoic lesions of the prostate：clinical relevance of tumor size. digital rectal examination，and prostate -specific antigen. Radiology，170（1）：29-32

Lee SY，Goh BK，Teo MC，2011. Retroperitoneal liposarcomas：the experience of a tertiary Asian center. World Journal of Surgical Oncology，9（1）：1-6

Li F，Zhu CL，Zhang H，et al，2012. Role of hyaluronic acid and laminin as serum makers for predicting significant fibrosis in patients with chronic hepatitis B. Braz J Infect Dis，16（1）：9-14

Li J，Wu XH，2016. Current strategy for the treatment of ovarian germ cell tumors：role of extensive surgery. Curr Treat Options Oncol，17（8）：44

Liang JD，Yang PM，Liang PC，et al，2003. Three-dimensional power Doppler ultrasonography for demonstrating associated arteries of hepatocellular carcinoma. J Formos Med Assoc，102（6）：367-374

Lin L，1997. Practical Clinical Ultrasonic Diagnosis. Hong Kong：World Scientific Publishing，76-77

Lin LW，1997. Practical Clinical Ultrasonic Diagnosis. Singapore. Newjersey. London：World Scientific

Lin LW，Lin XY，He YM，et al，2004. Experimental and clinical assessment of percutaneous hepatic quantified ethanol injection in treatment of hepatic carcinoma. World J Gastroenterology，10（2）：3112-3117

Martinez-Noguera A，Montserrat E，Torrubia S，et al，2001. Ultrasound of the pancreas：update and controversies. Eur Radiol，11（9）：1594-1606

Mcneal JE，1978. Origin and evolution of benign prostatic enlargement. Invest Urol，15（4）：340-345

Namieno T，Koito K，Uchino J，et al，1995. Doppler color flow imaging for assessment and localization of pancreatic insulinoma. Eur J Radiol，20（3）：208-209

Neri S, Signorelli SS, Mondati E, et al, 2005. Ultrasound imaging in diagnosis of superior mesenteric artery syndrome. J Intern Med, 257（4）: 346-351

Niizawa M, Ishida H, Morikawa P, et al, 1991. Color Doppler sonography in a case of splenic hemangioma: value of compressing the tumor. AJR, 157（5）: 965-966

Nuyttens JJ, Rust PF, Jr Tc, et al, 2000. Surgery versus radiation therapy for patients with aggressive fibromatosis or desmoid tumors: A comparative review of 22 articles. Cancer, 88（7）: 1517-1523

Ohishi H, Hirai T, Yamada R, et al, 1998. Three dimensional power Doppler sonography of tumorvascularity. Journal of Ultrasound in Med, 17（10）: 619-622

Parsian H, Rahimipour A, Nouri M, et al, 2010. Serum hyaluronic acid and laminin as biomarkers in liver fibrosis. J Gastrointestin Liver Dis, 19（2）: 169-174

Pastawski M, Krzyzanowski K, Kesik J, et al, 2004. Limitations in ultrasonographic evaluation of the abdominal aortic aneurysms. Ann Univ Mariae Curie Sklodowska, 59（1）: 42-47

Pastawski M, Krzyzanowski K, Ztomaniec, et al, 2004. Abdominal aortic aneurysm in ultrasound and CT examination. Ann Univ Mariae Curie Sklodowska, 59（1）: 84-90

Penso NC, 1989. Space occupying lesion in the liver. GEN, 43（1）: 77-79

Ralls PW, Wren SM, Radin R, et al, 1997. Color flow sonography in evaluating the resectability of periampullary and pancreatic tumors. J Ultrasound Med, 16（2）: 131-140

Riegert-Johnson DL, Bruce CJ, Motori VM, et al, 2005. Residents can be trained to detect abdominal aortic aneurysms using personal ultrasound imagers: a pilot study. J Am Soc Echocardiogr, 18（5）: 394-397

Rifkin MD, Mcglynn ET, Marks G, 1986. Endorectal sonographic prospective staging of rectal cancer. Scand J Gastroenterol, 21（suppi）: 99-103

Russo P, Kim Y, Ravindran S, et al, 1997. Nephrectomy during operative management of retroperitoneal sarcoma. Ann Surg Oncol, 4（5）: 421-424

Sato M, Ishida H, Konno K, et al, 2001. Localized gallbladder carcinoma: sonographic findings. Abdom Imaging, 26（6）: 619-622

Schild H, Kreitner KF, Thelen M, e al, 1987. Focal nodular hyperplasia of the liver in 930 patients. Rofo, 147（6）: 612-618

Sebastiani G, Gkouvatsos K, Plebani M, 2011. Non-invasive assessment of liver fibrosis: it is time for laboratory medicine. Clin Chem Lab Med, 49（1）: 13-32

Shaaban AM, Rezvani M, 2013. Imaging of primary fallopian tube carcinoma. Abdominal Imaging, 38（3）: 608-618

Shek KL, Dietz HP, 2013. Pelvic floor ultrasonography: an update. Minerva Ginecol, 65（1）: 1-20

Shimizu S, Tada M, Kawai K, et al, 1990. Use of endoscopic ultrasonography for the diagnosis of colorectal tumors. Endoscopy, 22（1）: 31-34

Sinha P, Pradhan A, Chowdhury V, 2004. Value of routine transvaginal ultrasound scan in women requesting early termination of pregnancy. J Obstet Gynaecol, 24（4）: 426-428

Siniluoto TMJ, Päivänsalo MJ, Lanning FP, et al, 1992. Ultrasonography in traumatic splenic rupture. Clin Radiol, 46（6）: 391-396

Smits NJ, Reeders JWAJ, 1999. Imaging and staging of biliopancreatic malignancy: role of ultrasound. Ann Onco, 10 Suppl 4: 20-24

Spitz J, Enzmann T, Müller W, et al, 1999. Estimation of total PSA with a supersensitive PSA-assay during neo-adjuvant-chemotherapy of prostate cancer before radical resection of prostate. Anticancer Res, 19（4A）: 2637-2640

Swischuk LE, Hayden CK, Boulden T, 1985. Intussusception: indications for ultrasonography and an explanation of the doughnut and pseudokidney signs. Pediatr Radiol, 15（6）: 388-391

Terzolo M, Ali A, Osella G, et al, 1997. Prevalence of adrenal carcinoma among incidentally discovered adrenal massws. A retrospective study from 1989 to 1994. Arch Surg, 132（8）: 914-919

Thrasher JB，Rajan RR，Anderson EE，et al，1994. Cystitis glandularis. Transition to adenocarcinoma of the urinary bladder. N C Med J，55（11）：562-564

Toshima T，Shirabe K，Takeishi K，et al，2011. New method for assessing liver fibrosis based on acoustic radiation force impulse：a special reference to the difference between right and left liver. J Gastroenterol，46（5）：705-711

Ubukata H，Maruyama H，Huo M，et al，2015. Reliability of measuring pelvic floor elevation with a diagnostic ultrasonic imaging device. J Phys Ther Sci，27（8）：2495-2497

Voros D，Theodorou D，Ventouri K，et al，1998. Retroperitoneal tumors：do the satellite tumors mean something. J Surg Oncol，68（1）：30-33

Wang TY，Choe JW，Pu K，et al，2015. Ultrasound-guided delivery of microRNA loaded nanoparticles into cancer. J Control Release，203：99-108

Weidner N，Semple JP，Folkman J，et al，1991. Tumor angiogenesis and metastasis-correlation in invasive breast carcinoma. N Engl J Med，324（1）：1-8

White EM，Simeone JF，Mueller PR，et al，1987. Focal periportal sparing in hepatic fatty infiltration：a cause of hepatic pseudomass on US. Radiology，162（1）：57-59

Windham TC，Pisters PW，2005. Retroperitoneal sarcomas. Cancercontrol，12（1）：36-43

Wolfman NT，Ramquist NA，Kartaedt N，et al，1982. Cystic neoplasms of the pancreas：CT and sonography. AJR，138（1）：37-41

Xiao GQ，Li F，Unger PD，et al，2016. ZBTB16：a novel sensitive and specific biomarker for yolk sac tumor. Mod Pathol，29（6）：591-598

Yamamoto T，Takeuchi K，Okuda C，et al，2001. Two small intrahepatic cholangiocarcinomas with different sonographic appearances. JCU，29（6）：344-348

Yang L，Lin LW，Yang FD，et al，2005. Ultrasound-guided fine needle aspiration biopsy in differential diagnosis of portal vein tunmor thrombosis. HBPD INT，4（2）：234-238

Yeh HC，Chahinian AP，1980. Ultrasonography and computed tomography of peritoneal mesothelioma. Radiology，135（3）：705-712

Yi XL，Lu HY，Wu YX，et al，2014. Cystitis glandularis：a controversial premalignant lesion. Oncology Letters，8（4）：1662

Yigiter AB，Kavak ZY，Durukan B，et al，2011. Placental volume and vascularization flow indices by 3D power Doppler US using VOCAL technique and correlation with IGF-1，free beta-hCG，PAPP-A，and uterine artery Doppler at 11–14 weeks of pregnancy. Journal of Perinatal Medicine，39（2）：137

Yitzchak Y，Mechmandrob S，Heyman Z，et al，1981. Detection of focal hepatic lesions by ultrasound and radionuclear studies. Harefuah，100（3）：114-116

Yong Q，Sun H，Li Za，et al，2005. The pathological changes of abdominal and peripheral arteries in familial hypercholesterolemia-the result of high-resolution color Doppler ultrasonography. Zhonghua Xin Xue Guan Bing Za Zhi，33（4）：340-342